# 实用妇科常见病诊断与治疗

主　编　张小丽　刘　辉　葛彦欣　苗凤英
副主编　刘庆燕　史萍萍　公　莉　汪秀芹
编　委（按姓氏笔画排序）
　　　　公　莉　史萍萍　吉慧祥　刘　辉　刘庆燕
　　　　江金潇　辛　艳　汪秀芹　张小丽　苗凤英
　　　　秦文娜　郭　杨　葛彦欣

科 学 出 版 社
北 京

# 内 容 简 介

本书分为13章，首先对女性生殖系统解剖与生理、妇科病史及检查做了介绍。然后对常见妇科疾病的诊断与治疗做了论述，详细介绍了常见妇科疾病的诊断、鉴别诊断、治疗方法。最后介绍了妇科常用特殊检查。理论联系实际，重点突出，新颖实用，许多诊疗方法是作者们多年从事临床实践的经验总结。

本书适用于广大基层医院医生，各大医院的住院、进修、实习医生及医学院校师生参考使用。

**图书在版编目（CIP）数据**

实用妇科常见病诊断与治疗 / 张小丽等主编. —北京：科学出版社，2021.1
ISBN 978-7-03-066066-4

Ⅰ. ①实… Ⅱ. ①张… Ⅲ. ①妇科病–常见病–诊疗 Ⅳ. ①R711

中国版本图书馆 CIP 数据核字（2020）第 172269 号

责任编辑：朱 华 钟 慧 / 责任校对：贾娜娜
责任印制：李 彤 / 封面设计：范 唯

**科 学 出 版 社** 出版
北京东黄城根北街 16 号
邮政编码：100717
http://www.sciencep.com

**北京凌奇印刷有限责任公司** 印刷
科学出版社发行 各地新华书店经销
*
2021 年 1 月第 一 版 开本：787×1092 1/16
2021 年 1 月第一次印刷 印张：10 3/4
字数：318 000
POD定价： 138.00元
（如有印装质量问题，我社负责调换）

# 前　言

本书编写工作根据国家卫生健康委员会对妇产科学行业要求、临床医院岗位胜任力目标，在借鉴国内外妇科实用适用技术的基础上，针对妇科学专业人才素质要求，力求体现科学性、实用性、代表性和适用性。整合实用技术知识，体现整体优化，注重系统性，保证点面结合，突出基本知识、基本理论、基本操作的编写原则，注重质量。

本书由妇科一线的专家共同编写完成，他们从事妇科临床、教学和科研工作，有丰富的临床经验。本书注重临床医师的诊断思维和技术操作的培养，使医师快速把握妇科关键点，高效掌握并解决临床实践中遇到的具体问题。

本书强调基本知识、基本理论、基本操作的融会贯通。全书共 13 章，语言简洁，论述全面，重点突出，实用性强，便于速查，主要围绕妇科学进行内容编排，对普通妇科、妇科肿瘤、生殖内分泌亚学科的常见病诊治做出了重点论述和讲解。另外，还对女性生殖系统解剖、生理、妇科病史及检查，妇科常用特殊检查做了介绍。其中许多诊疗方法是作者多年从事临床工作的经验总结，可供广大基层医院医师及各大医院住院、进修、实习医师参考使用。

由于编写人员水平和经验有限，难免有许多不妥之处。恳请使用本教材的广大师生和同行专家批评指正，以便在再版时进一步完善。

《实用妇科常见病诊断与治疗》编写组

2019 年 6 月

# 目　　录

# 第一章　女性生殖系统解剖

## 第一节　骨　盆

女性骨盆是躯干和下肢之间的骨性连接，既是支持躯干和保护盆腔脏器的重要器官，又是胎儿娩出时必经的骨性产道，其大小、形状直接影响分娩。通常女性骨盆较男性骨盆宽而浅，有利于胎儿娩出。

### 一、骨盆的组成

**1. 骨盆的骨骼**　骨盆由骶骨、尾骨及左右两块髋骨组成。每块髋骨又由髂骨、坐骨及耻骨融合而成；骶骨由 5～6 块骶椎融合而成，其前面呈凹形，上缘向前方突出，形成骶岬，骶岬为骨盆内测量对角径的重要据点；尾骨由 4～5 块尾椎合成（图 1-1）。

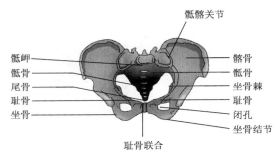

图 1-1　正常女性骨盆

**2. 骨盆的关节**　包括耻骨联合、骶髂关节和骶尾关节。在骨盆的前方两耻骨之间由纤维软骨连接的，称耻骨联合。骶髂关节位于骶骨和髂骨之间，在骨盆后方。骶尾关节为骶骨与尾骨的联合处，有一定的活动度。

**3. 骨盆的韧带**　连接骨盆各部之间的韧带中有两对重要的韧带，一对是骶、尾骨与坐骨结节之间的骶结节韧带，另一对是骶、尾骨与坐骨棘之间的骶棘韧带，骶棘韧带宽度即坐骨切迹宽度，是判断中骨盆是否狭窄的重要指标（图 1-2）。

妊娠期受性激素影响，韧带较松弛，各关节的活动性略有增加，有利于分娩时胎儿通过骨产道。

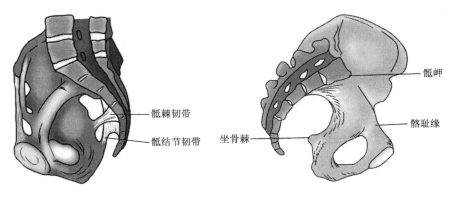

图 1-2　骨盆标志

### 二、骨盆的分界

以耻骨联合上缘、髂耻缘及骶岬上缘的连线为界，将骨盆分为假骨盆和真骨盆两部分。假骨盆又称大骨盆，位于骨盆分界线之上，为腹腔的一部分，其前为腹壁下部，两侧为髂骨翼，其后为第 5 腰椎。假骨盆与产道无直接关系，但假骨盆某些径线的长短关系到真骨盆的大小，测量假骨盆的径线可作为了解真骨盆的参考。真骨盆又称小骨盆，位于骨盆分界线之下，是胎儿娩出的骨产道。真骨盆有上、下两口，即骨盆入口与骨盆出口。两口之间为骨盆腔。骨盆腔的后壁是骶骨与尾骨，两侧为坐骨、坐骨棘、骶棘韧带，前壁为耻骨联合。坐骨棘位于真骨盆中部，肛诊或阴道诊可触及，是分娩过程中衡量胎先露部下降程度的重要标志。耻骨两降支的前部相连构成耻骨弓。骨盆腔呈前浅后深的形态，其中轴为骨盆轴，分娩时胎儿循此轴娩出。

## 三、骨盆的类型

根据骨盆形状（按 Callwell 与 Moloy 分类），骨盆可分为 4 种类型（图 1-3）。

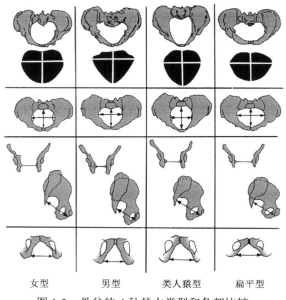

图 1-3　骨盆的 4 种基本类型和各部比较

**1. 女型**　骨盆入口呈横椭圆形，髂骨翼宽而浅，入口横径较前后径稍长，耻骨弓较宽，两侧坐骨棘间径≥10cm。此型最常见，为女性正常骨盆，在我国妇女中占 52.0%～58.9%。

**2. 男型**　骨盆入口略呈三角形，两侧壁内聚，坐骨棘突出，耻骨弓较窄，坐骨切迹窄，呈高弓形，骶骨较直而前倾，致出口后矢状径较短。因男型骨盆呈漏斗形，往往造成难产。男型骨盆较少见，在我国妇女中仅占 1.0%～3.7%。

**3. 类人猿型**　骨盆入口呈长椭圆形，骨盆入口、中骨盆和骨盆出口的横径均较短，前后径稍长。坐骨切迹较宽，两侧壁稍内聚，坐骨棘较突出，耻骨弓较宽，骶骨向后倾斜，故骨盆前部较窄而后部较宽。骶骨往往有 6 节且较直，故较其他型骨盆深。类人猿型骨盆在我国妇女中占 14.2%～18.0%。

**4. 扁平型**　骨盆入口前后径短而横径长，呈扁椭圆形。耻骨弓宽，骶骨失去正常弯度，变直向后翘或呈深弧形，故骨盆浅。此型较常见，在我国妇女中占 23.2%～29.0%。

上述 4 种类型只是理论上的归类，在临床上所见多是混合型骨盆。骨盆的形态、大小除种族差异外，其生长发育还受遗传、营养与性激素的影响。

# 第二节　外生殖器

女性外生殖器又称外阴，指生殖器官的外露部分，包括两股内侧从耻骨联合到会阴之间的组织（图 1-4）。

## 一、阴　阜

阴阜为耻骨联合前方的皮肤隆起，皮下富含脂肪。青春期该部皮肤开始生长阴毛，分布呈尖端向下的三角形。阴毛的密度和色泽存在种族和个体差异。

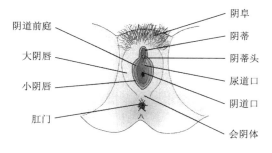

图 1-4　女性外生殖器

## 二、大 阴 唇

大阴唇是邻近两股内侧的一对纵长隆起的皮肤皱襞，起自阴阜，止于会阴。两侧大阴唇前端为子宫圆韧带终点，后端在会阴体前相融合，分别形成大阴唇的前、后联合。大阴唇外侧面与皮肤相同，内有皮脂腺和汗腺，青春期长出阴毛；其内侧面皮肤湿润似黏膜。大阴唇皮下脂肪层含有丰富的血管、淋巴管和神经，受伤后易出血形成血肿。两侧大阴唇，未婚妇女自然合拢；经产妇由于受分娩的影响向两侧分开；绝经后由于激素水平低呈萎缩状，阴毛稀少。

## 三、小 阴 唇

小阴唇为位于大阴唇内侧的一对薄皱襞。表面湿润、色褐、无毛，富含神经末梢，故非常敏感。两侧小阴唇在前端相互融合，并分前、后两叶包绕阴蒂，前叶形成阴蒂包皮，后叶形成阴蒂系带。小阴唇后端与大阴唇后端相会合，在正中线形成阴唇系带。

## 四、阴 蒂

阴蒂位于两侧小阴唇顶端的联合处，系与男性阴茎相似的海绵体组织，具有勃起性。它分为三部分：前端为阴蒂头，显露于外阴，富含神经末梢，极敏感；中间为阴蒂体；后端为两个阴蒂脚，附着于两侧耻骨支。

## 五、阴 道 前 庭

阴道前庭为两侧小阴唇之间的菱形区。其前为阴蒂，后为阴唇系带。在此区域内，前方有尿道外口，后方有阴道口，阴道口与阴唇系带之间有一浅窝，称舟状窝（又称阴道前庭窝），经产妇受分娩影响，此窝不复见。在此区域内尚有以下各部。

### （一）前庭球

前庭球（bulb of vestibular）又称球海绵体，位于前庭两侧，由具有勃起性的静脉丛构成。其前部与阴蒂相接，后部与前庭大腺相邻，表面被球海绵体肌覆盖。

### （二）前庭大腺

前庭大腺又称巴氏腺，位于大阴唇后部，被球海绵体肌覆盖，如黄豆大，左右各一。腺管细长（1～2cm），向内侧开口于前庭后方小阴唇与处女膜之间的沟内。性兴奋时前庭大腺分泌起润滑作用的黏液。正常情况下不能触及此腺。若因腺管口闭塞，可形成囊肿或脓肿，则能看到或触及。

### （三）尿道口

尿道口位于阴蒂头后下方的前庭前部，略呈圆形。其后壁上有一对前列腺体称为尿道旁腺，其分泌物有润滑尿道口的作用。此腺常有细菌潜伏。

### （四）阴道口及处女膜

阴道口位于尿道口后方的前庭后部。其周缘覆有一层较薄的黏膜，称为处女膜。膜的两面均为扁平上皮所覆盖，其间含有结缔组织、血管与神经末梢，有一孔，多在中央，孔的形状、大小及膜的厚薄因人而异。处女膜可在初次性交或剧烈运动时破裂，分娩时进一步破裂，产后仅留有处女膜痕。

# 第三节　内 生 殖 器

女性内生殖器包括阴道、子宫、输卵管及卵巢，后二者合称子宫附件（图1-5）。

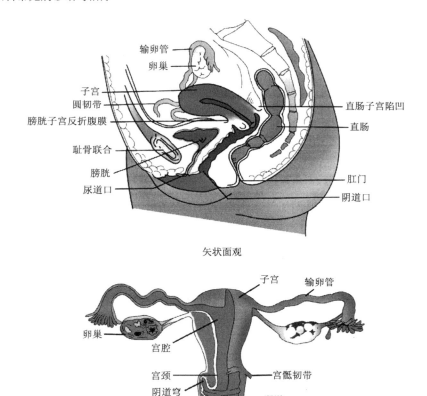

图 1-5 女性内生殖器

## 一、阴　　道

阴道系性交器官，也是月经血排出及胎儿娩出的通道。

### （一）位置和形态

阴道位于真骨盆下部中央，呈上宽下窄的管道，前壁长 7～9cm，与膀胱和尿道相邻；后壁长 10～12cm，与直肠贴近。上端包绕宫颈，下端开口于阴道前庭后部。环绕宫颈周围的部分称阴道穹。按其位置分前、后、左、右 4 部分，其中后部最深，与盆腔最低部位的直肠子宫陷凹紧密相邻，临床上可经此处进行穿刺或引流。

### （二）组织结构

阴道壁由黏膜、肌层和纤维组织膜构成，有很多横纹皱襞，故有较大伸展性。阴道黏膜呈淡红色，由复层扁平上皮细胞覆盖，有渗出物，无腺体，受激素影响有周期性变化。阴道肌层由外纵及内环形的两层平滑肌构成，肌层外覆纤维组织膜，其弹力纤维成分多于平滑肌纤维。阴道壁富含静脉丛，损伤后易出血或形成血肿。

## 二、子　　宫

女性从青春期到围绝经期，子宫内膜受卵巢激素的影响，有周期性改变并产生月经。性交时，子宫为精子到达输卵管的通道；孕期为胎儿发育、成长的居所；分娩时，子宫收缩使胎儿及其附属物娩出（图 1-6）。

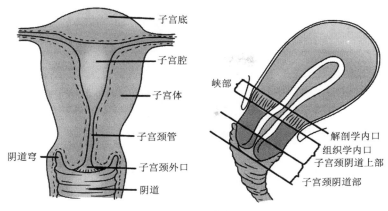

图 1-6　子宫各部

## （一）形态

子宫是有腔的肌性器官，呈前后略扁的倒置梨形，重约 50g，长 7～8cm，宽 4～5cm，厚 2～3cm，宫腔容量约 5ml。子宫上部较宽称子宫体，其上端隆突部分称子宫底，子宫底两侧为子宫角，与输卵管相通。子宫下部较窄呈圆柱状部分称子宫颈。子宫体与子宫颈的比例因年龄而异，婴儿期为 1∶2，成年妇女为 2∶1，老人为 1∶1。

子宫腔呈上宽下窄的三角形，两侧通输卵管，尖端朝下和子宫颈管相通。在子宫体与子宫颈之间最狭窄的部分称子宫峡部，在非孕期长约 1cm，其上端在解剖上较狭窄，称解剖学内口；其下端因黏膜组织在此处由子宫腔内膜转变为子宫颈黏膜，称组织学内口。妊娠期子宫下部逐渐伸展变长，妊娠末期可达 7～10cm，形成子宫下段。子宫颈内腔呈梭形称子宫颈管，成年妇女长 2.5～3.0cm，其下端称子宫颈外口。子宫颈下端伸入阴道内的部分称子宫颈阴道部；在阴道以上的部分称子宫颈阴道上部。未产妇的子宫颈外口呈圆形；已产妇的子宫颈外口受分娩影响形成横裂，分为前唇和后唇。

## （二）组织结构

子宫体和子宫颈的结构不同。

**1. 子宫体**　子宫体壁由 3 层组织构成，由内向外可分为子宫内膜、肌层和浆膜层（脏腹膜）。

子宫内膜从青春期开始受卵巢激素影响，其表面 2/3 能发生周期性变化，称为功能层；靠近子宫肌层的 1/3 内膜无周期性变化，称为基底层。

子宫肌层较厚，非孕时厚度约 0.8cm。肌层由平滑肌束及弹力纤维组成。肌束纵横交错似网状，可分为 3 层：外层纵行，内层环形，中层交叉排列。肌层中含有血管，子宫收缩时压迫血管，可有效制止子宫出血。

子宫浆膜层为覆盖宫体底部及前后面的脏腹膜，与肌层紧贴，但在子宫前面近子宫峡部处，腹膜与子宫壁结合较疏松，向前反折覆盖膀胱，形成膀胱子宫陷凹。在子宫后面，腹膜沿子宫壁向下并至子宫颈后方及阴道穹后部再折向直肠，形成直肠子宫陷凹，亦称道格拉斯腔。

**2. 子宫颈**　主要由结缔组织构成，含少量平滑肌纤维、血管及弹力纤维。子宫颈管黏膜为单层高柱状上皮，黏膜内腺体能分泌碱性黏液，形成黏液栓，堵塞子宫颈管。子宫颈阴道部由复层扁平上皮覆盖，表面光滑。子宫颈外口柱状上皮与扁平上皮交接处是宫颈癌的好发部位。子宫颈管黏膜也受性激素影响而发生周期性变化。

## （三）位置

子宫位于盆腔中央，膀胱与直肠之间，下端接阴道，两侧有输卵管和卵巢。当膀胱空虚时，成人子宫的正常位置呈轻度前倾前屈位，主要依靠子宫韧带及盆骨底肌和筋膜的支撑作用。正常情况下宫颈下端位于坐骨棘水平稍上方，低于此水平即为子宫脱垂。

### （四）子宫韧带

子宫韧带共有 4 对（图 1-7）。

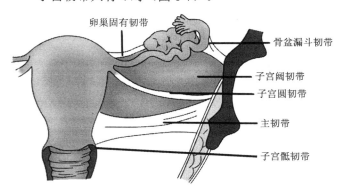

图 1-7　子宫各韧带

**1. 子宫圆韧带**　因该韧带呈圆索状故得名，由结缔组织与平滑肌组成。起于子宫角的前面、输卵管近端的下方，在子宫阔韧带前叶的覆盖下向前外侧伸展达两侧骨盆壁，再穿过腹股沟管止于大阴唇前端。具有维持子宫呈前倾位置的作用。

**2. 子宫阔韧带**　位于子宫两侧的双层腹膜皱襞，呈翼状，由覆盖子宫前后壁的腹膜自子宫侧缘向两侧延伸至盆壁而成。阔韧带分为前、后两叶，其上缘游离，内 2/3 包裹输卵管（伞部无腹膜遮盖），外 1/3 移行为骨盆漏斗韧带，或称卵巢悬韧带，卵巢动、静脉由此穿行。在输卵管以下、卵巢附着处以上的阔韧带称输卵管系膜。卵巢与阔韧带后叶相接处称卵巢系膜。卵巢内侧与子宫角之间的阔韧带稍增厚，称卵巢固有韧带或卵巢韧带。在子宫体两侧的阔韧带中有丰富的血管、神经、淋巴管及大量疏松结缔组织，称宫旁组织。子宫动、静脉和输尿管均从阔韧带基底部穿过。

**3. 主韧带**　又称子宫颈横韧带。在阔韧带的下部，横行于子宫颈两侧和骨盆侧壁之间，为一对坚韧的平滑肌与结缔组织纤维束，是固定子宫颈位置、防止子宫下垂的主要结构。

**4. 子宫骶韧带**　为从子宫颈后面的上侧方（相当于组织学内口水平），向两侧绕过直肠到达第 2、3 骶椎前面的筋膜。韧带含平滑肌和结缔组织，外有腹膜遮盖，短厚有力，将子宫颈向后向上牵引，维持子宫处于前倾位置。

上述韧带、盆底肌和筋膜受性激素的影响，当变薄弱或受损伤时，可导致子宫脱垂。

## 三、输　卵　管

输卵管为精子与卵子相遇、结合的场所，也是向子宫腔运送受精卵的通道。为一对细长而弯曲的肌性管道，位于阔韧带的上缘内 2/3 部，内侧与子宫角相连通，外端游离，与卵巢接近。全长 8～14cm。根据输卵管的形态由内向外分为 4 部分：①间质部或称壁内部：为位于子宫壁内的部分，狭窄而短，长约 1cm；②峡部：在间质部外侧，管腔较窄，长 2～3cm；③壶腹部：在峡部外侧，管腔较宽大，长 5～8cm；④伞部：为输卵管的末端，长 1.0～1.5cm，开口于腹腔，游离端呈漏斗状，有许多细长的指状突起称输卵管伞，有"拾卵"作用（图 1-8）。

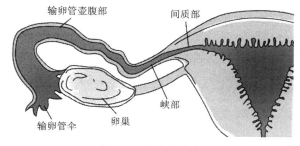

图 1-8　输卵管各部

输卵管壁由 3 层构成：外层为浆膜层，系腹膜的一部分；中层为平滑肌层，常进行有节律性的收缩，引起输卵管由远端向近端蠕动；内层为黏膜层，由单层高柱状上皮覆盖。上皮细胞分为纤毛细胞、无纤毛细胞、楔状细胞及未分化细胞 4 种。纤毛细胞的纤毛摆动有助于运送卵子；无纤毛细胞有分泌作用（又称分泌细胞）；楔状细胞可能为无纤毛细胞的前身；未分化细胞亦称游走细胞，为其他上皮细胞的储备细胞。输卵管肌肉的收缩和黏膜上皮细胞的形态、分泌及纤毛摆动均受性激素的影响，具有周期性变化。

## 四、卵　　巢

卵巢为一对扁椭圆形的性腺，具有产生卵子和分泌激素的功能。卵巢的大小、形状随年龄而存在差异。青春期前，卵巢表面光滑；青春期开始排卵后，卵巢表面逐渐凹凸不平。成年妇女的卵巢大小约 4cm×3cm×1cm，重 5～6g，呈灰白色；绝经后卵巢萎缩变小变硬。卵巢位于输卵管的后下方，卵巢系膜连接于阔韧带后叶的部位有血管与神经出入卵巢，称卵巢门。卵巢外侧以盆骨漏斗韧带连于骨盆壁，内侧以卵巢固有韧带与子宫相连（图1-9）。

卵巢表面无腹膜，由单层立方上皮覆盖，称生发上皮。上皮的深面有一层致密纤维组织，称卵巢白膜。再往内为卵巢实质，又分为皮质与髓质：皮质在外层，内有数以万计的始基卵泡及致密结缔组织；髓质在中央，无卵泡，含有疏松结缔组织及丰富的血管、神经、淋巴管及少量与卵巢悬韧带相连续的平滑肌纤维，后者对卵巢运动有作用。

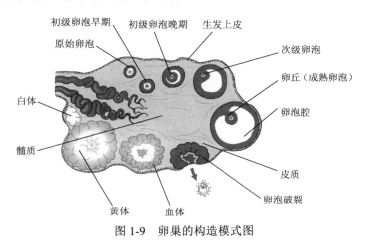

图 1-9　卵巢的构造模式图

# 第四节　血管、淋巴及神经

## 一、动　　脉

女性内、外生殖器官的血液供应主要来自卵巢动脉、子宫动脉、阴道动脉及阴部内动脉。

### （一）卵巢动脉

卵巢动脉自腹主动脉分出。在腹膜后沿腰大肌前下行至骨盆腔，跨过输尿管与髂总动脉下段，经骨盆漏斗韧带向内横行，再经卵巢系膜进入卵巢门。卵巢动脉在输卵管系膜内进入卵巢门前分出若干支供应输卵管，其末梢在子宫角附近与子宫动脉上行的卵巢支相结合。

### （二）子宫动脉

子宫动脉为髂内动脉前干分支，在腹膜后沿骨盆侧壁向下向前行，经阔韧带基底部、子宫旁组织到达子宫外侧（相当于子宫颈内口水平）约2cm处横跨输尿管至子宫侧缘，此后分为上、下两支：上支较粗，沿子宫侧缘迂曲上行称子宫体支，至子宫角处又分为子宫底支（分布于子宫底部）、卵巢支（与卵巢动脉末梢吻合）及输卵管支（分布于输卵管）；下支较细，分布于子宫颈及阴道上段称子宫颈-阴道支。

### （三）阴道动脉

阴道动脉为髂内动脉前干分支，有许多小分支分布于阴道中下段的前后面及膀胱顶、膀胱颈。阴道动脉与子宫动脉阴道支和阴部内动脉分支吻合。阴道上段血运由子宫动脉宫颈-阴道支供应，中段血运由阴道动脉供应，下段血运主要由阴部内动脉和痔中动脉供应。

### （四）阴部内动脉

阴部内动脉为髂内动脉前干终支，经坐骨大孔的梨状肌下孔穿出骨盆腔，绕过坐骨棘背面，再经过坐骨小孔到达坐骨肛门窝，并分出4支：①痔下动脉：分布于直肠下段及肛门部；②会阴动脉：分布于会阴浅部；③阴唇动脉：分布于大、小阴唇；④阴蒂动脉：分布于阴蒂及前庭球。

## 二、静　脉

盆腔静脉均与同名动脉伴行，并在相应器官及其周围形成静脉丛，且互相吻合，故盆腔静脉感染容易蔓延。卵巢静脉出卵巢门后形成静脉丛，与同名动脉伴行，右侧汇入下腔静脉，左侧汇入左肾静脉，故左侧盆腔静脉曲张较多见。

## 三、淋　巴

女性生殖器官和盆腔存在丰富的淋巴系统，淋巴结一般沿相应的血管排列，其数目、大小和位置均不恒定（图1-10）。其分为外生殖器淋巴与盆腔淋巴两组。

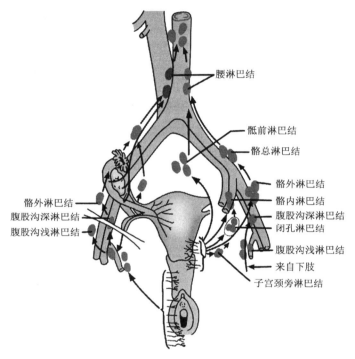

图 1-10　女性生殖器和盆腔淋巴

### （一）外生殖器淋巴

外生殖器淋巴分为腹股沟浅、深两部分。

**1. 腹股沟浅淋巴结**　分上、下两组。上组沿腹股沟韧带排列，收纳外生殖器、会阴、阴道下段及肛门部的淋巴；下组位于大隐静脉末端周围，收纳会阴及下肢的淋巴。其输出管大部分汇入腹股沟深淋巴结，少部分汇入髂外淋巴结。

**2. 腹股沟深淋巴结**　位于股管内、股静脉内侧，收纳阴蒂、股静脉区及腹股沟浅淋巴，汇入闭孔、髂内等淋巴结。

### （二）盆腔淋巴

盆腔淋巴分为3组：①髂淋巴组，由髂内、髂外及髂总淋巴结组成；②骶前淋巴组，位于骶骨前面；③腰淋巴组，位于腹主动脉旁。

阴道下段淋巴主要汇入腹股沟浅淋巴结。阴道上段淋巴回流基本与宫颈淋巴回流相同，大部分汇入髂外淋巴结。子宫体两侧淋巴沿圆韧带汇入腹股沟浅淋巴结。当内、外生殖器官发生感染或出现癌瘤时，病变往往沿各部回流的淋巴管扩散，引起相应区域淋巴结肿大。

## 四、神 经

**1. 外生殖器的神经支配** 外阴部主要由阴部神经支配。由第 2～4 骶神经分支组成，含感觉和运动神经纤维，与阴部内动脉取相同途径，在坐骨结节内侧下方分成会阴神经、阴蒂背神经及肛门神经（又称痔下神经）3 支，分布于会阴、阴唇、阴蒂、肛门周围。

**2. 内生殖器的神经支配** 主要由交感神经与副交感神经支配。交感神经纤维自腹主动脉前神经丛分出，进入盆腔后分为两部分，①卵巢神经丛：分布于卵巢和输卵管；②骶前神经丛：大部分在宫颈旁形成骨盆神经丛，分布于子宫体、子宫颈、膀胱上部等部位。骨盆神经丛有来自第 2～4 骶神经的副交感神经纤维，并含有向心传导的感觉神经纤维。子宫平滑肌有自律性活动，完全切除其神经后仍能节律性收缩，临床上可见下半身截瘫的产妇仍能自然分娩。

## 第五节 骨 盆 底

骨盆底由多层肌肉和筋膜组成，具有封闭骨盆出口，承托膀胱、阴道、子宫及直肠等盆腔脏器的作用，若盆底肌肉和筋膜受损或肌肉松弛致盆底功能障碍，可引起一系列疾病，包括压力性尿失禁、阴道松弛、子宫脱垂、大便失禁甚至性生活障碍等。

骨盆底的前方为耻骨联合下缘，后方为尾骨尖，两侧为耻骨降支、坐骨升支及坐骨结节。两侧坐骨结节前缘的连线将骨盆底分为前、后两部：前部为尿生殖三角，有尿道和阴道通过；后部为肛门三角，有肛管通过（图 1-11）。骨盆底由外向内分为外、中、内 3 层：

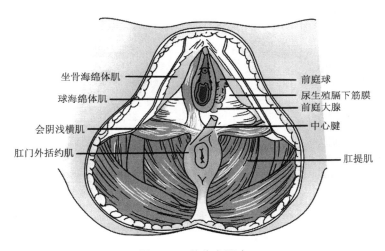

图 1-11 骨盆底肌肉

## 一、外 层

外层即浅层筋膜与肌肉。在外生殖器、会阴皮肤及皮下组织的下面有会阴浅筋膜，其深面由 3 对肌肉及 1 个括约肌组成浅肌肉层。此层肌肉的肌腱汇合于阴道外口与肛门之间，形成中心腱。

**1. 球海绵体肌** 位于阴道两侧，覆盖前庭球及前庭大腺，向后与肛门外括约肌互相交织。此肌收缩时能紧缩阴道，又称阴道括约肌。

**2. 坐骨海绵体肌** 从坐骨结节内侧沿坐骨升支内侧与耻骨降支向上，最终集合于阴蒂海绵体（阴蒂脚处）。

**3. 会阴浅横肌** 自两侧坐骨结节内侧面中线汇合于中心腱。

**4. 肛门外括约肌** 为围绕肛门的环形肌束，前端汇合于中心腱。

## 二、中　　层

中层即泌尿生殖膈。由上下两层坚韧筋膜及一层薄肌肉组成，覆盖于由耻骨弓与两坐骨结节所形成的骨盆出口前部三角形平面上，又称三角韧带。其中有尿道与阴道穿过。在两层筋膜间有一对由两侧坐骨结节至中心腱的会阴深横肌层及位于尿道周围的尿道括约肌。

## 三、内　　层

内层即盆膈。为骨盆底最内层的坚韧层，由肛提肌及其内、外面各覆一层筋膜组成，由前向后有尿道、阴道及直肠穿过。

**1. 肛提肌**　是位于骨盆底的成对扁肌，由一对三角形肌肉板组成，两侧肌肉互相对称，左右联合形成向下的漏斗状，其肌纤维有不同的排列，可分为耻尾肌、髂尾肌和坐尾肌，肛提肌有加强盆底托力的作用，又因部分肌纤维在阴道及直肠周围密切交织，故还有加强肛门与阴道括约肌的作用。

**2. 会阴**　广义的会阴是指封闭骨盆出口的所有软组织，前为耻骨联合下缘，后为尾骨尖，两侧为耻骨降支、坐骨支、坐骨结节和骶结节韧带；狭义的会阴是指阴道口与肛门之间的软组织，厚3～4cm，由外向内逐渐变窄呈楔形，表面为皮肤及皮下脂肪，内层为会阴中心腱，又称会阴体。妊娠期会阴组织变软有利于分娩。分娩时保护会阴，可防止裂伤。

# 第六节　邻 近 器 官

女性生殖器官与骨盆腔其他器官不仅在解剖位置上互相邻近，而且血管、淋巴及神经也有密切联系，某一器官的增大、收缩、充盈或排空可以影响其他器官，而某一器官的创伤、感染、肿瘤等，可累及邻近器官（图1-12）。

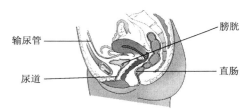

图1-12　盆腔邻近器官

## 一、尿　　道

尿道为一肌性管道，长4～5cm。位于阴道前面、耻骨联合后面，从膀胱三角尖端开始，穿过泌尿生殖膈，止于阴道前庭部的尿道外口。尿道内括约肌为不随意肌，外括约肌为随意肌，且与会阴深横肌密切联合。由于女性尿道短且直，又接近阴道，故易引起泌尿系统感染。

## 二、膀　　胱

膀胱为一肌性空腔器官，位于耻骨联合之后、子宫之前。其大小、形状、位置及壁厚可因其盈虚及邻近器官的情况而变化。成人平均容量为400ml。排空的膀胱为锥体形，全部位于盆腔内，膀胱充盈时可凸向腹腔。膀胱壁由浆膜、肌层及黏膜3层构成。膀胱可分为顶、底、体和颈4部分。前腹壁下部腹膜覆盖膀胱顶，向后移行达子宫前壁，两者之间形成膀胱子宫陷凹。膀胱底部黏膜形成的三角区，称膀胱三角，三角的尖向下为尿道内口，三角底的两侧为输尿管口，两口相距约2.5cm。此部与宫颈及阴道前壁相邻，其间的组织在正常情况下较疏松。由于膀胱充盈可影响子宫及阴道，故妇科检查及手术前必须使膀胱排空。

## 三、输　　尿　　管

输尿管为一对肌性圆索状长管，起自肾盂，终于膀胱，各长约30cm，粗细不一，最细部分的直径仅3～4mm，最粗可达7～8mm。输尿管在腹膜后，从肾盂开始沿腰大肌前面偏中线侧（腰段）下降，在骶髂关节处，经过髂外动脉起点的前方进入骨盆腔（骨盆段）继续下行，于阔韧带底部转行于前内方，于邻近宫颈约2cm处，在子宫动脉后方与之交叉，又经阴道穹侧部顶端绕向前方进入膀胱壁（膀胱段），在壁内斜行 1.5～2cm，开口于膀胱三角底的外侧角。输尿管壁厚约 1mm，分为黏膜、肌层及外膜 3 层，由肾、卵巢、髂骨、子宫及膀胱的血管分支在相应段输尿管周围吻合成丰富的血管丛，然后进入输尿管壁。妇科手术时要注意，避免损伤输尿管及其外膜。

## 四、直　　肠

直肠上接乙状结肠，下连肛管，从左侧骶髂关节至肛门，全长 15～20cm。前为子宫及阴道，后为骶骨。直肠上段有腹膜覆盖，直肠中段腹膜折向前上方，覆于宫颈及子宫后壁，形成直肠子宫陷凹。直肠下部无腹膜覆盖。肛管长 2～3cm，在其周围有肛门内外括约肌及肛提肌。妇科手术及分娩处理时均应注意避免损伤肛管、直肠。

## 五、阑　　尾

阑尾上端连接盲肠，长 7～9cm，通常位于右髂窝内。但其位置、长短、粗细变化较大，有的下端可达右侧输卵管及卵巢部位，因此，妇女患阑尾炎时有可能累及子宫附件，应注意鉴别诊断。妊娠期阑尾的位置可随妊娠月份的增加而逐渐向上外方移位。

# 第二章　女性生殖系统生理

女性一生中要经历不同阶段的生理变化，主要反映在女性生殖系统包括下丘脑、垂体、卵巢和子宫等器官发生的周期性变化。同时，女性生殖系统的生理变化与其他系统的功能也紧密相关，并相互影响。

## 第一节　女性一生各阶段的生理特点

女性一生中根据其生理特点可分为 7 个阶段，但并没有截然的界限，且因遗传、环境、营养等因素而存在个体差异。

### 一、胎　儿　期

胚胎发育至 6 周后，原始性腺开始分化，胚胎 8～10 周性腺组织开始出现卵巢结构。原始生殖细胞分化为初级卵母细胞，在其周围围绕一层扁平细胞形成原始卵泡。卵巢形成后，因无雄激素，无副中肾管抑制因子，故中肾管退化，两条副中肾管发育形成女性生殖道。

### 二、新　生　儿　期

胎儿出生后 4 周内称新生儿期。女性胎儿在母体内因受胎盘及母体卵巢产生的雌激素影响，出生时新生儿外阴较丰满，乳房略隆起或出现少许泌乳。出生后脱离了母体环境，血中雌激素水平迅速下降，可出现少量阴道出血。这些变化都属于正常生理变化，均能在出生后短期内自然消退。

### 三、儿　童　期

胎儿出生 4 周至 12 岁左右称儿童期。儿童期的早期（约 8 岁之前），为体格持续增长和发育阶段，但因卵泡无雌激素分泌，生殖器仍未发育，呈幼稚型，表现为阴道狭长，上皮薄，无皱襞，上皮细胞内缺乏糖原，阴道酸度低，抗感染力弱，容易发生炎症；子宫小，子宫颈较长，子宫颈约占子宫全长的 2/3，子宫肌层亦很薄；输卵管弯曲且很细；卵巢长而窄，卵泡发育至窦前期即停止发育而闭锁。子宫、输卵管及卵巢仍位于腹腔内，邻近骨盆入口。

儿童期后期（约 8 岁后），卵泡受垂体促性腺激素的影响，有一定的发育并分泌雌激素，但仍未达到成熟阶段。卵巢形态逐步变为扁卵圆形。子宫、输卵管及卵巢逐渐向骨盆腔内下降。皮下脂肪在胸、髋、肩部及耻骨前堆积，开始呈现女性特征。

### 四、青　春　期

女性从月经初潮至生殖器官逐渐发育成熟的时期称青春期。青春期在 10～19 岁。这一时期的生理特征是身体及生殖器官发育迅速、第二性征形成、月经初潮。

**1. 体格发育**　此时期身体迅速发育，体型发育的同时身体各器官也发生变化，逐渐向成熟过渡。

**2. 生殖器官的发育（第一性征）**　由于促性腺激素的作用，卵泡开始发育并分泌性激素，内、外生殖器进一步发育。外生殖器从幼稚型变为成人型；阴阜隆起，大阴唇变肥厚，小阴唇变大且有色素沉着；阴道长度及宽度增加，阴道黏膜变厚并出现皱襞；子宫增大，尤其子宫体明显增大，子宫体占子宫全长的 2/3；输卵管变粗，弯曲度减小；卵巢增大，皮质内有不同发育阶段的卵泡，致使卵巢表面稍呈凹凸不平。此时虽已初步具有生育能力，但整个生殖系统的功能尚未完善。

**3. 第二性征**　除生殖器官以外，女性特有的征象称第二性征。表现为音调变高；乳房丰满而隆起；出现阴毛及腋毛；骨盆横径发育大于前后径；胸、肩部皮下脂肪增多，显现女性特有体态。

**4. 月经初潮**　是青春期开始的一个重要标志。青春早期各激素水平开始出现规律性波动，直到雌激素水平达到一定高度而下降时，引起子宫内膜脱落出血，即月经初潮。此期中枢对雌激素的负反馈已建立，而正反馈机制尚未成熟，即使卵泡发育成熟，但由于不能形成黄体生成素峰故不能排卵。初潮后月经周期常不规律，经 2～4 年建立规律性周期性排卵后，月经才逐渐正常。

## 五、性 成 熟 期

性成熟期是指卵巢生殖及内分泌功能最旺盛的时期，又称生育期。一般自 18 岁左右开始，历时约 30 年。此时期的女性性功能旺盛，卵巢功能成熟并分泌性激素，已建立规律的周期性排卵。生殖器各部分和乳房受卵巢分泌的性激素影响，也发生周期性变化。

## 六、绝 经 过 渡 期

绝经过渡期是指从开始出现绝经趋势直至最后一次月经的时期。可始于 40 岁，此期长短不一，因人而异。可历时短至 1～2 年，长至 10～20 年。此时期卵巢功能逐渐衰退，生殖器官逐渐萎缩。卵泡数明显减少且易发生卵泡发育不全，多数妇女在绝经前月经周期不规律，常表现为无排卵性月经。最终由于卵巢内卵泡自然耗竭，或剩存的卵泡对垂体促性腺激素丧失反应，导致卵巢功能衰竭，月经永久性停止。绝经指女性生命中最后一次月经。据统计，我国女性的绝经平均年龄为 49.5 岁，80%的女性在 44～54 岁。1994 年 WHO 提出废除"更年期"这一术语，推荐采用"围绝经期"一词，将其定义为从卵巢功能开始衰退直至绝经后 1 年内的时期。在围绝经期，由于雌激素水平降低，可出现血管运动障碍和精神障碍的症状，表现为潮热，出汗，情绪不稳定、不安、抑郁或烦躁，失眠等，统称为围绝经期综合征。

## 七、绝 经 后 期

绝经后期是指绝经后的生命时期。在早期阶段，虽然卵巢停止分泌雌激素，但卵巢间质仍能分泌少量雄激素，后者在外周组织如皮肤、脂肪等转化为雌酮，雌酮是绝经后女性循环中的主要雌激素。女性一般在 60 岁后，机体逐渐老化，进入老年期（senility）。此期卵巢功能已衰竭，主要表现为雌激素水平的低落，不足以维持女性第二性征，生殖器官进一步萎缩老化，并出现骨代谢失常，引起骨质疏松，易发生骨折。近年统计，美国女性平均期望寿命为 79.7 岁；我国女性平均期望寿命为 78 岁。

# 第二节　月经及月经期的临床表现

## 一、月　　经

月经是指随卵巢的周期性变化，子宫内膜出现周期性脱落伴随的出血。月经是女性生殖功能成熟的标志之一。月经初潮是指月经第一次来潮。月经初潮年龄多在 13～15 岁。8 岁前月经来潮考虑为性早熟。16 岁以后月经仍未来潮者应引起临床重视。近年来，月经初潮年龄有提前的趋势。

## 二、月 经 血 的 特 征

月经血一般呈暗红色，其成分包括：血液、子宫内膜碎片、宫颈黏液及脱落的阴道上皮细胞。月经血的主要特点是不凝固。其原因为月经血中含有来自子宫内膜的大量纤溶酶，可使经血中的纤维蛋白溶解，故经血不凝固。只有月经量多的情况下才会出现血凝块。

## 三、月 经 的 临 床 表 现

月经周期性出血的第 1 日为月经周期的开始，两次月经第 1 日的间隔时间称一个月经周期，一般 28～30 日为一个周期。正常月经持续时间为 2～8 日，多数为 3～5 日。经量为一次月经的总失血量，正常月经量为 30～50ml，超过 80ml 为月经过多。一般月经期间无特殊症状，但由于月经期盆腔充血及前列腺素的作用，有些女性可出现下腹及腰骶部下坠不适或子宫收缩痛，并可出现食欲不振、恶心、腹泻等胃肠功能紊乱症状，个别可有头痛、易于激动等轻度神经系统不稳定症状，但一般症状不严重，不影响女性的工作和学习。

# 第三节　卵巢功能及周期性变化

## 一、卵　巢　功　能

卵巢是女性生殖内分泌腺，具有两种主要功能：①产生卵子并排卵；②合成并分泌甾体激素和多肽激素。

## 二、卵巢的周期性变化

### （一）卵泡的发育及成熟

人类卵泡的发育始于胚胎时期，新生儿出生时卵泡总数大约有 200 万个。出生后不会再产生新的卵泡，其中有近 50% 的卵泡会发生闭锁。儿童期卵巢的皮质含有大量的原始卵泡，此阶段卵泡的发育不依赖促性腺激素，卵泡进入自主发育和闭锁的轨道；到青春期，卵泡数目降至 30 万～50 万个。当进入青春期后，卵泡的发育受促性腺激素的刺激而向发育成熟推进。到了生育期，每月一批卵泡发育，经历募集、选择后，只有一个优势卵泡可完全成熟并排卵，其余的卵泡发育到一定程度自行退化，形成闭锁卵泡。女性一生中只有 400～500 个卵泡发育成熟并排卵。根据卵泡的形态、大小、生长速度和组织学特征，可将卵泡的生长分为以下几个阶段（图 2-1）：

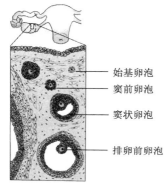

图 2-1　卵巢各发育期卵泡

**1. 始基卵泡**　是由一个停止在减数分裂双线期的初级卵母细胞及环绕其周围的单层梭形前颗粒细胞层组成。

**2. 窦前卵泡**　包绕卵母细胞的梭形前颗粒细胞变为柱状颗粒细胞，并进行有丝分裂，即为初级卵泡。初级卵泡发育至完全阶段则形成窦前卵泡，窦前卵泡的组织学特征为卵母细胞增大，外围有透明带，颗粒细胞进一步增殖变为多层，外围的间质细胞包绕形成卵泡膜的内泡膜层和外泡膜层。颗粒细胞层与卵泡膜细胞层之间出现基底层。此阶段出现卵泡生长发育所必备的三种特异性受体，即卵泡刺激素（FSH）、雌二醇、睾酮受体。

**3. 窦状卵泡**　也称次级卵泡，窦前卵泡在雌激素和 FSH 持续影响下产生功能变化，主要有产生卵泡液、形成卵泡腔。在 FSH 作用下，卵泡的颗粒细胞获得黄体生成素（LH）受体，并在 LH 协同作用下，产生的雌激素量较窦前卵泡明显增加。大多数窦状卵泡发生退化。

**4. 排卵前卵泡**　在卵泡发育的最后阶段，成熟卵泡体积显著增大，直径可达 15～20mm，卵泡液急剧增加，卵泡腔增大，卵泡移行向卵巢表面突出。其结构从外向内依次为：

（1）卵泡外膜：为致密的卵巢间质组织，与卵巢间质无明显界线。

（2）卵泡内膜：从卵巢皮质层间质细胞衍化而来，细胞呈多边形，较颗粒细胞大，此层含有丰富的血管。

（3）颗粒细胞：细胞呈立方形，细胞间无血管存在，其营养来自外围的卵泡内膜。颗粒细胞层与卵泡内膜层之间有一层基膜。

（4）卵泡腔：腔内充满大量清澈的卵泡液。

（5）卵丘：突出于卵泡腔，卵细胞深藏其中，形成卵丘。

（6）放射冠：直接围绕卵细胞的一层颗粒细胞，呈放射状排列。放射冠与卵细胞之间还有一层很薄的透明膜，称为透明带。

## （二）排卵

卵泡进入排卵前状态时，卵泡逐渐向卵巢表面移行并向外突出，当接近卵巢表面时，由于卵泡液中的蛋白酶被激活，溶解卵泡壁，并形成排卵孔，从而出现排卵。卵细胞和它周围的卵丘颗粒细胞一起被排出的过程称排卵。排卵时随卵细胞同时排出的有透明带、放射冠及小部分卵丘内的颗粒细胞（图 2-2）。

排卵可能的机制：一方面，成熟卵泡分泌大量的雌二醇，峰值量的雌二醇对下丘脑、垂体起正反馈调节作用；诱发下丘脑释放大量的 GnRH，刺激垂体释放促性腺激素，出现 LH/FSH 排卵峰。另一方面，LH 峰使卵母细胞重新启动减数分裂进程，直至完成第一次减数分裂，排出第一极体，初级卵母细胞发育成熟为次级卵母细胞。在 LH 峰作用下排卵前卵泡黄素化，产生少量孕酮。LH/FSH 排卵峰与孕酮协同作用，激活卵泡液内蛋白溶酶活性，溶解卵泡壁隆起尖端部分，形成排卵孔。排卵前卵泡内前列腺素显著增加，排卵时达到高峰。前列腺素可促进卵泡壁释放蛋白溶酶，也促使卵巢内平滑肌收缩，有助于排卵。排卵多发生在下次月经来潮前 14 日左右（图 2-3）。

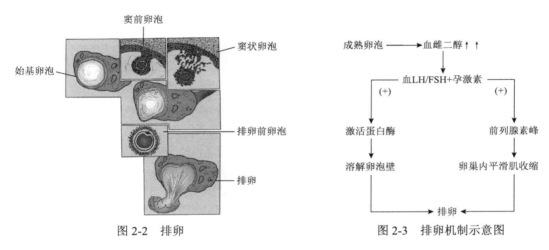

图 2-2　排卵　　　　　　　　　　　图 2-3　排卵机制示意图

## （三）黄体形成及退化

排卵后，卵泡液流出，卵泡腔内压下降，卵泡壁塌陷，形成许多皱襞，卵泡壁的卵巢颗粒细胞和内膜细胞向内侵入，周围由卵泡外膜细胞包围，形成黄体。卵泡颗粒细胞及卵泡膜细胞在 LH 排卵峰作用下进一步黄素化，形成颗粒黄体细胞及卵泡膜黄体细胞。排卵后黄体细胞的直径由原来的 $12\sim14\mu m$ 增大至 $35\sim50\mu m$，排卵后 7~8 日（相当于月经周期第 22 日左右），黄体体积最大，直径达 1~2cm，外观色黄。

若卵子未受精，在排卵后 9~10 日，黄体开始退化，黄体细胞逐渐萎缩变小，周围的结缔组织及成纤维细胞侵入黄体，黄体细胞逐渐由结缔组织代替，组织纤维化，形成白体。正常排卵周期黄体期仅限于 14 日内。黄体衰退后月经来潮，卵巢中又有新的卵泡发育，开始新的周期。

### （四）卵巢分泌的甾体激素

卵巢合成及分泌的性激素为甾体激素，主要为雌激素、孕激素和雄激素。

**1. 甾体激素的基本化学结构**　甾体激素属于类固醇激素。基本化学成分是环戊烷多氢菲环。按碳原子的数目分成 3 个组：①孕激素含 21 个碳原子，基本结构为孕烷核，如孕酮；②雄激素含 19 个碳原子，基本结构为雄烷核，如睾酮；③雌激素含 18 个碳原子，基本结构为雌烷核，如雌二醇、雌酮及雌三醇。

**2. 雌、孕激素的周期性变化**　正常女性卵巢激素的分泌随卵巢周期而变化。

（1）雌激素：在卵泡开始发育时，雌激素分泌量很少，随着卵泡渐趋成熟，雌激素分泌也逐渐增加，于排卵前形成一个高峰，排卵后卵泡液中的雌激素释放至腹腔，使血液循环中雌激素水平暂时下降。排卵后 1～2 日，黄体开始分泌雌激素，使血液循环中雌激素水平又逐渐上升，排卵后 7～8 日黄体成熟时，又形成第二个高峰，但峰值较第一个高峰低且平坦。黄体萎缩时，雌激素水平急剧下降，在月经前达到最低水平。

（2）孕激素：卵泡期卵泡不分泌孕酮，但排卵前成熟卵泡的颗粒细胞在 LH 作用下发生黄素化，可分泌少量的孕酮，排卵后孕激素分泌量开始增加，在排卵后 7～8 日黄体成熟时，分泌量达最高峰，到月经来潮时降至卵泡期水平。

（3）雄激素：女性的雄激素主要来自肾上腺，少量来源于卵巢，由卵泡膜和卵巢间质细胞合成，主要包括睾酮和雄烯二酮。排卵前循环中雄激素水平升高，一方面促进非优势卵泡的闭锁，另一方面可提高性欲。

**3. 性激素的生理作用**

（1）雌激素的生理作用

1）促使子宫发育，引起肌细胞的增生和肥大，使肌层变厚，子宫收缩力增强，并增加子宫平滑肌对缩宫素的敏感性。

2）使子宫内膜增生、修复。

3）使宫颈口松弛、扩张，宫颈黏液分泌量增加，性状变稀薄，富有弹性，易拉成丝状。

4）促进输卵管发育，增加输卵管节律性收缩的振幅。

5）使阴唇发育、丰满、色素加深。使阴道上皮细胞增生和角化，黏膜变厚，并增加上皮细胞内糖原含量，使阴道维持酸性环境。

6）使乳腺腺管增生，乳头、乳晕着色。

7）雌激素对卵巢卵泡发育是必需的，它可协助 FSH 促进卵泡发育。促进其他第二性征的发育。

8）雌激素通过对下丘脑和垂体的正、负反馈调节，控制垂体促性腺激素的分泌。

9）在代谢方面，雌激素可降低胆固醇与磷脂的比例，促进肝脏高密度脂蛋白合成，抑制低密度脂蛋白合成，降低血中总胆固醇的水平，促进水钠潴留。当足量的雌激素存在时，钙盐及磷盐才能在骨质中沉积，以维持正常骨质。雌激素与甲状旁腺素共同作用以维持血中钙磷平衡。

（2）孕激素的生理作用

1）使肌纤维松弛，兴奋性降低；同时降低妊娠子宫对缩宫素的敏感性，从而减少子宫收缩，有利于受精卵在子宫腔内生长发育。

2）使增生期子宫内膜转化为分泌期内膜，为受精卵着床作好准备。

3）使子宫颈口闭合，黏液减少、变稠，拉丝度降低。

4）抑制输卵管肌节律性收缩，减少其收缩的振幅。

5）加速阴道上皮细胞脱落。

6）在已有雌激素影响的基础上，促进乳腺腺泡发育成熟。

7）孕激素在月经中期具有增强雌激素对垂体正反馈的作用，可增强垂体 LH 峰值的分泌；而在黄体期对下丘脑、垂体有负反馈作用，可影响垂体促性腺激素的分泌。

8）孕激素能兴奋下丘脑体温调节中枢，使体温升高。正常女性在排卵前基础体温低，排卵后基础体温可升高 0.3～0.5℃，这种基础体温的改变可作为排卵监测的重要指标之一。

9）孕激素能促进水与钠的排泄。

**4. 孕激素与雌激素的协同和拮抗作用** 一方面，孕激素能在雌激素作用的基础上，进一步促进女性生殖器和乳房发育，为妊娠准备条件，可见二者有协同作用；另一方面，雌激素和孕激素又有拮抗作用，表现在子宫收缩、输卵管蠕动、宫颈黏液变化、阴道上皮细胞角化和脱落，以及钠和水的潴留与排泄等方面。

**5. 雄激素的生理作用** 睾酮主要来自肾上腺皮质，卵巢也分泌一部分。睾酮不仅是合成雌激素的前体，而且是维持女性正常生殖功能的重要激素。

（1）对女性生殖系统的影响：在雄激素的影响下，雄激素可减缓子宫及其内膜的生长和增殖，抑制阴道上皮的增生和角化，促进阴蒂、阴唇和阴阜的发育。但若长期使用则可出现男性化的表现。

（2）对机体代谢功能的影响：雄激素能促进蛋白合成，促进肌肉生长；使基础代谢率增加；刺激骨髓中红细胞的增生。在性成熟期前，雄激素促使长骨骨基质生长和钙的潴留，性成熟后可导致骨骺关闭，使生长停止。雄激素还可促进肾远曲小管对 $Na^+$、$Cl^-$ 的重吸收而引起水肿。

**6. 多肽激素**　卵巢除分泌甾体激素外，还分泌一些多肽激素和生长因子。多肽激素有抑制素（包括抑制素 A、抑制素 B）和激活素等，其对垂体 FSH 的合成和分泌具有反馈调节作用。另外，生长因子包括胰岛素样生长因子、表皮生长因子等，它们参与卵巢的局部调节。

# 第四节　子宫内膜及生殖器其他部位的周期性变化

随着卵巢的周期性变化，女性生殖器也会发生一系列周期性变化，其中子宫内膜的周期性变化最显著。

## 一、子宫内膜的周期性变化

子宫内膜组织结构分为基底层和功能层。基底层直接与子宫肌层相连，此层不受月经周期中激素变化的影响，且在月经期不发生脱落。功能层靠近子宫腔，它受卵巢激素的影响呈周期性变化，此层月经期发生坏死脱落。正常一个月经周期以 28 日为例，其组织形态的周期性改变可分为 3 期：

**1. 增生期**　在月经周期第 5～14 日，相当于卵泡发育成熟阶段，在卵巢分泌的雌激素作用下，子宫内膜上皮与间质细胞呈增生状态，又称增生期。增生期又分早、中、晚 3 期。

（1）增生早期：在月经周期第 5～7 日。此期内膜较薄，仅 1～2mm，腺上皮细胞呈立方形或低柱状，间质较致密，细胞呈星形。间质中的小动脉较直，其壁薄。

（2）增生中期：在月经周期第 8～10 日。此期特征是间质水肿明显；腺体数增多、增长，呈弯曲形；腺上皮细胞增生活跃，细胞呈柱状，且有分裂象。

（3）增生晚期：在月经周期第 11～14 日。此期内膜增厚至 3～5mm，表面高低不平，略呈波浪形。上皮细胞呈高柱状，腺上皮仍继续生长，核分裂象增多，腺体更长，形成弯曲。间质细胞呈星状，并相互结合成网状；组织内水肿明显，小动脉略呈弯曲状，管腔增大。

**2. 分泌期**　在月经周期第 15～28 日。黄体形成后，在雌、孕激素协同作用下，子宫内膜呈分泌反应，又称分泌期。分泌期也分早、中、晚 3 期。

（1）分泌期早期：在月经周期第 15～19 日。此期内膜腺体更长，屈曲更明显；腺上皮细胞核下开始出现含糖原的小泡，称核下空泡，为分泌早期组织学特征。

（2）分泌中期：在月经周期第 20～23 日。内膜较前增厚并呈锯齿状；腺体内的分泌上皮细胞顶端胞膜破裂，细胞内的糖原排入腺腔内，称顶浆分泌，为分泌中期组织学特征。此期间质更加水肿、疏松；螺旋小动脉增生、卷曲。

（3）分泌晚期：在月经周期第 24～28 日。此期为月经来潮前期。内膜结构呈海绵状，腺体开口面向宫腔，有糖原等分泌物溢出，间质更疏松、水肿，表面上皮细胞下的间质分化为肥大的蜕膜样细胞；此期螺旋小动脉迅速增长超出内膜厚度，也更弯曲，血管管腔扩张。

**3. 月经期**　在月经周期第 1～4 日。此时由于黄体萎缩，雌、孕激素水平下降，子宫内膜失去了激素的支持，内膜中前列腺素的合成活化，前列腺素刺激子宫肌层收缩而引起内膜功能层的螺旋小动脉持续痉挛，组织变性、坏死，血管壁通透性增加，使血管破裂及组织崩解脱落，变性、坏死的内膜与血液混合排出，形成月经血。

## 二、生殖器其他部位的周期性变化

### （一）阴道黏膜的周期性变化

随着月经周期雌、孕激素的周期性变化，阴道黏膜也发生周期性改变，这种改变在阴道上段的黏膜更为明显。

排卵前，阴道上皮在雌激素的影响下自底层细胞向上增生，逐渐演变为中层及表层细胞，使阴道上皮增厚；表层细胞出现角化，且角化程度在排卵期最明显（图 2-4）。正常状态下，阴道杆菌寄生在阴道内，而阴道上皮细胞内含有丰富糖原，后者经阴道杆菌分解产生乳酸，保持阴道 pH 为 4～5，以防止致病菌的繁殖。

排卵后，在孕激素的作用下，阴道上皮，尤其是中层及角化前细胞大量脱落，阴道脱落细胞涂片可见细胞堆积，以嗜碱性细胞为主，细胞皱褶较差（图 2-5）。临床上常根据阴道脱落细胞中的表层角化细胞所占的比例判断体内雌激素的影响程度，以此了解卵巢功能。

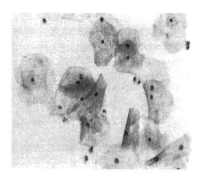
图 2-4　排卵前阴道上皮细胞

图 2-5　排卵后阴道上皮细胞

### （二）子宫颈黏液的周期性变化

在雌、孕激素的作用下，子宫颈腺细胞分泌黏液，其物理、化学性质及其分泌量均有明显的周期性改变。在卵泡期，雌激素刺激宫颈黏液腺细胞，随着雌激素水平不断增加，至排卵期黏液分泌量增加，黏液中氯化钠含量增加势必导致水分增多，使黏液稀薄、透明，拉丝度可达 10cm 以上。若将黏液作涂片检查，干燥后可见羊齿植物叶状结晶，这种结晶在月经周期第 6～7 日开始出现，到排卵期最为清晰，形成典型的羊齿植物叶状结晶（图 2-6）。

排卵后，受孕激素影响，黏液分泌量逐渐减少，氯化钠含量减少，性状变黏稠而混浊，拉丝度差，易断裂。涂片检查时结晶逐步模糊，至月经周期第 22 日左右完全消失，出现排列成行的椭圆体（图 2-7）。临床上，可根据子宫颈黏液的周期性变化来了解卵巢功能。

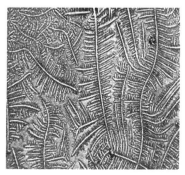
图 2-6　羊齿植物叶状结晶

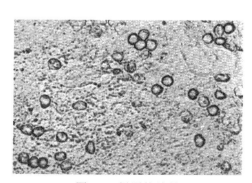
图 2-7　椭圆体结晶

## （三）输卵管的周期性变化

在雌、孕激素的作用下，输卵管在形态和功能方面发生周期性的变化。雌激素可促进输卵管黏膜上皮纤毛细胞生长，体积增大；促进非纤毛细胞分泌增加；孕激素与雌激素之间存在许多相互制约的作用，如雌激素可促进输卵管发育及肌层的节律性收缩，而孕激素则能增加输卵管的收缩速度，减少输卵管的收缩频率。孕激素还可抑制输卵管黏膜上皮纤毛细胞的生长，降低分泌细胞分泌黏液的功能。雌、孕激素的协同作用，保证了受精卵在输卵管内的正常运行。

# 第五节　下丘脑-垂体-卵巢轴的调节

下丘脑、垂体与卵巢之间相互调节、相互影响，形成一个完整而协调的神经内分泌系统，称为下丘脑-垂体-卵巢轴（HPOA）。它可控制女性发育、正常月经和性功能，也称性腺轴。HPOA的神经内分泌活动受到大脑高级中枢的调控，另外，其他内分泌腺体如甲状腺、肾上腺及胰腺等也参与月经周期的调节。

## 一、下丘脑促性腺激素释放激素

丘脑弓状核神经细胞分泌的 GnRH 是一种十肽激素，直接通过垂体门脉系统输送到腺垂体，调节垂体促性腺激素的合成和分泌。GnRH 的分泌特点是脉冲式分泌，脉冲间隔 60～90 分钟。下丘脑分泌的 GnRH 对垂体呈正向调节，刺激垂体分泌 FSH 和 LH，垂体分泌 FSH 和 LH 作用于卵巢，刺激卵泡的发育和成熟。

下丘脑是 HPOA 的启动中心，卵巢性激素和垂体促性腺激素对下丘脑分泌活动的反向调节作用称为反馈性调节作用。对下丘脑的分泌起促进作用，增加其分泌者为正反馈；对下丘脑的分泌起抑制作用，减少其分泌者为负反馈。反馈调节包括长反馈、短反馈和超短反馈三种形式。长反馈是指卵巢分泌性激素对下丘脑和垂体的反馈调节；短反馈是指垂体激素对下丘脑的反馈调节；超短反馈是指下丘脑分泌的 GnRH 对其本身合成的反馈调节（图 2-8）。另外，来自更高神经中枢的神经递质也影响下丘脑 GnRH 的分泌，如中枢儿茶酚胺、去甲肾上腺素可刺激 GnRH 分泌增加；5-羟色胺和 β 内啡肽可抑制 GnRH 分泌。

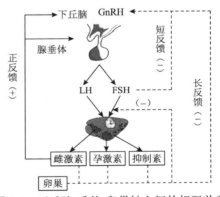

图 2-8　下丘脑-垂体-卵巢轴之间的相互关系

## 二、腺垂体生殖激素

腺垂体（垂体前叶）分泌的促性腺激素和催乳素与生殖调节有关。

**1. 促性腺激素**　由腺垂体分泌的促性腺激素有 FSH 和 LH。其作用是促进卵巢功能、调节月经周期。两者均受 GnRH 脉冲式分泌的影响，也呈脉冲式分泌。FSH 和 LH 均为糖蛋白激素，由 α 和 β 两条肽链亚基组成。其中 α 亚基的氨基酸排列两者相似，而 β 亚基的结构两者存在差异，后者决定了它们与性腺效应受体结合的特异性。

**2. 催乳素（PRL）**　是由 198 个氨基酸组成的多肽激素，由腺垂体的催乳细胞分泌，具有促进乳汁合成功能。血液中的 PRL 无周期性变化。PRL 的分泌受下丘脑分泌的催乳素抑制因子（PIF）和促甲状腺激素释放激素调节，前者抑制 PRL 的分泌；而后者相反，促进 PRL 的分泌。

## 三、卵巢激素的反馈作用

卵巢性激素对下丘脑 GnRH 和垂体促性腺激素的合成和分泌具有反馈调节作用。小剂量雌激素对下丘脑产生负反馈，抑制 GnRH 的分泌，减少垂体的促性腺激素分泌。在卵泡期，随着卵泡发育，雌激素水平逐渐升高，负反馈作用随之增强，可抑制垂体释放 FSH，使循环中 FSH 水平下降。而大剂量雌激素既可产生正反馈又可产生负反馈作用。排卵前，卵泡发育成熟，分泌大量雌激素，刺激下丘脑 GnRH 和垂体释放大量的 LH、FSH，形成排卵前 LH 峰和 FSH 峰；排卵后，血液中雌激素和孕激素水平明显升高，两者的联合作用又使 FSH 和 LH 的合成、分泌受到抑制。

## 四、月经周期的调节机制

**1. 卵泡期** 前一个月经周期的黄体萎缩后，雌、孕激素降至最低水平，解除了对下丘脑及垂体的抑制，下丘脑又开始分泌 GnRH，使垂体 FSH 分泌增加，FSH 促使卵泡逐渐发育，FSH 与少量 LH 的协同作用使卵泡雌激素分泌增加。子宫内膜在雌激素的作用下发生增生期变化。随着雌激素逐渐增加，对下丘脑的负反馈作用增强，抑制下丘脑 GnRH 的分泌，使垂体 FSH 分泌减少。当优势卵泡发育成熟，血中雌激素水平达到第一个高峰（血清雌二醇≥200pg/ml）时，对下丘脑产生正反馈作用，使 GnRH 的释放增加，促使垂体释放大量的 LH，出现 LH 高峰，同时亦形成一个较低的 FSH 峰，促使成熟卵泡排卵（图 2-9）。

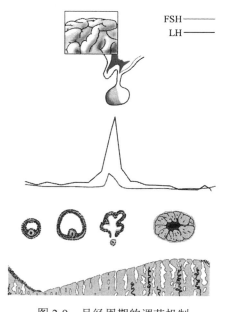

图 2-9　月经周期的调节机制

**2. 黄体期** 排卵后，循环血中 LH 和 FSH 在 24 小时内均急速下降，在少量 LH 和 FSH 作用下，黄体形成并逐渐发育成熟。黄体分泌的孕激素增加，使子宫内膜由增生期转变为分泌期。当黄体成熟时，出现孕激素的分泌高峰和雌激素第二个分泌高峰。由于大量孕激素和雌激素协同作用对下丘脑和垂体起负反馈调节，垂体分泌的 LH 和 FSH 相对减少，黄体开始萎缩，孕激素和雌激素的分泌也随之下降。子宫内膜失去了性激素的支持，发生坏死、脱落，从而导致月经来潮。雌、孕激素和抑制素 A 的减少解除了对下丘脑、垂体的负反馈抑制，FSH、LH 分泌增加，卵泡开始发育，又重新开始下一个月经周期，如此周而复始。

总之，下丘脑、垂体和卵巢之间相互依存、相互制约，调节着正常月经周期。月经周期还受其他因素的影响，如外界环境、精神因素及体液因素等，大脑皮质也参与生殖内分泌活动的调节。大脑皮质、下丘脑、垂体和卵巢之间任何一个环节发生障碍，都会引起卵巢功能紊乱，导致月经失调。

## 第六节　其他内分泌腺功能对月经周期的影响

下丘脑-垂体-卵巢轴也受其他内分泌腺功能的影响，如甲状腺、肾上腺及胰腺等功能的异常也可导致月经失调，甚至闭经。

**1. 甲状腺** 甲状腺分泌甲状腺素（$T_4$）和三碘甲状腺原氨酸（$T_3$）。甲状腺激素是维持性腺正常功能所必需的激素，正常的 FSH 和 LH 的分泌必须有甲状腺激素的存在，血液中甲状腺激素水平过高或过低时均会影响性腺的功能。青春期以前发生甲状腺功能减退者可有性发育障碍，导致青春期延迟，发生在青春期可出现月经失调，临床表现为月经过少、稀发甚至闭经。患者多合并不孕，自然流产和畸胎的发生率增加。甲状腺功能轻度亢进时雌、孕激素分泌与释放增加，子宫内膜对激素的反应性也增加，导致子宫内膜过度增生，临床表现为月经过多、过频，甚至发生功能失调性子宫出血。随着甲状腺功能亢进病情加重，甾体激素的分泌、释放及代谢等过程则受到抑制，临床表现为月经稀发、月经量减少，甚至闭经。

**2. 肾上腺**　不仅具有合成和分泌糖皮质激素、盐皮质激素的功能，还能合成和分泌少量雄激素和极微量雌、孕激素。肾上腺皮质是女性雄激素的主要来源。若雄激素分泌过多，可抑制下丘脑分泌 GnRH，并对抗雌激素，使卵巢功能受到抑制而出现闭经，甚至出现男性化表现。先天性肾上腺皮质增生症（CAH），可引起促肾上腺皮质激素（ACTH）代偿性增加，促使肾上腺皮质网状带分泌雄激素增多，临床表现为女性假两性畸形或女性男性化的表现。

**3. 胰腺**　胰岛分泌的胰岛素不仅参与代谢，而且还对女性性腺有直接和间接的促性腺作用。胰岛素依赖型糖尿病患者常伴有卵巢功能低下。胰岛素抵抗的高胰岛素血症患者，过多的胰岛素可促使卵巢产生过量的雄激素，从而发生高雄激素血症，导致月经失调甚至闭经。

# 第三章 妇科病史及检查

病史采集和体格检查是妇科临床实践中的基本技能，其中盆腔检查是妇科特有的检查内容。因此，要求医生熟悉有关妇科病史的采集方法，逐步掌握盆腔检查技能。本章介绍妇科病史的采集和盆腔检查的方法，重点列举妇科疾病常见症状的鉴别诊断。

## 第一节 妇 科 病 史

### 一、病史采集方法

医生采集病史时，态度要真诚，具有同情心，认真听取患者陈述。遇有不愿说出真情者，应耐心启发。询问病史时应有目的性、条理性，以免造成漏诊或误诊。妇产科专业与家庭、婚姻关系密切，应注意保护患者的隐私权。对危重患者在初步了解病情后，应立即抢救，以免延误治疗。外院转诊者，应索阅病情介绍作为重要参考资料。对不能亲自口述的危重患者，可询问最了解其病情的家属或亲友。

### 二、病 史 内 容

**1. 一般项目** 包括患者姓名、性别、年龄、籍贯、职业、民族、住址、入院日期、病史记录日期、病史陈述者、可靠程度。若非患者陈述，应注明陈述者与患者的关系。

**2. 主诉** 指患者就诊的主要症状或体征及持续时间。通过主诉可初步估计疾病的大致范围。文字力求简明扼要，通常不超过20字。若患者有停经、阴道出血及腹痛3种主要症状，则应按症状出现的时间顺序书写，可写为：停经×日，阴道出血×日，腹痛×日。若患者无任何症状，仅在妇科普查时发现右侧盆腔肿块，主诉应写为：普查发现右侧盆腔肿块×日。

**3. 现病史** 为病史的主要组成部分，应根据症状出现的先后，按时间顺序书写。现病史应体现患者主要症状特点及病情发展变化的情况，如起病时的情况及诱因、症状持续时间、加重因素、有无缓解方法、伴随症状、发病后诊疗情况和结果，与鉴别诊断有关的阳性或阴性症状，以及睡眠、饮食、大小便等一般情况的变化等。

**4. 既往史** 是指患者过去的健康和疾病情况，包括患者以往健康状况、疾病史、传染病史、预防接种史、手术外伤史、输血史、药物过敏史。

**5. 月经史** 包括患者初潮年龄、月经周期及经期持续时间、经量多少、经期伴随症状。例如，患者13岁初潮，每28～30日来月经，每次持续5日，可简写为 $13\dfrac{5}{28\sim30}$。每次经量多少（可用更换卫生巾的量粗略计算，一次月经期正常用量一般为10～20块卫生巾），有无血块，经前有无不适（如乳房胀痛、水肿、精神抑郁等），有无痛经及疼痛部位、程度、持续时间。常规询问末次月经日期（last menstrual period，LMP）、经量和持续时间。若其经量明显变化时，还应了解前次月经日期（previous menstrual period，PMP）。绝经后患者应询问绝经年龄，有无阴道出血、白带增多或其他不适。

**6. 婚育史** 患者结婚次数，是否近亲结婚，男方健康状况，有无冶游史、性病史及双方同居情况等。应询问患者生育情况如足月产、早产、流产次数及现存子女数。例如，患者足月产1次，无早产，流产2次，现存子女1人，可简写为1-0-2-1，或仅用孕3产1（$G_3P_1$）表示。还应询问患者分娩方式，有无难产史，新生儿出生情况，有无产后出血史，自然流产或人工流产情况，末次分娩或流产日期，采用何种计划生育措施及其效果。

**7. 个人史** 指患者的生活和居住情况、出生地和曾居留地区，有无烟、酒等嗜好。

**8. 家族史**　指患者的父母、兄弟、姐妹及子女健康情况。家族成员中有无遗传性疾病、可能与遗传有关的疾病（如糖尿病、高血压、癌肿等）及传染病。

# 第二节　体　格　检　查

体格检查应在采集病史后进行。检查范围包括全身检查、腹部检查和盆腔检查。体格检查应按下列先后顺序进行，但危重病例除外。

## 一、全　身　检　查

全身检查包括常规测量体温、脉搏、呼吸及血压，必要时测量体重和身高。其他检查项目包括患者神志、精神状态、面容、体态、全身发育及毛发分布情况、皮肤、浅表淋巴结、头部器官、颈、乳房、心、肺、脊柱及四肢。

## 二、腹　部　检　查

腹部检查包括视诊观察腹部是否隆起或呈蛙腹状，腹壁有无瘢痕、静脉曲张、妊娠纹、腹壁疝等。扣诊腹壁厚度，肝、脾、肾有无增大及压痛，腹部是否有压痛、反跳痛或肌紧张，能否扪到肿块。有肿块时应描述肿块部位、大小（以厘米为单位表示）、形状、质地、活动度、表面是否光滑或凹凸不平或结节感、以及有无压痛等。叩诊时注意鼓音和浊音的分布范围，有无移动性浊音。必要时进行听诊以了解肠鸣音情况。若合并妊娠，应检查宫底高度、胎位、胎心及胎儿大小等。

## 三、盆　腔　检　查

盆腔检查为妇科所特有，又称妇科检查，包括外阴、阴道、宫颈、宫体及双侧附件检查。

### （一）基本要求

1. 应关心体贴患者，做到态度严肃、语言亲切、动作轻柔。检查前告知患者盆腔检查可能引起不适，尽可能让患者合作。

2. 除尿失禁患者外，检查前应嘱患者先排空小便，必要时导尿。大便充盈者应在排便或灌肠后检查。

3. 每检查一人，应更换置于臀部的一次性垫单或纸单，以防交叉感染。

4. 患者取膀胱截石位，两手平放于身旁，以使腹肌松弛。检查者面向患者，站立在患者两腿之间。危重患者不宜搬动时可在病床上检查。

5. 避免经期作盆腔检查。但若为阴道异常流血患者则必须进行检查，检查前应消毒外阴，以防发生感染。

6. 对未婚患者禁作双合诊及阴道窥器检查，应限于直肠-腹部诊（也称肛诊）。若确有必要行阴道检查，应先征得患者及其家属同意后，方可以示指缓慢放入阴道内进行内诊。男医师进行妇科检查时，需有其他医护人员在场，以免患者紧张和发生不必要的误会。

7. 疑有盆腔内病变的腹壁肥厚、高度紧张不合作或未婚患者，若盆腔检查不满意时，可行 B 超检查。

### （二）检查方法及步骤

**1. 外阴检查**　观察患者外阴发育及阴毛分布情况，有无皮炎、溃疡、赘生物或肿块，了解皮肤和黏膜色泽，质地，有无增厚、变薄或萎缩。然后分开小阴唇，暴露阴道前庭及尿道口和阴道口。观察尿道口周围黏膜色泽及有无赘生物。未婚者的处女膜完整未破，其阴道口勉强可容示指；已婚者的阴道口能容两指通过；经产妇阴道口可见处女膜瘢痕或会阴侧切瘢痕。检查时还应观察有无阴道前后壁脱垂、子宫脱垂等。若为尿失禁者，检查前先不排空膀胱。

**2. 阴道窥器检查**

（1）放置和取出：临床常用鸭嘴形阴道窥器，阴道窥器有大小之分，根据阴道宽窄选用。当

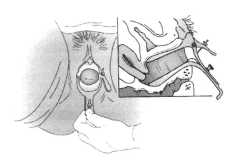

放置窥器时，应先将其前后两叶前端并合表面涂润滑剂以便于插入，避免损伤。行阴道分泌物细胞涂片检查时，则不用润滑剂改用生理盐水，以免影响涂片质量。放置窥器时，检查者用左手将两侧阴唇分开，右手将窥器斜行沿着阴道后侧壁缓慢插入阴道内，插入后逐渐旋转至前方，随后缓慢张开两叶，暴露宫颈、阴道壁及阴道穹，然后旋转至一侧以暴露侧壁阴道（图3-1）。未婚者未经本人同意，禁用窥器检查。

图 3-1 阴道窥器的放置（正面及侧面观）

（2）视诊：①检查阴道：观察阴道前后壁和侧壁及阴道穹黏膜颜色、皱襞多少，是否有阴道纵隔、斜隔或双阴道等先天畸形，有无溃疡、赘生物或囊肿等。注意阴道内分泌物量、性质，有无臭味。阴道分泌物异常者应做滴虫、念珠菌、淋菌及线索细胞等检查。②检查宫颈：观察宫颈大小、颜色、外口形状，有无出血、糜烂、撕裂、外翻、腺囊肿、息肉、赘生物，子宫颈管内有无出血或分泌物，可做子宫颈刮片细胞学检查。

**3. 双合诊** 是盆腔检查中最重要的项目。检查者一手的两指或一指放入阴道，另一手在腹部配合检查，称双合诊。

（1）目的：了解患者阴道、子宫颈、子宫体、输卵管、卵巢、子宫旁结缔组织及盆腔内壁有无异常。

（2）检查方法：检查者戴无菌手套，右手（或左手）示、中两指蘸润滑剂，顺患者阴道后壁轻轻插入，检查阴道通畅度和深度，再扪及子宫颈，了解其大小、形状、硬度及外口情况，以及有无接触性出血。正常子宫位置一般是前倾略前屈。"倾"指子宫体纵轴与身体纵轴的关系。若子宫体朝向耻骨称前倾，朝向骶骨称后倾。"屈"指子宫体与子宫颈间的关系。若两者间的纵轴形成的角度朝向前方为前屈，形成的角度朝向后方为后屈。当扪及子宫颈外口方向朝后时子宫体为前倾，朝前时子宫体为后倾；子宫颈外口朝前且阴道内手指伸达阴道穹后顶部可触及子宫体时，子宫为后屈。随后将阴道内两指放在子宫颈后方，另一手手掌心朝下且手指平放在患者腹部平脐处，当阴道内手指向上向前方抬举子宫颈时，腹部手指往下往后按压腹壁，并逐渐向耻骨联合部移动，通过内、外手指同时抬举和按压，相互协调，即可扪清子宫的位置、大小、形状、软硬度、活动度以及有无压痛（图 3-2）。将阴道内两指由子宫颈后方移至一侧阴道穹，尽可能往上向盆腔深部扪触；与此同时，另一手从同侧下腹壁髂嵴水平开始，由上往下按压腹壁，与阴道内手指相互对合，以触摸该侧子宫附件区有无肿块、增厚或压痛（图 3-3），随后同法检查另一侧附件区。若扪及肿块，应查清其位置、大小、形状、软硬度、活动度、与子宫的关系以及有无压痛等。正常卵巢偶可扪及，为约 4cm×3cm×1cm 大小可活动的块状物，触之稍有酸胀感。正常输卵管不能扪及。

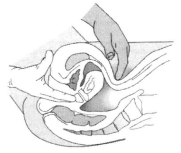

图 3-2 双合诊（检查子宫）

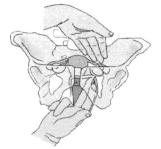

图 3-3 双合诊（检查附件）

**4. 三合诊**　经患者直肠、阴道、腹部的联合检查称三合诊。方法：检查者一手示指放入阴道，中指插入直肠，其余检查步骤与双合诊时相同（图3-4）。此检查能更清楚地了解位于骨盆后部及直肠子宫陷凹部肿物与子宫或直肠的关系，也可查清极度后屈的子宫、阴道直肠隔、子宫颈旁、子宫骶韧带的病变。所以三合诊在生殖器官肿瘤、结核及子宫内膜异位症、妇科炎症的检查中尤显重要。

**5. 直肠-腹部诊**　检查者一手示指伸入患者直肠，另一手在腹部配合检查，称直肠-腹部诊，简称肛诊。适用于未婚、阴道闭锁或因其他原因不宜行双合诊的患者。

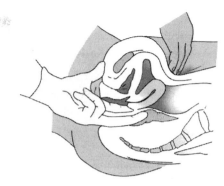

图3-4　三合诊

妇科检查注意事项：①当检查者两手指放入阴道后，患者感疼痛不适时，尤其是绝经后患者，可单用示指替代双指进行检查；②三合诊时，检查者在将中指伸入肛门时，嘱患者像解大便一样同时用力向下屏气，使肛门括约肌自动放松，可减轻患者的疼痛和不适感；③若患者腹肌紧张，可边检查边与患者交谈以分散其注意力，或让患者进行张口呼吸而使腹肌放松。

## （三）记录

将检查结果按解剖部位先后顺序记录。

外阴：发育情况及婚产式。有异常发现时应详细描述。阴道：是否通畅，黏膜情况，分泌物量、色、性状及有无臭味。子宫颈：大小、硬度，有无糜烂、撕裂、息肉、腺囊肿，有无接触性出血、抬举痛等。子宫体：位置、大小、硬度、活动度，有无压痛等。附件：左右两侧有无块物、增厚或压痛。若扪及块物，记录其位置、大小、硬度，表面光滑与否，活动度，有无压痛，与子宫及盆壁关系。

# 第三节　妇科疾病常见症状的鉴别要点

## 一、阴 道 出 血

阴道出血为妇科患者最常见的主诉。妇女生殖道任何部位都可发生出血，包括子宫体、子宫颈、阴道、处女膜和阴道前庭等。虽然绝大多数的出血来自子宫体，但不论其源自何处，除正常月经外，均称阴道出血。临床医生应根据病因、阴道出血的形式及患者的年龄综合分析作出诊断（图3-5）。

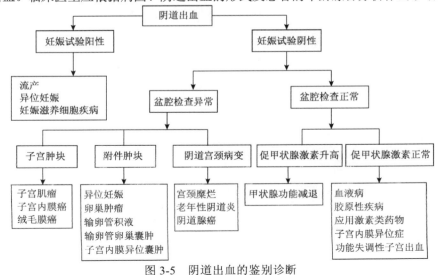

图3-5　阴道出血的鉴别诊断

## （一）根据阴道出血的病因进行鉴别诊断

常见的病因可分为以下 6 类：

**1. 卵巢内分泌功能失调** 包括无排卵性功能失调性子宫出血和排卵性月经失调，以及月经间期卵泡破裂，雌激素水平短暂下降所致的排卵期出血。

**2. 与妊娠有关的子宫出血** 常见的有流产、异位妊娠、妊娠滋养细胞疾病、产后胎盘残留和子宫复旧不全等。

**3. 生殖器炎症** 如外阴炎、阴道炎、宫颈炎、宫颈息肉和子宫内膜炎等可引起病变部位少量出血或血性分泌物的疾病。

**4. 生殖器肿瘤** 子宫肌瘤是引起阴道出血的常见良性肿瘤；此外，具有分泌雌激素功能的卵巢肿瘤（如卵巢颗粒细胞瘤和卵泡膜细胞瘤等）也可引起阴道出血；其他包括外阴恶性肿瘤、阴道癌、宫颈癌、子宫内膜癌、子宫肉瘤、绒毛膜癌等也可引起阴道出血。

**5. 损伤、异物和外源性性激素** 包括生殖道创伤如外阴或阴道骑跨伤、性交所致处女膜或阴道损伤发生的出血；放置宫内节育器可并发子宫损伤出血；使用雌激素或孕激素不当可引起不规则子宫出血。

**6. 与全身疾病有关的阴道出血** 如血小板减少性紫癜、再生障碍性贫血、白血病、肝功能损害等均可导致异常子宫出血。

## （二）根据阴道出血的形式进行鉴别诊断

**1. 经量增多** 指患者月经量多（>80ml）或经期延长但周期基本正常。最常见于子宫肌瘤，其次见于子宫腺肌病、排卵性月经失调及宫内节育器合并月经量多。

**2. 不规则阴道出血** 指患者出血的持续时间及间隔时间不定，无周期性。多为无排卵性功能失调性子宫出血，但应注意排除早期子宫内膜癌及子宫黏膜下肌瘤。

**3. 持续性阴道出血** 指患者常为少量、无周期性出血。一般多为生殖道恶性肿瘤所致，首先应考虑宫颈癌或子宫内膜癌的可能。

**4. 点滴状出血** 多发生在患者经前数日或经后数日，呈持续少量阴道出血，颜色呈暗红色或褐红色，可见于排卵性月经失调性出血、宫内节育器放置后的副作用或子宫内膜异位症患者。

**5. 停经后阴道出血** 若出血发生在育龄妇女应首先考虑与妊娠有关的疾病，如流产、异位妊娠、葡萄胎等；若出血发生在围绝经期妇女，多为无排卵性功能失调性子宫出血，但应注意排除生殖道恶性肿瘤。

**6. 经间出血** 若出血发生在患者下次月经来潮前 14~15 日，历时 3~4 日，且血量极少时，多为排卵期出血。

**7. 性交后出血** 患者性交后立即出现阴道出血或血性分泌物，色鲜红，应考虑早期宫颈癌、宫颈炎或子宫黏膜下肌瘤的可能。

**8. 绝经后阴道出血** 若患者流血量如月经量或持续流血不止或反复阴道出血，应考虑子宫内膜癌的可能；若流血量极少，历时 2~3 日即净，多为老年性阴道炎。

**9. 外伤后阴道出血** 常见于患者发生骑跨伤后，流血量可多可少。

## （三）年龄因素

年龄在阴道出血鉴别诊断中有重要的参考价值。

1. 新生女婴生后数日有少量阴道出血，多为生理性的因素。
2. 幼女出现阴道出血，应考虑有性早熟或生殖道恶性肿瘤的可能。
3. 青春期少女的阴道出血多为无排卵的功能失调性子宫出血。
4. 育龄妇女出现阴道出血，应首先考虑与妊娠相关的疾病。
5. 绝经过渡期阴道出血以无排卵的功能失调性子宫出血最多见，但应首先排除生殖道恶性肿瘤。

## 二、病理性白带

白带由阴道黏膜渗出物、子宫颈管及子宫内膜腺体分泌物混合组成，其形成与体内雌激素水平相关。正常白带呈白色稀糊状或蛋清样，高度黏稠，无腥臭味，量少，对妇女健康无不良影响，称生理性白带。若女性生殖道出现炎症，特别是阴道炎和宫颈炎或发生癌变时，白带量和性状发生改变，称病理性白带。临床常见的病理性白带有：

**1. 黏性白带** 外观与正常白带相似，但量显著增多，多见于慢性宫颈炎、卵巢功能失调，也应注意排除阴道腺病或宫颈高分化腺癌的可能。

**2. 凝乳块状或豆渣样白带** 为念珠菌阴道炎的特征，常伴严重外阴瘙痒或灼痛。

**3. 泡沫状稀薄白带** 为滴虫阴道炎的特征，呈灰黄色或黄白色，可伴外阴瘙痒。

**4. 脓样白带** 白带色黄或黄绿，黏稠，多有臭味，为细菌感染所致。常见于急性阴道炎、宫颈炎、宫颈管炎，也应排除阴道内异物残留的可能。对于老年女性应注意排除宫腔积脓、宫颈癌、阴道癌合并感染。

**5. 鱼腥味白带** 常见于细菌性阴道病，白带呈灰白色，匀质，伴外阴轻度瘙痒。

**6. 血性白带** 白带中混有血液，血量多少不一，应考虑宫颈癌、子宫内膜癌、宫颈息肉、重度宫颈糜烂或子宫黏膜下肌瘤等。放置宫内节育器亦可引起血性白带。

**7. 水样白带** 持续性淘米水样白带，且伴奇臭，常应排除晚期宫颈癌、阴道癌或黏膜下肌瘤伴感染。若表现为间断性排液，呈黄红色或红色水样白带，应考虑输卵管癌的可能。

## 三、下腹痛

下腹痛为妇女常见的症状。临床上应根据下腹痛的部位、性质和临床特点进行鉴别诊断。

**1. 起病缓急** 腹痛起病缓慢而逐渐加剧者，多为内生殖器炎症或恶性肿瘤所引起；急骤发病，或同时伴有诱因者，应考虑卵巢囊肿蒂扭转或破裂，或子宫浆膜下肌瘤蒂扭转；突然发生的撕裂样剧痛者，应考虑输卵管妊娠破裂的可能。

**2. 下腹痛部位** 下腹正中部位的疼痛多为子宫病变；一侧下腹痛应考虑为该侧附件病变，如卵巢肿瘤蒂扭转、输卵管卵巢炎症；双侧下腹痛常见于子宫附件炎性病变；右侧下腹痛还应除外急性阑尾炎；卵巢肿瘤破裂、输卵管妊娠破裂或盆腔腹膜炎时，可引起整个下腹痛甚至继发全腹疼痛。

**3. 下腹痛性质** 腹部持续性钝痛多为炎症或腹腔内积液所致；难以忍受的顽固性疼痛应排除晚期生殖器癌肿可能；阵发性疼痛多为子宫或输卵管等空腔器官收缩所致；输卵管妊娠或卵巢肿瘤破裂可引起撕裂性锐痛；子宫腔内有积血或积脓常导致下腹坠痛。

**4. 下腹痛放射部位** 疼痛放射至肩部应考虑为腹腔内出血；放射至腰骶部多为子宫颈、子宫病变所致；放射至腹股沟及大腿内侧，一般为该侧子宫附件病变引起。

**5. 下腹痛与月经的关系** 在月经周期中出现一侧下腹隐痛，应考虑为排卵性疼痛；经期出现腹痛，多考虑原发性痛经或子宫内膜异位症的可能；周期性下腹痛但无月经来潮应考虑先天性生殖道畸形或子宫腔、子宫颈管粘连的可能。

**6. 伴随症状** 下腹痛伴有停经史，多考虑异位妊娠、流产或妊娠合并症；伴恶心、呕吐考虑有卵巢囊肿蒂扭转的可能；畏寒、发热常为盆腔炎症；有休克症状应考虑腹腔内出血；肛门坠胀一般为直肠子宫陷凹有积液所致；伴有恶病质为生殖器晚期癌肿的表现。

## 四、下腹部肿块

下腹部肿块是妇科患者常见主诉。临床上常在以下情况下发现下腹部肿块：①患者无意发现，尤其在清晨醒来自己扪及肿块；②家属无意发现；③因其他症状（如下腹痛、阴道出血等）做妇科检查时发现；④妇科普查时发现；⑤体检行盆腔 B 超检查时发现。

## （一）根据肿块性质分类

**1. 囊性** 囊性肿块一般为良性病变，如卵巢囊肿、输卵管积水等。

**2. 实性** 除妊娠子宫、子宫肌瘤、卵巢纤维瘤、附件炎块等实性块物为良性外，其他实性肿块应首先考虑为恶性肿瘤。

**3. 囊实性** 囊实性肿块多考虑卵巢或输卵管恶性肿瘤。

## （二）根据发病器官分类

根据发病器官或部位分类，下腹部肿块可来自肠道、泌尿道、腹壁、腹腔或生殖道等，但以源自生殖道者最多见。

**1. 子宫增大** 凡位于下腹正中且与宫颈相连的肿块，多为子宫的肿块。子宫增大的原因可能是：

（1）妊娠子宫：育龄妇女有停经史，且子宫增大、质软，应首先考虑为妊娠子宫。

（2）子宫肌瘤：子宫均匀增大，或表面有单个或多个球形隆起。子宫肌瘤的典型症状为月经过多。带蒂的浆膜下肌瘤仅以蒂与宫体相连，一般无症状，故检查时有可能将其误诊为卵巢实质性肿瘤。

（3）子宫腺肌病：子宫均匀增大、质硬，一般不超过妊娠 12 周子宫大小。患者多伴有逐年加重的继发性痛经、经量增多及经期延长症状。

（4）子宫阴道积血或子宫积脓：子宫阴道积血多见于处女膜闭锁或阴道无孔横隔，患者表现为青春期无月经来潮，有周期性腹痛，可因经血外流受阻，子宫及阴道积血而扣及下腹部肿块。子宫积脓或积液也可见于子宫内膜癌、老年性子宫内膜炎或宫颈癌放射治疗后。

（5）子宫恶性肿瘤：绝经后妇女子宫增大且伴有不规则阴道出血者，应考虑子宫内膜癌的可能。若育龄妇女，有生育或流产史，尤其是有葡萄胎史者，伴有子宫增大甚至外形不规则，或伴有异常子宫出血时，应考虑绒毛膜癌的可能。

**2. 附件肿块** 附件包括输卵管和卵巢，在正常情况下均难以扣及。当附件扣及肿块时，多属病理现象。临床附件肿块常见于以下类型：

（1）输卵管妊娠：肿块多位于患侧子宫旁，常边界欠清，大小和形状不一，有明显触痛。患者多有短时间的停经、阴道持续点滴性出血及下腹痛三大症状。

（2）附件炎性肿块：肿块多为双侧，囊性，与子宫有粘连，不活动，压痛明显。急性附件炎症患者有发热、腹痛症状。慢性附件炎症患者有不孕及下腹部隐痛病史，部分患者表现为急性盆腔炎反复发作。

（3）卵巢肿瘤：卵巢良性肿物多为囊性，表面光滑，边界清，可活动。而恶性肿物多为实性或囊实性，表面不规则，活动受限，盆腔内可扣及无痛性结节，常伴有胃肠道症状。

（4）卵巢非赘生性囊肿：多为单侧可活动的囊性肿块，直径一般不超过 6cm。卵泡囊肿多与月经周期有关，可自然消退。黄体囊肿可在妊娠早期扣及。葡萄胎常并发双侧卵巢黄素化囊肿。卵巢子宫内膜异位囊肿多为与子宫有粘连、活动受限且有压痛的肿块。

**3. 肠道肿块**

（1）粪块嵌顿：肿块位于左下腹，多呈圆锥状，直径 4～6cm，质偏实，略能推动。灌肠排便后肿块消失。

（2）阑尾周围脓肿：肿块位于右下腹，边界不清，距子宫较远且固定，有明显压痛，伴发热、白细胞增多和红细胞沉降率加快。多有转移性右下腹痛病史。

（3）腹部手术后继发肠管、大网膜粘连：肿块边界不清，腹部叩诊时部分区域呈鼓音。患者以往有手术史或盆腔感染史。

（4）直肠癌：后盆腔实性肿块应注意排除直肠癌，此类患者肛门指检可扣及直肠壁肿物，指套有血污。

**4. 泌尿系肿块**

（1）充盈膀胱：肿块位于下腹正中、耻骨联合上方，呈囊性，表面光滑，不活动。导尿后囊性肿块消失。

（2）盆腔肾：先天异位肾可位于髂窝部或盆腔内，形状类似正常肾，但略小。一般无自觉症状。静脉尿路造影可确诊。

**5. 腹壁或腹腔肿块**

（1）腹壁血肿或脓肿：肿块位于腹壁内，患者有腹部手术史或外伤史。患者取仰卧位抬起头部使腹肌紧张，可见明显肿块。

（2）腹膜后肿瘤或脓肿：肿块位于直肠和阴道后方，于后腹壁固定，不活动，多为实性，以肉瘤最常见，亦可为囊性，如良性畸胎瘤、脓肿等。可借助 CT 或 MRI 定位。

（3）腹水：大量腹水易与巨大卵巢囊肿相混淆。腹水患者腹部两侧呈浊音，脐周呈鼓音。若腹水合并卵巢肿瘤，腹部冲击触诊法可发现潜在的肿块。

（4）结核性包裹性积液：肿块为囊性，表面光滑，界线不清，固定不活动。囊肿可随患者病情加剧而增大或好转而缩小。

（5）直肠子宫陷凹肿块：肿块呈囊性，向阴道穹后部突出，触痛明显，伴发热、肛门下坠感及急性盆腔腹膜炎体征。阴道穹后部穿刺抽出脓液可确诊。

下腹部肿块的鉴别诊断如图 3-6 所示。

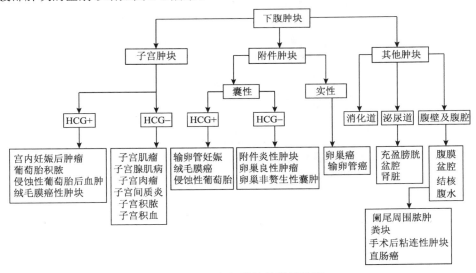

图 3-6　下腹部肿块的鉴别诊断

# 第四章　女性生殖系统炎症

女性生殖系统炎症是常见的妇科疾病，主要有外阴阴道炎、子宫颈炎及盆腔炎。病情轻者可无症状，严重者可引起败血症甚至感染性休克。

## 第一节　女性生殖系统的自然防御机制

### 一、女性生殖器官的自然防御功能

女性生殖道由于其解剖、生理、生化及免疫学特点，具有比较完善的自然防御功能，增强了女性防御生殖道感染的能力。在健康妇女阴道内存在某些病原体，但并不引起炎症。以下为女性生殖器的自然防御功能：

**1.** 女性两侧大阴唇自然合拢，遮掩阴道口、尿道口。

**2.** 由于盆底肌的作用，阴道口闭合，阴道前后壁紧贴，可以防止外界的微生物侵入导致的炎症发生。经产妇阴道松弛，这种防御功能较差。

**3.** 阴道自净作用。生理情况下，雌激素使阴道上皮增生变厚并富含糖原，加强对病原体的抵抗力，糖原在阴道乳杆菌作用下分解为乳酸，维持阴道正常的酸性环境（pH≤4.5，多在 3.8～4.4），抑制其他病原体的生长，称为阴道自净作用。绝经后妇女由于雌激素低下，阴道自净作用下降，阴道抵抗力降低，故易受感染。

**4.** 子宫颈阴道部表面覆以复层扁平上皮；子宫颈内口紧闭；子宫颈管分泌大量黏液形成黏液栓，内含溶菌酶、局部抗体（抗白细胞蛋白酶）。可以阻止病原体进入上生殖道。

**5.** 育龄妇女子宫内膜周期性剥脱，有利于消除宫腔感染。此外，子宫内膜分泌液也含有乳铁蛋白、溶菌酶，可消除少量进入宫腔的病原体。

**6.** 输卵管黏膜上皮细胞的纤毛向宫腔方向摆动及输卵管的蠕动，可以阻止病原体的侵入。输卵管液与子宫内膜分泌液一样，含有乳铁蛋白、溶菌酶，清除偶尔进入上生殖道的病原体。

**7.** 生殖道的免疫系统。生殖道黏膜如子宫颈和子宫聚集有不同数量的淋巴组织及散在的淋巴细胞，包括 T 细胞、B 细胞。此外，中性粒细胞、巨噬细胞、补体及一些细胞因子均在局部有重要的免疫功能，发挥抗感染作用。

当自然防御功能遭到破坏，或机体免疫功能下降，或内分泌发生变化，或外源性致病菌侵入，均可导致炎症发生。

### 二、阴道正常菌群

正常阴道细菌寄居形成阴道正常菌群，对维持正常阴道内环境起着极为重要的作用。阴道内正常菌群包括：①革兰氏阳性需氧菌及兼性厌氧菌，如乳杆菌、棒状杆菌、非溶血性链球菌、肠球菌及表皮葡萄球菌。②革兰氏阴性需氧菌及兼性厌氧菌，如加德纳菌、大肠埃希菌及摩根菌。③专性厌氧菌，如消化球菌、消化链球菌、类杆菌及梭杆菌。④支原体及假丝酵母菌（念珠菌）。虽然正常阴道内有多种细菌存在，但由于阴道与这些菌群之间形成生态平衡，故并不致病。

### 三、阴道生态平衡

在维持阴道生态平衡中，雌激素、乳杆菌及阴道 pH 起重要作用。正常阴道菌群中，以产生过氧化氢（$H_2O_2$）的乳杆菌为优势菌。乳杆菌除维持阴道的酸性环境外，其产生的过氧化氢及其他抗微生物因子可抑制或杀灭其他细菌。阴道生态平衡一旦被打破或外源病原体侵入，即可导致阴道炎症。如绝经后血雌激素水平下降或频繁性交和反复的阴道灌洗等均可使阴道 pH 升高，不利于乳杆菌生长。另外，长期应用抗生素可抑制乳杆菌生长，或机体免疫力低下，使其他致病菌成为优势菌，导致阴道炎症。

# 第二节　外阴及阴道炎症

　　外阴及阴道炎症是妇科最常见的疾病，可以发生于任何年龄，但育龄妇女更为常见。由于外阴前与尿道、后与肛门毗邻，局部潮湿，易受污染；生育年龄妇女性活动较频繁、需经历阴道分娩及宫腔操作，绝经后妇女及婴幼儿雌激素水平低，局部抵抗力下降等，均为易受感染的因素。外阴和阴道炎症可单独存在，也可两者同时存在。

## 一、非特异性外阴炎

### （一）病因

　　外阴皮肤不洁、穿紧身化纤内裤、经期使用卫生巾导致局部通透性差或潮湿、糖尿病患者糖尿的刺激、粪瘘或尿瘘患者粪便或尿液的长期刺激，均可引起非特异性外阴炎。

### （二）临床表现

　　患者可出现外阴部位瘙痒、疼痛、烧灼感，于活动、性交、排尿及排便时加重。检查见局部充血、肿胀、糜烂，常有抓痕，严重者可形成溃疡或湿疹。慢性炎症可使皮肤增厚、粗糙、皲裂，甚至发生苔藓样变。

### （三）治疗

　　治疗原则：保持局部清洁、干燥，局部应用抗生素，消除病因。

　　**1. 病因治疗**　积极寻找病因，若发现糖尿病应及时治疗，若有尿瘘、粪瘘应及时行修补术。

　　**2. 局部治疗**　可用 0.1%聚维酮碘液或 1∶5000 高锰酸钾液坐浴，每日 2 次，每次 15～30 分钟。坐浴后涂抗生素软膏。此外，可选用中药局部治疗。急性期还可选用微波或红外线局部物理治疗。

## 二、前庭大腺炎

　　前庭大腺位于两侧大阴唇后 1/3 深部，腺管开口于处女膜与小阴唇之间，正常是看不见和摸不着的。当性交、分娩等情况污染外阴部时，病原体侵入前庭大腺，引起炎症，称前庭大腺炎。前庭大腺炎多见于育龄妇女，临床表现为先有前庭大腺导管炎，随后引起前庭大腺脓肿。

### （一）病因及临床表现

　　**1. 病因**　主要病原体为葡萄球菌、大肠埃希菌、链球菌和肠球菌。随着性传播疾病发病率升高，淋病奈瑟球菌及沙眼衣原体已成为常见病原体。

　　**2. 前庭大腺导管炎**　急性炎症时，病原体首先侵犯腺管，导致前庭大腺导管炎。临床表现为外阴部一侧疼痛、灼热感，行动不便。检查见局部皮肤红肿、发热、压痛明显，患侧腺体开口处充血，有时可见白色小点。

　　**3. 前庭大腺脓肿**　当腺管开口因肿胀或渗出物凝聚发生阻塞时，脓液不能外流，形成脓肿，称为前庭大腺脓肿。临床表现为外阴部一侧疼痛加剧，部分患者出现发热等全身症状，腹股沟淋巴结可呈不同程度增大。检查时见脓肿直径达 3～6cm，局部可触及波动感。腺体开口可见明显充血及脓液渗出。当脓肿内压力增大时，表面皮肤变薄，脓肿自行破溃，若破孔较大，可自行引流，炎症较快消退而痊愈；若破孔较小，引流不畅，则炎症持续不消退，可呈反复急性发作。

### （二）治疗

　　急性炎症发作时，患者需卧床休息，局部保持清洁。可取前庭大腺开口处分泌物作细菌、淋病奈瑟球菌及衣原体培养，以确定病原体。根据病原体选用口服或肌内注射抗生素。此外，可选用清热解毒中药局部热敷或坐浴。脓肿形成后需行脓肿切开引流及造口术，并放置引流条。

## 三、前庭大腺囊肿

**1. 病因** 前庭大腺囊肿系因前庭大腺管开口部阻塞，分泌物积聚于腺腔而形成。原因：①前庭大腺脓肿消退过程中，因腺管开口阻塞，囊腔内的脓液吸收后由腺体分泌物代替而形成囊肿。

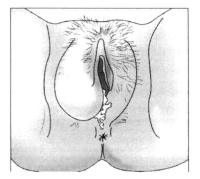

图 4-1 前庭大腺囊肿

②先天性腺管狭窄或腺腔内黏液浓稠，分泌物排出不畅。③前庭大腺管损伤，如分娩时会阴与阴道裂伤后瘢痕阻塞腺管口，或行会阴侧切开术时损伤腺管。前庭大腺囊肿可继发感染形成脓肿并反复发作。

**2. 临床表现** 前庭大腺囊肿多为单侧，也可双侧，囊肿大小不等，若为小囊肿且无感染，患者可无自觉症状，往往在妇科检查时方被发现；若囊肿大，患者可有外阴坠胀感或性交不适感。检查见外阴部后下方囊肿，可向大阴唇外侧突起，呈椭圆形（图 4-1）。

**3. 治疗** 多采用前庭大腺囊肿造口术，该术式简单，损伤小，术后还能保留腺体功能。

## 四、滴虫阴道炎

滴虫阴道炎（trichomonal vaginitis）是由阴道毛滴虫引起的常见阴道炎。阴道毛滴虫适宜在温度 25～40℃、pH 5.2～6.6 的潮湿环境中生长，在 pH 5.0 以下或 7.5 以上的环境中则不生长。月经前后阴道 pH 发生变化，经后接近中性，故隐藏在腺体及阴道皱襞中的滴虫于月经前后常得以繁殖，引起炎症发作。滴虫能消耗或吞噬阴道上皮细胞中的糖原，阻碍乳酸生成，使阴道 pH 升高。滴虫阴道炎患者的阴道 pH 在 5.0～6.5。滴虫不仅寄生于阴道，还可侵入尿道或尿道旁腺，甚至膀胱、肾盂及男性的包皮皱褶、尿道或前列腺中（图 4-2）。

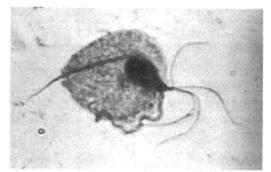

图 4-2 阴道毛滴虫

### （一）传播方式

①经性交直接传播：由于男性感染滴虫后常无症状，故易成为感染源；②间接传播：经公共浴池、浴盆、浴巾、游泳池、坐式便器、衣服、污染的器械及敷料等传播。

### （二）临床表现

25%～50%患者在感染初期无症状，潜伏期为 4～28 日。主要症状和体征：①外阴瘙痒，瘙痒部位主要为阴道口及外阴，或有灼热、疼痛、性交痛等症状。②阴道分泌物增多，阴道分泌物典型特点为稀薄脓性、黄绿色、泡沫状、有臭味。③其他症状，若合并尿道感染，可有尿频、尿痛，有时可见血尿。阴道毛滴虫能吞噬精子，并能阻碍乳酸生成，影响精子在阴道内存活，可致不孕。④体征，妇科检查见阴道黏膜充血，严重者有散在出血点，宫颈甚至有出血斑点，形成"草莓样"宫颈，阴道穹后部有大量白带，呈灰黄色、黄白色稀薄液体或黄绿色脓性分泌物，常呈泡沫状。带虫者阴道黏膜无异常改变。

### （三）诊断

典型病例容易诊断，在阴道分泌物中找到滴虫即可确诊。最简便的方法是生理盐水悬滴法，显微镜下可见到呈波状运动的滴虫及增多的白细胞被推移。此方法的敏感性达 60%～70%。对可疑患者，若多次悬滴法未能发现滴虫时，可送培养，准确性达 98%左右。取分泌物前 24～48 小时避免性交、阴道灌洗或局部用药，取分泌物时窥器不涂润滑剂，分泌物取出后应及时送检并注意保暖，否则滴虫活动力减弱，造成辨认困难。目前国外有报道聚合酶链反应（PCR）用于滴虫的诊断，敏感性及特异性均与培养法相似。

### （四）治疗

因滴虫阴道炎可同时有尿道、尿道旁腺、前庭大腺滴虫感染，故治愈此病以全身用药为主，辅助局部治疗。主要治疗药物为甲硝唑。

**1. 全身用药**　初次治疗可选择甲硝唑 2g，单次口服；或甲硝唑 400mg，每日 2～3 次，连服 7 日。口服药物的治愈率为 90%～95%。服药后偶见胃肠道反应，如食欲减退、恶心、呕吐。此外，偶见头痛、皮疹、白细胞减少等，一旦发现应停药。甲硝唑能通过乳汁排泄，若在哺乳期用药，用药期间及用药后 24 小时内不宜哺乳。妊娠期滴虫阴道炎能否口服甲硝唑仍存在争议。但国内仍将甲硝唑列为妊娠期禁用药物，多主张局部用药。

**2. 局部用药**　不能耐受口服药物或不适宜全身用药者，可选择阴道局部用药。单独局部用药疗效不如全身用药，局部用药的治愈率≤50%。具体用法为甲硝唑阴道泡腾片 200mg，每晚 1 次，连用 7 日。

**3. 随访**　部分滴虫阴道炎可于月经后复发，故治疗后检查滴虫阴性时，仍应在每次月经后复查白带，若 3 次检查均阴性，方为治愈。对治疗失败者增加甲硝唑疗程及剂量仍有效。

**4. 注意事项**　有复发症状的病例多数为重复感染。应注意避免重复感染，内裤及洗涤用的毛巾应煮沸 5～10 分钟以消灭病原体，同时应对其性伴侣进行治疗。治疗期间避免性生活。

## 五、外阴阴道假丝酵母菌病

外阴阴道假丝酵母菌病（VVC）是常见外阴、阴道炎症，也称外阴阴道念珠菌病。国外资料显示，约 75%妇女一生中至少患过 1 次外阴阴道假丝酵母菌病。

### （一）病原体及诱发因素

80%～90%病原体为白假丝酵母菌，非白假丝酵母菌类占 10%～20%，包括光滑假丝酵母菌、近平滑假丝酵母菌、热带假丝酵母菌等。假丝酵母菌适宜在酸性环境生长，适宜阴道 pH 为 4.0～4.7，通常 pH<4.5。白假丝酵母菌为双相菌，有酵母相及菌丝相，酵母相为芽生孢子，在无症状寄居及传播中起作用；菌丝相为芽生孢子伸长成假菌丝，侵袭组织能力加强。假丝酵母菌对热的抵抗力不强，加热至 60℃后，1 小时即死亡；但对干燥、日光、紫外线及化学制剂等抵抗力较强。

白假丝酵母菌为条件致病菌，阴道内菌量极少时，呈酵母相，并不引起症状。只有在全身及阴道局部细胞免疫能力下降时，假丝酵母菌大量繁殖，并转变为菌丝相，才出现症状。常见发病诱因：①妊娠及糖尿病时机体免疫力下降，阴道组织内糖原增加，酸度增高，有利于假丝酵母菌生长；②大量应用免疫抑制剂如皮质类固醇激素或免疫缺陷综合征患者，机体抵抗力降低；③长期应用抗生素会抑制乳杆菌生长，破坏阴道生态环境，有利于假丝酵母菌的繁殖；④胃肠道假丝酵母菌的感染，也可同时感染阴道；⑤其他诱因，如穿紧身化纤内裤及肥胖，也可使会阴局部温度及湿度增加，假丝酵母菌易于繁殖，引起感染。

### （二）传染途径

①主要为内源性传染，假丝酵母菌作为条件致病菌，除了寄生在阴道外，也可寄生于人的口腔、肠道，一旦条件适宜即可引起感染。这 3 个部位的假丝酵母菌可互相传染。②少部分患者可通过性交直接传染。③通过接触感染的衣物间接传染。

### （三）临床表现

主要表现为外阴瘙痒和阴道分泌物增多。①外阴瘙痒、灼痛，严重时坐卧不宁，异常痛苦，还可伴有尿频、尿痛及性交痛；②阴道分泌物增多，分泌物特征为白色稠厚呈凝乳状或豆腐渣样；③体征：妇科检查外阴可见红斑、水肿，常伴有抓痕。阴道黏膜可见水肿、红斑，小阴唇内侧及阴道黏膜上附有白色块状物，擦除后露出红肿黏膜面，急性期还可见糜烂及浅表溃疡。目前根据其发生频率、临床表现、真菌种类、宿主情况、治疗效果而分为单纯性 VVC 和复杂性VVC，见表 4-1。

**表 4-1  单纯性 VVC 和复杂性 VVC 的鉴别**

| 鉴别点 | 单纯性 VVC | 复杂性 VVC |
|---|---|---|
| 发生频率 | 散发，非经常发作 | 复发，经常发作 |
| 临床表现 | 轻到中度 | 重度 |
| 真菌种类 | 白假丝酵母菌 | 非白假丝酵母菌 |
| 宿主情况 | 免疫功能正常 | 免疫力低下、应用免疫抑制剂、糖尿病、妊娠 |
| 治疗效果 | 好 | 欠佳 |

### （四）诊断

典型病例不难诊断。若在分泌物中找到白假丝酵母菌即可确诊。若有症状而多次湿片检查为阴性，可能为顽固病例，为确诊是否为非白假丝酵母菌感染，可采用培养法。pH 测定具有重要鉴别意义，若 pH<4.5，可能为单纯假丝酵母菌感染，若 pH>4.5，并且涂片中有大量白细胞，提示可能存在混合感染。

### （五）治疗

治疗原则：消除诱因，根据患者情况选择局部或全身应用抗真菌药物。

**1. 消除诱因**  患者若有糖尿病，应给予积极治疗；及时停用广谱抗生素、雌激素及皮质类固醇激素。勤换内裤，用过的内裤、盆及毛巾均应用开水烫洗。

**2. 局部用药**  可选用下列药物放置阴道内：①咪康唑栓剂，每晚 1 粒（200mg），连用 7 日；或每晚 1 粒（400mg），连用 3 日；②克霉唑栓剂，每晚 1 粒（150mg），连用 7 日；③制霉菌素栓剂，每晚 1 粒（1 万单位），连用 10～14 日。

**3. 全身用药**  对不能耐受局部用药者、未婚妇女及不愿采用局部用药者可选用口服药物。常用药物：氟康唑 150mg，顿服；伊曲康唑，每次 200mg，每日 1 次，连服 3～5 日。

对于单纯性 VVC，全身用药与局部用药的疗效相似，治愈率达 80%～90%；对于复杂性 VVC，如临床表现严重的 VVC、不良宿主的 VVC，无论局部用药还是口服药物，均应延长治疗时间，若为局部用药，延长至 7～14 日；若为口服氟康唑，则 72 小时后加服 1 次。

**4. 复发性 VVC 的治疗**  由于 VVC 容易在月经前复发，故治疗后应在月经前进行复查。若患者经治疗后临床症状及体征消失，且真菌学检查阴性后又出现症状，真菌学检查呈阳性则称为复发。若一年内发作≥4 次则称 RVVC。

抗真菌治疗分为初始治疗及维持治疗，对于反复复发的患者主张维持治疗：氟康唑 150mg，每周 1 次，共 6 个月；克霉唑栓剂 500mg，每周 1 次，连用 6 个月；伊曲康唑 400mg，每月 1 次，连用 6 个月。在治疗前应作真菌培养确诊，治疗期间定期复查，监测疗效及药物副作用，一旦发现副作用，立即停药。

**5. 性伴侣治疗**  约 15%男性与女性患者接触后患有龟头炎，对有症状的男性进行假丝酵母菌检查及治疗，以预防女性重复感染。无症状者无须治疗。

**6. 妊娠合并 VVC 的治疗**  此类型患者以局部治疗为主，禁用口服唑类药物。可选用克霉唑栓剂、硝酸咪康唑栓剂、制霉菌素栓剂，以 7 日疗法效果较好。

## 六、细菌性阴道病

细菌性阴道病为阴道内正常菌群失调所致的一种混合感染。临床及病理特征是阴道内有大量不同的细菌，但阴道黏膜病理上无炎症改变。

### （一）病因

正常阴道内以乳杆菌占优势。当患有细菌性阴道病时，阴道内乳杆菌减少而其他细菌大量繁殖，主要有加德纳菌、动弯杆菌、普雷沃菌、消化链球菌等厌氧菌及人型支原体，其中以厌氧菌居多，厌氧菌数量可增加 100～1000 倍。其原因仍不清楚，推测可能与频繁性交、多个性伴侣或阴道灌洗使阴道碱化有关。

### （二）临床表现

10%～40%患者无临床症状，有症状者主要表现为阴道分泌物增多，有鱼腥臭味，尤其性交后加重，可伴有轻度外阴瘙痒或烧灼感。分泌物有鱼腥臭味的原因为厌氧菌繁殖过程中产生多量的胺类物质如尸胺、腐胺、三甲胺等。检查见阴道黏膜无充血的炎症表现，分泌物特点为灰白色，均匀一致，稀薄，常黏附于阴道壁，但黏度很低，容易将分泌物从阴道壁拭去。

### （三）诊断

下列 4 项中有 3 项阳性即可临床诊断为细菌性阴道病：①匀质、稀薄、白色阴道分泌物，常黏附于阴道壁；②阴道 pH＞4.5；③胺臭味试验阳性：取少许分泌物放在玻片上，加入 10%氢氧化钾溶液 1～2 滴，产生一种烂鱼肉样腥臭气味为阳性；④线索细胞阳性：取少许分泌物放在玻片上，加一滴生理盐水混合，在高倍镜下寻找线索细胞。线索细胞是阴道脱落的表层细胞，在其边缘贴附颗粒状物，使细胞边缘不清。这些颗粒为各种厌氧菌，尤其是加德纳菌。

细菌性阴道病是正常的菌群失调，因此，作细菌定性培养在诊断中意义不大。目前，已有细菌性阴道病试剂盒供临床应用，如 BV 定性检测。本病应与其他阴道炎相鉴别，见表 4-2。

表 4-2　细菌性阴道病与其他阴道炎的鉴别诊断

| 鉴别点 | 细菌性阴道病 | 外阴阴道假丝酵母菌病 | 滴虫阴道炎 |
|---|---|---|---|
| 症状 | 分泌物增多 无或轻度瘙痒 | 重度瘙痒 烧灼感 | 分泌物增多，轻度瘙痒 |
| 分泌物特点 | 白色，匀质，腥臭味 | 白色，豆腐渣样 | 稀薄，脓性，泡沫状 |
| 阴道黏膜 | 正常 | 水肿，红斑 | 散在出血点 |
| 阴道 pH | ＞4.5（4.7～5.7） | ＜4.5 | ＞5.0（5.0～6.5） |
| 胺臭味试验 | 阳性 | 阴性 | 阴性 |
| 显微镜检查 | 线索细胞 极少白细胞 | 芽孢及假菌丝 少量白细胞 | 阴道毛滴虫 多量白细胞 |

### （四）治疗

治疗原则为选用抗厌氧菌药物，主要有甲硝唑、克林霉素。甲硝唑能抑制厌氧菌生长，而不影响乳杆菌生长，是较理想的治疗药物，但对支原体效果差。

**1. 口服药物**　首选甲硝唑 400mg，每日 2～3 次，口服，共 7 日；或甲硝唑 2g，单次口服；或克林霉素 300mg，每日 2 次，连服 7 日。甲硝唑单次口服不如连用 7 日效果好。

**2. 局部药物治疗**　2%克林霉素软膏阴道涂布，每次 5g，每晚 1 次，连用 7 日；或甲硝唑阴道泡腾片 200mg，每晚 1 次，连用 7～10 日。口服药物与局部用药疗效相似，治愈率在 80%左右。

**3. 性伴侣的治疗**　本病虽与多个性伴侣有关，但对性伴侣给予治疗并不会改善其治疗效果及降低其复发，因此，性伴侣不需常规治疗。

**4. 妊娠期细菌性阴道病的治疗**　由于本病与不良妊娠结局有关，可能与羊膜绒毛膜炎、胎膜早破、早产有关。因此，对任何有症状的细菌性阴道病孕妇及无症状的高危孕妇（有胎膜早破、早产史）均需治疗。由于本病在妊娠期有合并上生殖道感染的可能，故多选择口服用药，予甲硝唑 200mg 口服，每日 3～4 次，连服 7 日；或克林霉素 300mg 口服，每日 2 次，连服 7 日。

## 七、老年性阴道炎

### （一）病因

老年性阴道炎见于自然绝经及卵巢去势后妇女，因卵巢功能衰退，雌激素水平降低，阴道壁萎缩，黏膜变薄，上皮细胞内糖原减少，阴道内 pH 增高，常接近中性，局部抵抗力降低，致病菌容易入侵繁殖引起炎症。

### （二）临床表现

该病主要症状为阴道分泌物增多及外阴瘙痒、灼热感。阴道分泌物稀薄，呈淡黄色，感染严重者出现脓血性白带，可伴有性交痛。检查见阴道呈老年性改变，阴道壁萎缩，皱襞菲薄、消失。阴道黏膜充血，有散在小出血点或点状出血斑，有时见浅表溃疡。溃疡面可发生黏连，严重时造成狭窄甚至闭锁，炎症分泌物引流不畅形成阴道积脓或宫腔积脓。

### （三）诊断

根据患者绝经、手术切除卵巢史或盆腔放射治疗史及临床表现，诊断一般不难，但它是排除性诊断。应注意排除其他类型的阴道炎症、子宫恶性肿瘤及阴道癌。老年性阴道炎患者阴道分泌物检查，显微镜下见大量基底层细胞及白细胞，无滴虫及假丝酵母菌。对有血性白带者，需常规作宫颈刮片，必要时行分段诊刮术；对阴道壁肉芽组织及溃疡需排除阴道癌，必要时需行局部活组织检查。

### （四）治疗

本病治疗原则为抑制细菌生长，增加阴道抵抗力。

**1. 抑制细菌生长**　用 1%乳酸溶液或 0.5%乙酸溶液冲洗阴道，每日 1 次，以增加阴道酸度，抑制细菌生长繁殖。阴道冲洗后，应用抗生素如甲硝唑 200mg 或诺氟沙星 100mg，放于阴道深部，每日 1 次，7～10 日为 1 疗程。

**2. 增加阴道抵抗力**　针对病因给予雌激素制剂，可局部给药，也可全身给药。予妊马雌酮软膏局部涂抹，每日 2 次。全身用药可口服尼尔雌醇。对同时需要性激素替代治疗的患者，可给予妊马雌酮 0.625mg 和甲羟孕酮 2mg，也可选用其他雌激素制剂，乳腺癌或子宫内膜癌患者慎用雌激素制剂。

# 第三节　宫　颈　炎

宫颈炎是妇科常见疾病之一。它包括宫颈阴道部炎症及宫颈管黏膜炎症。由于宫颈管黏膜上皮为单层柱状上皮，易受分娩、性交及宫腔操作的损伤，抗感染能力较差，容易发生感染，并且宫颈管黏膜皱襞多，一旦发生感染，很难将病原体完全清除，故容易导致慢性宫颈炎。

## 一、急性宫颈炎

**1. 病因及病原体**　急性宫颈炎主要见于感染性流产、产褥期感染、宫颈损伤和异物并发感染，病原体为葡萄球菌、链球菌、肠球菌等一般化脓性细菌。近年来随着性传播疾病的增加，急性宫颈炎已成为常见疾病，且以黏液脓性宫颈炎（MPC）最常见。其病原体主要为淋病奈瑟球菌及沙眼衣原体。但部分 MPC 的病原体不清。病原体首先感染宫颈管柱状上皮，沿黏膜面扩散引起浅层感染，病变以宫颈管较为明显。淋病奈瑟球菌除侵犯宫颈管柱状上皮外，还常侵袭尿道移行上皮、尿道旁腺及前庭大腺。葡萄球菌、链球菌更易累及宫颈淋巴管，侵入宫颈间质深部。

**2. 病理**　肉眼见宫颈红肿，宫颈管黏膜充血、水肿，宫颈外口可见脓性分泌物流出。镜下见宫颈黏膜及黏膜下组织、腺体周围大量中性粒细胞浸润，腺腔内可见脓性分泌物，血管充血。

**3. 临床表现**　部分患者无症状。主要症状表现为阴道分泌物增多，呈黏液脓性，因阴道分泌物的刺激，可出现外阴瘙痒及灼热感，也可有经间期出血、性交后出血等症状。此外，患者常伴有下泌尿道症状，如尿急、尿频、尿痛。妇科检查见宫颈充血、水肿、黏膜外翻，有脓性分泌物从宫颈管流出，宫颈触痛，质脆，触之易出血。若为淋病奈瑟球菌感染，因尿道旁腺、前庭大腺受累，可见尿道口、阴道口黏膜充血、水肿及大量脓性分泌物。

**4. 诊断**　根据临床表现作出初步诊断。擦去宫颈外口表面分泌物后，用小棉拭子插入宫颈管内取出，肉眼看到白色棉拭子上有黄色或黄绿色黏液脓性分泌物，将分泌物涂片作革兰氏染色，若光镜下平均每个高倍视野有 30 个以上或每个油镜视野有 10 个以上中性粒细胞，可诊断 MPC。对 MPC 者应作淋病奈瑟球菌及沙眼衣原体的检测，以明确病原体。

**5. 治疗**　治疗主要针对病原体。对于单纯急性淋病奈瑟球菌性宫颈炎主张大剂量、单次给药，常用的药物有第三代头孢菌素，如头孢曲松钠 250mg，单次肌内注射；或氨基糖苷类的大观霉素 4g，单次肌内注射。治疗衣原体药物有四环素类如多西环素；红霉素类如阿奇霉素；或喹诺酮类如氧氟沙星。由于淋病奈瑟球菌感染患者常伴有衣原体感染，因此，若为淋菌性宫颈炎，治疗时除选用抗淋病奈瑟球菌的药物外，同时应用抗衣原体感染药物。

## 二、慢性宫颈炎

慢性宫颈炎多由急性宫颈炎未治疗或治疗不彻底转变而来，部分患者无急性宫颈炎病史，直接表现为慢性宫颈炎。主要病原体为葡萄球菌、链球菌、大肠埃希菌及厌氧菌，常因分娩、流产或手术损伤宫颈后，病原体侵入而引起感染。其次为性传播疾病的病原体，如淋病奈瑟球菌、沙眼衣原体。此外，卫生不良或雌激素缺乏，局部抗感染能力差，也易引起慢性宫颈炎。

### （一）病理

慢性宫颈炎是一个慢性病理过程，常见的病理改变有：

**1. 宫颈糜烂**　是慢性宫颈炎最常见的一种病理改变。宫颈外口处的宫颈阴道部外观呈细颗粒状的红色区，称为宫颈糜烂。糜烂面为完整的宫颈管单层柱状上皮所覆盖，因柱状上皮菲薄，其下间质透出呈红色，并非真性糜烂。由于宫颈管柱状上皮抵抗力低，病原体易侵入发生炎症。宫颈糜烂发生的机制仍不明确。

宫颈糜烂根据糜烂深浅程度分为 3 型：①在炎症初期，糜烂面仅为单层柱状上皮所覆盖，表面平坦，称为单纯型糜烂；②随后由于腺上皮过度增生并伴有间质增生，糜烂面凹凸不平呈颗粒状，称为颗粒型糜烂；③当间质增生显著，表面不平现象更加明显呈乳突状，称为乳突型糜烂。根据糜烂面积大小可将宫颈糜烂分为 3 度：①轻度，指糜烂面小于整个宫颈面积的 1/3；②中度，指糜烂面占整个宫颈面积的 1/3～2/3；③重度，指糜烂面占整个宫颈面积的 2/3以上。诊断宫颈糜烂应同时表示糜烂的面积和深浅（图 4-3）。

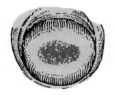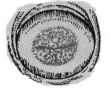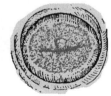

轻度　　　　　　　中度　　　　　　　重度

图 4-3　宫颈糜烂分度

**2. 宫颈息肉**　由于宫颈管局部长期慢性炎症刺激，宫颈管黏膜增生且向宫颈外口突出而形成息肉。可见一个或多个不等，色红，呈舌形，直径一般约 1cm，质软而脆，易出血，息肉蒂细长，

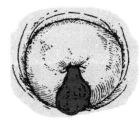

图 4-4　宫颈息肉

根部多附着于宫颈外口,少数在宫颈管壁(图 4-4)。光镜下见息肉表面覆盖单层高柱状上皮,中心为结缔组织伴有充血、水肿及炎性细胞浸润。宫颈息肉极少恶变,恶变率<1%,但若炎症存在则易复发。

**3. 宫颈黏膜炎**　病变局限于宫颈管黏膜及黏膜下组织,宫颈阴道部外观光滑,宫颈外口可见有脓性分泌物,有时宫颈管黏膜增生向外突出,可见宫颈口充血、发红。由于宫颈管黏膜及黏膜下组织炎症反应和结缔组织增生,可使宫颈肥大。

**4. 宫颈腺囊肿**　在宫颈糜烂愈合过程中,新生的扁平上皮覆盖宫颈腺管口或伸入腺管,将腺管口阻塞;腺管周围的结缔组织增生或瘢痕形成压迫腺管,使腺管变窄甚至阻塞,腺体分泌物引流受阻、潴留形成囊肿。检查时见宫颈表面突出多个青白色小囊泡,内含无色黏液。若囊肿感染,则外观可见白色或淡黄色小囊泡(图 4-5)。

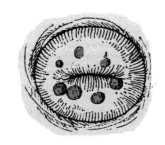

图 4-5　宫颈腺囊肿

**5. 宫颈肥大**　由于慢性炎症的长期刺激,宫颈组织充血、水肿,腺体和间质增生,还可能在腺体深部有黏液潴留形成囊肿,使宫颈呈不同程度肥大、硬度增加,但表面多光滑,有时可见到宫颈腺囊肿突起。

## (二)临床表现

慢性宫颈炎主要症状是阴道分泌物增多。分泌物呈乳白色黏液状,有时呈淡黄色脓性,可有血性白带或接触性出血(妇检或性交后)。当炎症侵及膀胱下结缔组织时,可出现尿急、尿频。若炎症沿宫骶韧带扩散到盆腔,可有腰骶部疼痛、下腹坠痛等。宫颈黏稠脓性分泌物不利于精子穿过,可造成不孕。妇科检查时可见宫颈有不同程度糜烂、肥大、充血、水肿,有时质较硬,有时可见息肉及宫颈囊肿。

## (三)诊断

根据患者临床表现作出慢性宫颈炎的诊断并不困难,但明确病原体则较困难。对有性传播疾病的高危女性,应作淋病奈瑟球菌及衣原体的相关检查。由于宫颈糜烂与宫颈上皮内瘤变或早期宫颈癌从外观上难以鉴别,需常规作宫颈刮片、宫颈管吸片,必要时作阴道镜检查及活组织检查以明确诊断。

## (四)治疗

慢性宫颈炎以局部治疗为主,根据病理类型采用不同的治疗方法。

**1. 宫颈糜烂**

(1)物理治疗:是最常用的有效治疗方法。其原理是通过各种物理方法将宫颈糜烂面单层柱状上皮破坏,使其坏死脱落后,由新生的复层扁平上皮覆盖。创面愈合需 3~4 周,病变较深者需6~8 周。临床常用的方法有激光、冷冻、红外线凝结及微波等,各种治疗方法大同小异。

物理治疗注意事项:①治疗前,应常规做宫颈刮片脱落细胞学检查;②急性生殖器炎症为物理治疗禁忌证;③治疗时间选择在月经干净后 3~7 日内进行;④物理疗法后均有阴道分泌物增多,甚至有大量水样排液,在术后 1~2 周脱痂时可有少许出血;⑤在创面尚未完全愈合期间(8 周内)禁盆浴、性交和阴道冲洗;⑥物理治疗有引起术后出血、宫颈管狭窄、不孕、感染的可能。治疗后需定期复查,观察创面愈合情况直到痊愈,同时应注意有无宫颈管狭窄。

(2)药物治疗:局部药物治疗适用于糜烂面积小和炎症浸润较浅的病例。过去局部涂硝酸银或铬酸等腐蚀剂的方法,现已少用。

**2. 宫颈息肉**　行息肉摘除术,术后将切除息肉送病理组织学检查。

**3. 宫颈黏膜炎**　此类患者需行全身治疗,根据宫颈管分泌物培养及药敏试验结果,采用相应抗感染药物。

**4. 子宫颈腺囊肿**　对小的子宫颈腺囊肿，无任何临床症状可不予处理；若囊肿大，或合并感染，可用微波治疗，或采用激光照射将囊肿刺破，把囊内液放出。预防、积极治疗急性宫颈炎；定期作妇科检查，发现宫颈炎症予以积极治疗；避免分娩时或器械损伤宫颈；产后发现子宫颈裂伤应及时缝合。

# 第四节　盆　腔　炎

盆腔炎（PID）指女性上生殖道及其周围组织的炎症，主要包括子宫内膜炎、输卵管炎、输卵管卵巢囊肿、盆腔腹膜炎。炎症可局限于一个部位，也可同时累及几个部位，最常见的是输卵管炎、输卵管卵巢炎。急性盆腔炎发展可引起弥漫性腹膜炎、败血症、感染性休克，严重者可危及生命。若急性期未能彻底治愈，则转为慢性盆腔炎，经久不愈，并可反复发作，导致不孕、输卵管妊娠、慢性盆腔痛，严重影响女性健康，且增加家庭与社会经济负担。

## 一、病原体及其致病特点

盆腔炎的病原体有两个来源：

**1. 内源性病原体**　来自寄居于阴道内的菌群，包括需氧菌及厌氧菌，可以是单纯需氧菌或单纯厌氧菌的感染，但多数为需氧菌及厌氧菌的混合感染。主要的需氧菌及兼性厌氧菌有金黄色葡萄球菌、溶血性链球菌、大肠埃希菌等；厌氧菌有脆弱类杆菌、消化球菌、消化链球菌等。厌氧菌感染的特点是容易形成盆腔脓肿、感染性血栓静脉炎，脓液粪臭味并有气泡，据文献报道70%～80%盆腔脓肿可培养出厌氧菌。

**2. 外源性病原体**　主要为性传播疾病的病原体，如衣原体、淋病奈瑟球菌及支原体，其他有铜绿假单胞菌、结核杆菌等。在我国，淋病奈瑟球菌、衣原体引起的盆腔炎病例明显增加，但目前尚缺乏大宗流行病学资料。性传播疾病常同时伴有需氧菌及厌氧菌感染，可能是衣原体或淋病奈瑟球菌感染造成输卵管损伤后，容易继发需氧菌及厌氧菌感染。

## 二、感　染　途　径

**1. 沿生殖道黏膜上行蔓延**　病原体侵入外阴、阴道后，阴道内的菌群，沿宫颈黏膜、子宫内膜、输卵管黏膜蔓延至卵巢及腹腔，此类型为非妊娠期、非产褥期女性盆腔感染主要感染途径。淋病奈瑟球菌、衣原体及葡萄球菌等常沿此途径扩散（图4-6）。

**2. 经淋巴系统蔓延**　病原体经外阴、阴道、子宫颈及子宫体创伤处的淋巴管侵入盆腔结缔组织及内生殖器其他部分，是产褥感染、流产后感染及放置宫内节育器后感染的主要感染途径。链球菌、大肠埃希菌、厌氧菌多沿此途径蔓延（图4-7）。

**3. 经血液循环传播**　病原体先侵入人体的其他系统，再经血液循环感染生殖器，此为结核菌感染的主要途径（图4-8）。

**4. 直接蔓延**　腹腔其他脏器感染病原体后，直接蔓延到内生殖器，如阑尾炎可引起右输卵管炎。

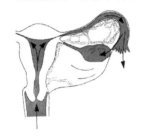 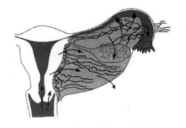 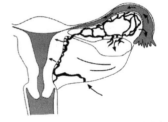

图4-6　炎症沿生殖道黏膜上行蔓延　　　图4-7　炎症经淋巴系统蔓延　　　图4-8　炎症经血液循环传播

# 三、急性盆腔炎

## （一）诱发因素

**1. 子宫腔内手术操作后感染**　子宫腔内手术操作如刮宫术、输卵管通液术、人工流产、放置宫内节育器等，由于手术消毒不严格或术前适应证选择不当，导致下生殖道内源性菌群的病原体上行感染。生殖器原有慢性炎症经手术干扰也可引起急性发作并扩散。

**2. 感染性疾病**　主要是下生殖道的性传播疾病，如淋病奈瑟球菌性宫颈炎、衣原体性宫颈炎及细菌性阴道炎，与盆腔炎密切相关。

**3. 不洁性生活**　盆腔炎多发生在性活跃期女性，尤其是过早性生活、有多个性伴侣、性生活过频，性伴侣有性传播疾病者。原因：可能与频繁的性活动、性活跃期女性高水平的雌激素引起宫颈柱状上皮生理性移位、宫颈黏液的机械防御功能较差有关。

**4. 经期卫生不良**　使用不洁的月经垫、经期性交等，均可使病原体侵入而引起炎症。此外，低收入人群，不注意卫生保健者，盆腔炎的发生率也较高。

**5. 邻近器官炎症直接蔓延**　以大肠埃希菌致病菌为主。如阑尾炎、腹膜炎等蔓延至盆腔引发此病。

**6. 慢性盆腔炎急性发作。**

## （二）病理及发病机制

**1. 急性子宫内膜炎及急性子宫肌炎**　多于流产、分娩后诱发。

**2. 急性输卵管炎、输卵管积脓、输卵管卵巢囊肿**　急性输卵管炎主要由化脓菌引起，轻者输卵管仅有轻度充血、肿胀、略增粗；重者输卵管明显增粗、弯曲，纤维素性脓性渗出物增多，造成与周围组织粘连。急性输卵管炎因传播途径不同而有不同的病变特点：

（1）炎症沿生殖道黏膜向上蔓延，首先引起输卵管黏膜炎，导致输卵管黏膜肿胀、间质水肿、充血及大量中性粒细胞浸润，重者引起输卵管黏膜粘连，导致输卵管管腔及伞端闭锁，脓液积聚于管腔内则形成输卵管积脓。致病菌除了直接引起输卵管上皮损伤外，其细胞壁脂多糖等内毒素引起输卵管纤毛大量脱落，最后输卵管运输功能减退、丧失。另外，感染后引起的交叉免疫反应可损伤输卵管，导致输卵管黏膜结构及功能严重破坏，并引起盆腔广泛粘连。

（2）病原菌通过宫颈的淋巴播散到宫旁结缔组织，首先侵及浆膜层，发生输卵管周围炎，然后累及肌层，病变以输卵管间质炎为主，而输卵管黏膜层可不受累或受累极轻，管腔常可因肌壁增厚受压变窄，但仍能保持通畅。

（3）卵巢很少单独发炎，白膜是良好的防御屏障，卵巢常与发炎的输卵管伞端粘连而发生卵巢周围炎，称输卵管卵巢炎，习称附件炎。炎症可通过卵巢排卵的破孔侵入卵巢实质形成卵巢脓肿，脓肿壁与输卵管积脓粘连并穿通，形成输卵管卵巢囊肿。输卵管卵巢囊肿可为一侧或两侧病变，约半数是在可识别的急性盆腔炎初次发病后形成，另一部分是在慢性盆腔炎屡次急性发作或重复感染中形成。脓肿多位于子宫后方或子宫、阔韧带后叶及肠管间粘连处，可侵入直肠或阴道，若侵入腹腔则引起弥漫性腹膜炎。

**3. 急性盆腔腹膜炎**　盆腔内器官发生严重感染时，往往蔓延到盆腔腹膜，发炎的腹膜充血、水肿，并有少量含纤维素的渗出液，形成盆腔脏器粘连。当有大量脓性渗出液积聚于粘连的间隙内，可形成散在小脓肿；积聚于直肠子宫陷凹处则形成盆腔脓肿，临床较多见。脓肿的前面为子宫，后方为直肠，顶部为粘连的肠管及大网膜，脓肿可侵入直肠而使症状突然减轻，也可侵入腹腔引起弥漫性腹膜炎。

**4. 急性盆腔结缔组织炎**　内生殖器急性炎症时，或阴道、宫颈有创伤时，病原体经淋巴管进入盆腔结缔组织而引起结缔组织充血、水肿及中性粒细胞浸润。宫旁结缔组织开始局部增厚，质地较软，边界不清，之后向两侧盆壁呈扇形浸润，若组织化脓则形成盆腔腹膜外脓肿，可自发侵入直肠或阴道。

**5. 败血症及脓毒血症** 当病原体毒性强、数量多、患者抵抗力降低时，常发生败血症。若不及时控制，往往很快出现感染性休克，甚至死亡。发生感染后，若身体其他部位发现多处炎症病灶或脓肿，应考虑有脓毒血症存在，但需经血培养证实（图 4-9）。

Fitz-Hugh-Curtis 综合征是指肝包膜炎症而无肝实质损害的肝周围炎。淋病奈瑟球菌及衣原体感染均可引起。由于肝包膜水肿，可导致患者吸气时右上腹疼痛。肝包膜上有脓性或纤维渗出物，早期在肝包膜与前腹壁腹膜之间形成疏松粘连，晚期形成琴弦样粘连。5%～10%输卵管炎可出现此综合征，临床表现为继下腹痛后出现右上腹痛，或下腹痛与右上腹痛同时出现。

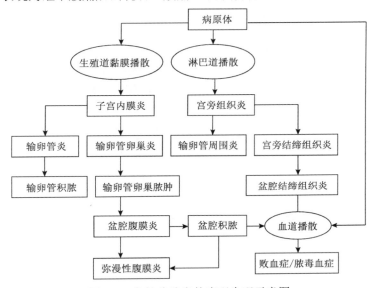

图 4-9 急性盆腔炎的病理生理示意图

## （三）临床表现

**1. 症状** 常见下腹痛、发热、阴道分泌物增多，可呈脓性。下腹痛多为持续性，活动或性交后加重。严重者可有寒战、高热、头痛、食欲不振。患者若合并有腹膜炎，则可出现消化系统症状如恶心、呕吐、腹胀、腹泻等。月经期发病可出现经量增多、经期延长。若有脓肿形成，可有下腹部肿块及局部压迫刺激症状：如子宫前方的肿块可出现膀胱刺激症状；子宫后方的肿块可有直肠刺激症状；腹膜外的肿块可致腹泻、里急后重感和排便困难。若有输卵管炎的症状及体征并同时有右上腹痛者，应怀疑有 Fitz-Hugh-Curtis 综合征。若患者腹痛突然加剧、寒战、高热、恶心、呕吐、腹胀或有中毒性休克表现，应考虑脓肿破裂。

根据感染的病原体不同，临床表现也有差异。淋病奈瑟球菌感染以年轻女性多见，起病急，可有高热，体温在 38℃ 以上，常引起输卵管积脓，出现腹膜刺激征及阴道脓性分泌物。非淋病奈瑟球菌性盆腔炎，起病较缓慢，高热及腹膜刺激征不明显。若为厌氧菌感染，患者的年龄偏大，容易多次复发，常伴有脓肿形成。衣原体感染病程较长，高热不明显，呈长期持续低热，主要表现为轻微下腹痛，久治不愈，阴道不规则出血。

**2. 体征** 患者呈急性病容，体温升高，心率加快，下腹部有压痛、反跳痛及肌紧张，严重者可出现腹胀，肠鸣音减弱或消失。盆腔检查：①阴道可有充血，有大量脓性臭味分泌物；②宫颈充血、水肿、举痛，若见脓性分泌物从宫口流出，说明宫颈管黏膜或宫腔有急性炎症；③若阴道穹触痛明显，须注意是否饱满，盆腔脓肿形成则阴道穹后部饱满，若位置较低可扪及阴道穹后部或侧部有肿块且有波动感；④宫体稍大，有压痛，活动受限；⑤子宫两侧压痛明显，若为单纯输卵管炎，可触及增粗的输卵管，压痛明显；若为输卵管积脓或输卵管卵巢脓肿，则可触及肿块且压痛明显，不活动；宫旁结缔组织炎时，可扪及宫旁一侧或两侧片状增厚，或两侧宫骶韧带高度水肿、增粗，压痛明显；三合诊常能协助进一步了解盆腔情况。

**表 4-3　盆腔炎的诊断标准**

基本标准（minimum criteria）
　宫体压痛、附件区压痛
　宫颈触痛
附加标准（additional criteria）
　体温超过 38.3℃（口温）
　宫颈或阴道异常黏液脓性分泌物
　阴道分泌物生理盐水涂片见到白细胞
　实验室证实的宫颈淋病奈瑟球菌或衣原体阳性
　红细胞沉降率升高
　C- 反应蛋白升高
特异标准（specific criteria）
　子宫内膜活检证实子宫内膜炎
　阴道超声或磁共振检查显示充满液体的增粗输卵管伴或不伴有盆腔积液、输卵管卵巢肿块
　腹腔镜检查发现输卵管炎

**3. 诊断及鉴别诊断**　根据患者病史、症状和体征可作出初步诊断。由于急性盆腔炎的临床表现变异较大，临床诊断准确性不高，尚需作必要的辅助检查，如血常规、尿常规、宫颈管分泌物及阴道穹后部穿刺物检查。盆腔炎的诊断标准见表 4-3。基本标准为诊断盆腔炎所必需；附加标准可增加诊断的特异性，值得注意的是多数急性盆腔炎患者有宫颈黏液脓性分泌物或阴道分泌物，生理盐水涂片中见到白细胞；特异标准基本可诊断盆腔炎。腹腔镜诊断盆腔炎标准：①输卵管表面明显充血；②输卵管管壁水肿；③输卵管伞端或浆膜面有脓性渗出物。腹腔镜诊断准确，并能直接采取感染部位的分泌物做细菌培养，但临床应用有一定局限性。

诊断急性盆腔炎后，需进一步明确病原体。宫颈管分泌物及阴道穹后部穿刺液的涂片、培养及免疫荧光检测虽不如通过剖腹探查或腹腔镜直接采取感染部位的分泌物做培养及药敏试验准确，但临床较实用，对明确病原体有帮助。涂片可作革兰氏染色，若找到淋病奈瑟球菌即可确诊，淋病奈瑟球菌培养阳性率高，可明确病原体；免疫荧光主要用于衣原体检查。

急性盆腔炎应与急性阑尾炎、输卵管妊娠流产或破裂、卵巢囊肿蒂扭转或破裂等急腹症相鉴别。

**（四）预防**

预防措施：①作好经期、孕期及产褥期的卫生宣传。②严格掌握产科、妇科手术指征；术时注意无菌操作，包括人工流产、放置宫内节育器、诊断性刮宫等常用手术；术后预防感染。③治疗急性盆腔炎时，应及时治疗、彻底治愈，防止转为慢性盆腔炎。④注意性生活卫生，减少性传播疾病，经期禁止性生活。

**（五）治疗**

急性盆腔炎主要为抗生素药物治疗。抗生素治疗可清除病原体，改善患者症状及体征，减少后遗症。经恰当的抗生素积极治疗，大多数急性盆腔炎可以治愈，即使输卵管卵巢囊肿形成，若治疗及时、用药得当，75%的脓肿能得到控制。

**1. 支持疗法**　患者应卧床休息，选择半卧位，目的是使脓液积聚于直肠子宫陷凹，避免炎症向上腹部扩散。多进高热量、高蛋白、高维生素的流食或半流食，补充液体，注意纠正电解质紊乱及酸碱失衡，必要时输少量新鲜血。高热时采用物理降温。尽量避免不必要的妇科检查以免引起炎症扩散，若有腹胀应行胃肠减压。

**2. 药物治疗**　根据药敏试验选用抗生素较为合理，但通常需在获得实验室结果前即给予抗生素治疗，因此，患者初始治疗往往根据病史、临床特点初步判断病原体的类型，按医生的临床经验选择抗生素。由于急性盆腔炎的病原体多为需氧菌、厌氧菌及衣原体的混合感染，且又有革兰氏阴性及革兰氏阳性之分，故抗生素多采用联合用药。给药途径以静脉滴注见效快，常用的配伍方案：①青霉素或红霉素与氨基糖苷类药物及甲硝唑联合方案。若患者为内源性细菌感染，且平素很少应用抗生素可考虑选用此方案。②克林霉素与氨基糖苷类药物联合方案：此方案对以厌氧

菌为主的感染疗效较好，常用于治疗输卵管卵巢囊肿。③第二代头孢菌素或相当于第二代头孢菌素的药物与甲硝唑或替硝唑联合方案：头孢菌素多用于革兰氏阴性和阳性菌及淋病奈瑟球菌感染的治疗。④喹诺酮类药物与甲硝唑联合方案：第三代喹诺酮类药物对革兰氏阴性菌和革兰氏阳性菌均有抗菌作用，与许多抗菌药之间无交叉耐药性。

抗菌药物的剂量应足量，疗程宜较长，一般疗程为 10～14 日，以免病情反复发作转成慢性盆腔炎。初始治疗时宜静脉给药，病情好转后可改为口服。在病原体检查获阳性结果后依据药敏试验结果调整用药。

**3. 手术治疗**　主要用于经抗生素治疗控制不满意的输卵管卵巢囊肿或盆腔脓肿患者。手术指征如下。

（1）有盆腔脓肿形成时：经药物治疗 48～72 小时，体温持续不降，患者中毒症状加重或肿块增大者，应及时手术，以免发生脓肿破裂。

（2）疑输卵管积脓或输卵管卵巢囊肿：经药物治疗病情有好转，继续控制炎症数日（2～3 周）后，肿块仍未消失但已局限化，应手术切除，以免日后再次急性发作或迁延形成慢性盆腔炎。

（3）囊肿破裂：体检有盆腔肿块，患者突然腹痛加剧，寒战、高热、恶心、呕吐、腹胀，检查腹部拒按或有中毒性休克表现，均应怀疑囊肿破裂，需立即剖腹探查。

手术可根据患者情况选择经腹手术或腹腔镜手术。手术范围应根据病变范围、患者年龄、一般状态等全面考虑。年轻女性应尽量保留卵巢功能，采用切除病灶手术为主；年龄大于 40 岁、双侧附件受累或附件脓肿屡次发作者，可行全子宫及双附件切除术。若盆腔囊肿位置低、贴近阴道穹后部时，可经阴道切开排脓，同时放置引流管。

**4. 中药治疗**　所用中药主要为活血化瘀、清热解毒药物，如银翘解毒汤、安宫牛黄丸或紫雪丹等。

## 四、慢性盆腔炎

慢性盆腔炎常为急性盆腔炎未彻底治疗，或患者体质较差病程迁延所致，但亦可无急性盆腔炎病史，如沙眼衣原体感染所致输卵管炎。慢性盆腔炎病情较顽固，当机体抵抗力较差时，可有急性发作。

### （一）病理

**1. 慢性子宫内膜炎**　可发生于产后或流产后，胎盘、胎膜残留或子宫复旧不良，极易诱发感染；绝经后的老年女性，由于雌激素低下，内膜菲薄，易受细菌感染，严重者可致宫颈管粘连，形成宫腔积脓。镜下可见子宫内膜充血、水肿，间质大量浆细胞或淋巴细胞浸润。

**2. 慢性输卵管炎**　慢性输卵管炎以双侧居多，输卵管呈轻度或中度肿大，伞端可部分或完全闭锁，并与周围组织粘连。若输卵管伞端及峡部因炎症粘连闭锁，浆液性渗出物积聚；或因输卵管积脓中的脓液渐被吸收，浆液性液体继续自管壁渗出充满管腔，均可形成输卵管积水。积水输卵管表面光滑，管壁甚薄，形似腊肠或呈曲颈的蒸馏瓶状，卷曲向后，可游离或与周围组织有膜样粘连（图 4-10）。

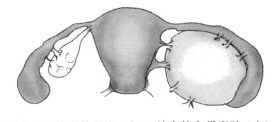

图 4-10　输卵管积水（左），输卵管卵巢囊肿（右）

输卵管发炎时可波及卵巢，输卵管与卵巢相互粘连形成炎性肿块，或输卵管伞端与卵巢粘连并贯通，液体渗出形成输卵管卵巢囊肿，也可由输卵管卵巢脓肿的脓液被吸收后由渗出物替代而形成囊肿。

**3. 慢性盆腔结缔组织炎**　炎症可蔓延至宫骶韧带处，使纤维组织增生、变硬。若蔓延范围广泛，可使子宫固定，子宫颈旁组织增厚，严重者可形成"冰冻骨盆"。

## （二）临床表现

**1. 症状**

（1）下腹部坠胀痛及腰骶部酸痛：由于慢性炎症形成的瘢痕粘连及盆腔充血，可引起患者下腹部坠胀痛及腰骶部酸痛，常在劳累、性交后及月经前后加剧。

（2）全身症状：多不明显，有时仅有低热，易感疲倦。因病程较长，部分患者可出现神经衰弱症状，如精神不振、失眠、周身不适等。当患者抵抗力差时，易有急性或亚急性发作。

（3）其他：盆腔淤血可致患者经量增多；子宫内膜炎常有月经不规则；老年性子宫内膜炎可有脓血性分泌物；卵巢受损时可致月经失调；输卵管粘连阻塞可致不孕或异位妊娠。

**2. 体征** 若为子宫内膜炎，临床多表现为子宫稍增大、轻度压痛；若为输卵管炎，则在子宫一侧或两侧可触到呈索条状增粗输卵管，并有轻度压痛；若为输卵管积水或输卵管囊肿，则在盆腔一侧或两侧触及腊肠形囊性肿物，活动多受限；若为盆腔结缔组织炎，子宫常呈后倾后屈位，活动受限或粘连固定，子宫一侧或双侧片状增厚、压痛，宫骶韧带常增粗、变硬，有触痛。

## （三）诊断与鉴别诊断

患者多有急性盆腔炎史，且症状和体征明显者，诊断并不困难。但有不少患者自觉症状较多，而没有明显盆腔炎病史及阳性体征，此时对慢性盆腔炎的诊断须慎重，以免轻率作出诊断造成患者思想负担。腹腔镜检查是诊断慢性盆腔炎的较准确方法。

鉴别诊断：

**1. 子宫内膜异位症** 慢性盆腔炎有时与子宫内膜异位症不易鉴别，子宫内膜异位症痛经呈继发性、进行性加重，若能触及典型触痛结节则有助于诊断。两者鉴别困难时应行腹腔镜检查。

**2. 卵巢囊肿** 输卵管积水或输卵管卵巢囊肿需与卵巢囊肿相鉴别，输卵管卵巢囊肿除有盆腔炎病史外，肿块呈腊肠形，囊壁较薄，与周围组织有粘连；而卵巢囊肿一般以圆形或椭圆形较多，与周围组织无粘连，活动自如。

**3. 卵巢癌** 附件炎性肿块与周围组织粘连，不活动，有时易与卵巢癌相混淆，炎性肿块为囊性而卵巢癌为实性肿块，B超检查有助于鉴别。

## （四）预防

患者应注意养成良好个人卫生习惯，锻炼身体，增强体质，及时彻底治疗急性盆腔炎。

## （五）治疗

慢性盆腔炎病程较长，适宜采用综合治疗方法。

**1. 一般治疗** 解除患者思想顾虑，增强治疗信心，增加营养摄入，锻炼身体，注意劳逸结合，提高机体抵抗力。

**2. 物理疗法** 能促进盆腔局部血液循环，改善组织营养状态，提高新陈代谢，有利炎症吸收和消退。常用的物理疗法有激光、短波、超短波、微波、离子透入等。可用于输卵管炎和输卵管卵巢炎、慢性盆腔结缔组织炎患者。

**3. 中药治疗** 慢性盆腔炎以湿热型居多，治则以清热利湿、活血化瘀为主，常用止带方加减。有些患者为寒凝气滞型，治则为温经散寒、行气活血，常用桂枝茯苓汤加减。中药可以口服或灌肠治疗。

**4. 抗生素治疗** 临床一般不主张长期或反复使用多种抗生素的联合治疗，但对于局部压痛明显、需保留生育功能的年轻患者，或有急性或亚急性发作者则可以应用，最好同时采用抗衣原体或支原体的药物。

**5. 其他药物治疗** 采用 α-糜蛋白酶 5mg 或透明质酸酶 1500U，肌内注射，隔日 1 次，7～10 次为一疗程，可促进粘连和炎症的吸收。

**6. 手术治疗** 对于有输卵管积水或输卵管卵巢脓肿，反复引起炎症急性发作或伴有严重盆腔疼痛，经综合治疗无效者，应行手术治疗，手术以彻底治愈为原则，避免病灶再次复发。根据患者年龄、病变轻重及有无生育要求决定手术范围。手术可以开腹或腹腔镜下进行。对年轻有生育要求者可行输卵管造口术或开窗术；对无生育要求者行患侧附件切除术或全子宫切除术加双侧附件切除术。对年轻女性应尽量保留卵巢功能。

# 第五节　生殖器结核

由结核分枝杆菌引起的女性生殖器炎症称为生殖器结核，又称结核性盆腔炎。多见于20～40岁女性，也可见于绝经后的老年女性。

生殖器结核是全身结核的表现之一，常继发于身体其他部位结核如肺结核、肠结核、腹膜结核等，约10%肺结核患者伴有生殖器结核。生殖器结核潜伏期很长，可达1～10年，多数患者在日后发现生殖器结核时，其原发病灶多已痊愈。近年因耐多药结核、艾滋病的增加及对结核病的控制松懈，生殖器结核发病率有升高趋势。

## 一、传　染　途　径

生殖器结核常见的传染途径：

**1. 血行传播**　血行传播为最主要的传播途径。青春期时女性正值生殖器发育，血供丰富，结核菌易借血行传播。结核杆菌首先侵犯输卵管，然后依次扩散到子宫内膜、卵巢，但侵犯子宫颈、阴道、外阴者较少。

**2. 直接蔓延**　腹膜结核、肠结核可直接蔓延到内生殖器。

**3. 淋巴传播**　较少见。消化道结核可通过淋巴管传播感染内生殖器。

**4. 性交传播**　较罕见。男性患泌尿系结核，可通过性交上行传播。

## 二、病　　理

### （一）生殖器结核主要病理改变

**1. 输卵管结核**　几乎所有的生殖器结核均累及输卵管，以双侧居多，双侧的病变程度可能不同。输卵管增粗肥大，其伞端外翻是输卵管结核的特有表现；也可表现为伞端封闭，管腔内充满干酪样物质；有的输卵管增粗，管壁内有结核结节；有的输卵管僵直变粗，峡部有多个结节隆起。输卵管浆膜面可见多个粟粒结节，有时盆腔腹膜、肠管表面及卵巢表面也布满类似结节，或并发腹水型结核性腹膜炎。在输卵管管腔内见到干酪样物质，这有助于同非结核性炎症相鉴别。输卵管常与邻近器官如卵巢、子宫、肠曲广泛粘连（图4-11）。

**2. 子宫内膜结核**　常由输卵管结核蔓延而来，占生殖器结核的50%～80%。输卵管结核患者约半数同时有子宫内膜结核。早期病变出现在宫腔两侧角，子宫大小及形状无明显变化，随着病情进展，子宫内膜受结核病变破坏，最后可形成瘢痕组织，使宫腔粘连变形、缩小。

**3. 卵巢结核**　占生殖器结核的20%～30%，主要由输卵管结核蔓延而来，因卵巢表面有白膜，所以通常仅有卵巢周围炎，而较少侵犯卵巢深层。少部分卵巢结核由血液循环传播而致，可在卵巢深部形成结节及干酪样坏死性脓肿。

**4. 宫颈结核**　常由子宫内膜结核蔓延而来或经淋巴或血液循环传播，临床上较少见，占生殖器结核的10%～20%。病变可表现为乳头状增生或溃疡，外观易与宫颈癌混淆。

**5. 盆腔腹膜结核**　多合并输卵管结核。根据病变特征不同分为渗出型及粘连型。渗出型以渗出为主，特点为腹膜及盆腔脏器浆膜面布满无数大小不等的散在灰黄色结节，渗出物为浆液性草黄色澄清液体，积聚于盆腔，有时因粘连形成多个包裹性囊肿；粘连型以粘连为主，特点为腹膜增厚，与邻近脏器之间紧密粘连，粘连间的组织常发生干酪样坏死，易形成瘘管（图4-12）。

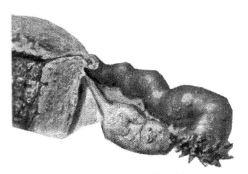

图 4-11　输卵管卵巢结核

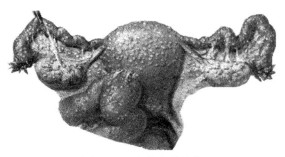

图 4-12　盆腔腹膜结核

## 三、临 床 表 现

生殖器结核临床表现轻重不一，有的患者无任何症状，有的患者则症状较重。

### （一）症状

**1. 不孕**　由于输卵管黏膜纤毛被破坏或粘连，管腔阻塞、狭窄，使输卵管僵硬、蠕动受限，丧失运输功能；此外，子宫内膜结核妨碍受精卵的着床与发育，也可致不孕。

**2. 月经异常**　生殖器结核早期因子宫内膜充血及溃疡，可有经量过多；晚期因子宫内膜遭受破坏而表现为月经稀少或闭经。

**3. 下腹坠痛**　由于盆腔炎症和粘连，患者可有不同程度的下腹坠痛，经期症状加重。

**4. 全身症状**　患者在活动期可出现结核病的一般症状，如发热、盗汗、乏力、食欲不振、体重减轻等。轻者全身症状不明显，有时仅有经期发热，但症状重者可有高热等全身中毒症状。

### （二）体征

患者多因不孕行诊断性刮宫、子宫输卵管碘油造影及腹腔镜检查时才发现患有盆腔结核而无明显体征和其他自觉症状。患者若合并腹膜结核，检查腹部时会有柔韧感或腹水征，若已形成包裹性积液，可触及囊性肿块，边界不清，不活动，表面因有肠管粘连，叩诊为鼓音。子宫一般发育较差，活动受限。若附件受累，在子宫两侧可触及条索状的输卵管或输卵管与卵巢等粘连，形成大小不等及形状不规则的肿块，质硬、表面不平、呈结节状突起，或可触及钙化结节。

## 四、诊断及鉴别诊断

大多数患者缺乏明显症状，阳性体征不多，故诊断时易被忽略。应详细询问病史，以下情况要考虑有生殖器结核的可能：①原发不孕、月经稀少或闭经；②未婚女青年有低热、盗汗、盆腔炎或腹水；③慢性盆腔炎久治不愈；④既往有结核病接触史或本人曾患肺结核、胸膜炎、肠结核，找到病原学或组织学证据即可确诊。常用的辅助诊断方法如下：

### （一）子宫内膜病理学检查

此检查是诊断子宫内膜结核最可靠的依据。通常选择在经前 1 周或月经来潮 6 小时内行刮宫术。术前 3 日及术后 4 日应用抗结核药物以预防刮宫引起结核病灶扩散。子宫内膜结核多由输卵管结核蔓延而来，刮宫时应注意刮取子宫角部内膜，将刮出物送病理学检查，在病理切片上找到典型结核结节即可以确诊，但阴性结果并不能排除结核的可能。宫颈可疑结核，应作活组织检查确诊。

### （二）X 线检查

子宫输卵管碘油造影可能见到下列征象：①子宫腔呈不同形态和不同程度狭窄或变形，边缘呈锯齿状；②输卵管管腔有多个狭窄部分，呈典型串珠状或显示管腔细小而僵直；③在相当于盆腔淋巴结、输卵管、卵巢部位有钙化灶；④若碘油进入子宫一侧或两侧静脉丛，提示有子宫内膜结核的可能。为防止将输卵管管腔中的干酪样物质及结核菌带到腹腔，在造影前后需应用抗结核药物。胸部、盆腔、消化系统和泌尿系统 X 线检查，有助于发现原发病灶。

### （三）腹腔镜检查

此检查可直接观察子宫、输卵管浆膜面有无粟粒结节，取腹腔液进行结核菌培养，或在病变处作活组织检查。

### （四）结核菌检查

取月经血或子宫腔刮出物或腹腔液作结核菌检查，可选用：涂片抗酸染色查找结核菌、结核菌培养、动物接种等。

### （五）结核菌素试验

结核菌素试验结果强阳性说明目前仍有活动性病灶，但不能说明病灶部位，结果阴性一般表示未感染过结核菌。

### （六）其他

血常规检查中白细胞计数不高，其中淋巴细胞增多，有异于化脓性盆腔炎；活动期红细胞沉降率增快，但红细胞沉降率正常不能排除结核病变，这些化验检查均没有特异性，只能作为诊断参考。

结核性盆腔炎应与非特异性慢性盆腔炎、子宫内膜异位症、卵巢肿瘤鉴别。诊断困难时，可作腹腔镜检查或剖腹探查确诊。此外，宫颈结核应与宫颈癌鉴别。

## 五、治　　疗

### （一）采用抗结核药物治疗为主、休息营养为辅的治疗原则

**1. 抗结核药物治疗**　对 90%女性生殖器结核有效。药物治疗应遵循早期、联合、规律、适量、全程的原则。既往多采用 1.5～2 年的长疗程治疗，近年采用异烟肼、利福平、乙胺丁醇、链霉素及吡嗪酰胺等抗结核药物联合治疗，将疗程缩短为 6～9 个月，可取得良好疗效。治疗方案可参照肺结核的治疗方法。

**2. 支持疗法**　急性患者至少应休息 3 个月，慢性患者可以从事部分工作和学习，但要注意劳逸结合，加强营养，适当参加体育锻炼，增强体质。

### （二）手术治疗

出现下列情况应考虑手术治疗：①盆腔肿块经药物治疗后缩小，但不能完全消退；②治疗无效或治疗后又反复发作者；③盆腔结核形成较大的肿块或较大的包裹性积液者；④子宫内膜结核严重，内膜被广泛破坏，药物治疗无效者。为避免手术时感染扩散，减轻粘连，提高手术后治疗效果，手术前后需应用抗结核药物治疗。手术以全子宫及双侧附件切除术为宜。对年轻女性应尽量保留卵巢功能；对病变局限于输卵管，而又迫切希望生育者，可行双侧输卵管切除术，保留卵巢及子宫，虽然生殖器结核经药物治疗取得良好疗效，但治疗后的妊娠成功率极低，可行辅助生育技术助孕。由于生殖器结核所致的粘连常较广泛而紧密，术前应口服肠道消毒药物并作清洁灌肠，术时应注意解剖关系，避免损伤肠管。

## 六、预　　防

提醒广大女性注意增强体质，做好卡介苗接种，积极防治肺结核、淋巴结核和肠结核等。

# 第五章　女性生殖系统肿瘤

## 第一节　外阴上皮内瘤变和外阴恶性肿瘤
### 一、外阴上皮内瘤变

外阴上皮内瘤变（VIN）是一组外阴病变的病理学诊断名称，包括外阴扁平上皮内瘤变和外阴非扁平上皮内瘤变（Paget 病及非浸润性黑色素瘤），多见于年轻女性。近年 VIN 发生率有所增加，VIN 很少发展为浸润癌，但 60 岁以上或伴有免疫抑制的年轻患者可能转变为浸润癌。

#### （一）病因

该病病因尚不完全清楚。研究发现 80%VIN 伴有 HPV（16 型）感染。一些因素如性传播疾病、肛门-生殖道瘤变、免疫抑制及吸烟等可能与 VIN 发病有关。

#### （二）临床表现

VIN 的症状无特异性，主要为外阴瘙痒、皮肤破损、烧灼感、溃疡等。体征可表现为皮疹或斑点，呈单个或多个，融合或分散，灰白或粉红色；少数为略高出表面的色素沉着。

#### （三）诊断

**1. 活组织检查**　对任何可疑病变均应作多点活组织检查。为排除浸润癌，取材时需根据病灶情况决定取材部位和深度，一般不需达皮下脂肪层。

**2. 病理学诊断与分级**

（1）外阴扁平上皮内瘤变：分 3 级。VIN Ⅰ：即轻度不典型增生。VIN Ⅱ：即中度不典型增生。VIN Ⅲ：重度不典型增生和原位癌。

（2）外阴非扁平上皮内瘤变：主要指 Papet 病，其病理特征为基底层见大而不规则的圆形、卵圆形或多边形细胞，胞质空而透亮，核大小、形态、染色不一（Paget 细胞），但无角化不良细胞，瘤细胞常超越肉眼所见病灶边缘，表皮基膜完整但偶有浸润者，一般无淋巴转移。

#### （四）治疗

**1. 外阴扁平上皮内瘤变**

（1）VIN Ⅰ：①药物治疗，5%氟尿嘧啶（5-FU）软膏，外阴病灶涂抹，每日一次。②激光治疗，此法治疗后能保留外阴外观，疗效较好。治疗后定期随访。

（2）VINⅡ～Ⅲ：采用手术治疗，行较广的外阴病灶切除（距病灶边缘 0.5～1.0cm）或单纯外阴切除。

**2. 外阴非扁平上皮内瘤变**　Paget 病肿瘤细胞多超越肉眼所见病灶边缘，且偶有发生浸润者。治疗应行较广泛局部病灶切除或单纯外阴切除术，切除边缘需超过病灶边缘 1～2cm。若出现浸润或合并汗腺癌肿，需作外阴根治术和双侧腹股沟淋巴结清扫术。

### 二、外阴恶性肿瘤

#### （一）概述

外阴恶性肿瘤包括许多不同组织结构的恶性肿瘤，但并不常见，约占女性全身恶性肿瘤的 1%，占女性生殖道恶性肿瘤的 3%～5%。常好发于 60 岁以上女性。外阴恶性肿瘤以鳞状细胞癌最常见，其他包括恶性黑色素瘤、基底细胞癌、汗腺癌、前庭大腺癌、肉瘤等。绝大多数肿瘤生长在外阴皮肤表面，容易见到或扪及，多有明显症状，生长较缓慢，容易被发现，治愈率较高。但仍有很多患者未能得到早期诊断和治疗。其原因有两方面：其一是患者不重视外阴瘙痒、结节状小赘生物等症状；其二是医师不了解外阴症状的重要性，往往先给予不适当治疗而不及时作病灶活组织检查，从而延误诊治。

### （二）外阴鳞状细胞癌

外阴鳞状细胞癌是最常见的外阴恶性肿瘤，占外阴恶性肿瘤的 80%～90%。多见于绝经后尤其是 60 岁以上的女性，40 岁以前也可能发病，近年发生率有所上升。

**1. 病因**　尚不完全清楚。外阴恶性肿瘤患者常并发外阴上皮内非瘤变，其中仅 5%～10%伴不典型增生者有可能发生癌变，其他如外阴乳头瘤、尖锐湿疣、慢性溃疡等也可发生癌变；外阴恶性肿瘤可与宫颈癌、阴道癌合并存在。现公认单纯疱疹病毒Ⅱ型、人乳头瘤病毒、巨细胞病毒感染与外阴恶性肿瘤的发生可能有关。

**2. 临床表现**

（1）症状：该病主要表现为顽固性外阴瘙痒，不易治愈；外阴局部可出现各种不同形态的肿物，如结节状、菜花状、溃疡状，肿物合并感染或较晚期可出现疼痛、渗液、出血。

（2）体征：癌灶可生长在外阴任何部位，但以大阴唇最多见，其次为阴蒂、会阴、尿道口、小阴唇、肛门周围等。早期表现为局部丘疹、结节或小溃疡；晚期为不规则肿块，伴或不伴破溃或为不规则的乳头样肿瘤，有时见"相吻病灶"，癌灶可以是单一病灶，也可以是多发病灶；病灶周围皮肤可以完全正常，或有白色或其他色素沉着。若癌灶已转移至腹股沟淋巴结，可扪及一侧或双侧腹股沟有增大、质硬、固定的淋巴结。

**3. 转移途径**　该病转移途径以直接浸润、淋巴转移较常见，血行转移多发生在晚期。

（1）直接浸润：癌灶逐渐增大，沿皮肤、黏膜向内侵及阴道和尿道，晚期还可累及肛门、直肠和膀胱等。

（2）淋巴转移：外阴淋巴管丰富，两侧相互交通组成淋巴管网。癌灶多向同侧淋巴结转移。最初转移至腹股沟淋巴结，再至股深淋巴结，并经此进入盆腔淋巴结，如髂总、髂内、髂外、闭孔淋巴结等，最后转移至腹主动脉旁淋巴结。浅淋巴结被癌灶侵犯后才转移至深淋巴结。若腹股沟浅深淋巴结无癌转移，一般不会侵犯盆腔淋巴结。阴蒂癌灶常向两侧侵犯并可绕过腹股沟浅淋巴结直接转移至股深淋巴结。外阴后部及阴道下段癌可直接转移至盆腔淋巴结。

**4. 临床分期**　目前采用国际妇产科联盟（International Federation of Gynaecology and Obstetrics，FIGO）2009 年分期法（表 5-1）。

表 5-1　外阴恶性肿瘤分期（FIGO，2009 年）

| | |
|---|---|
| Ⅰ期 | 肿瘤局限于外阴和（或）会阴，淋巴结无转移 |
| ⅠA 期 | 肿瘤最大直径≤2cm 且间质浸润≤1mm |
| ⅠB 期 | 肿瘤最大直径>2cm 或间质浸润>1mm |
| Ⅱ期 | 肿瘤侵犯下列任何部位：下 1/3 尿道、下 13 阴道、肛门，无淋巴结转移 |
| Ⅲ期 | 肿瘤有或无侵犯下列任何部位：下 1/3 尿道、下 1/3 阴道、肛门，有腹股沟-股淋巴结转移 |
| ⅢA 期 | （i）1 个淋巴结转移（≥5mm），（ii）1～2 个淋巴结转移（<5mm） |
| ⅢB 期 | （i）≥2 个淋巴结转移（≥5mm），（ii）≥3 个淋巴结转移（<5mm） |
| ⅢC 期 | 淋巴结阳性伴淋巴结囊外扩散 |
| Ⅳ期 | 肿瘤侵犯其他区域（上 2/3 尿道、上 2/3 阴道）或远处转移 |
| ⅣA 期 | 肿瘤侵犯下列任何部位：（i）上尿道和（或）阴道黏膜、膀胱黏膜、直肠黏膜或固定在骨盆壁或（ii）腹股沟-股淋巴结出现固定或溃疡形成 |
| ⅣB 期 | 包括盆腔淋巴结的任何部位远处转移 |

注：浸润深度指肿瘤从接近最表浅表皮乳头上皮-间质连接处至最深浸润点的距离

**5. 诊断**　该病除极早期病变较难诊断外，根据活组织检查，外阴恶性肿瘤诊断一般不难。但应仔细检查患者外阴部，若有可疑病变应及时作活组织检查，确诊后再予治疗。临床上可采用 1%甲苯胺蓝涂抹外阴病变皮肤，待干后用 1%乙酸擦洗脱色，在蓝染部位作活检，或用阴道镜观察外阴指示定位活检，可以提高活检阳性率。

**6. 预防**

（1）女性注意外阴部清洁卫生，每日清洗外阴部；积极治疗外阴瘙痒，但禁用刺激性药物擦洗外阴。

（2）当外阴出现结节、溃疡或白色病变，应及时就医，及时进行活组织检查，确诊后对症治疗。

**7. 治疗**

（1）外阴上皮内瘤样病变和原位癌治疗：首先要通过多点活检确定病变完全为上皮内病变。多中心病变的患者需多处活检。外阴两侧的病变一旦确诊，应行外阴上皮局部表浅切除术，切除边缘超过肿物外 0.5～1.0cm 即可。病变累及小阴唇也可做局部切除术，但更多采用激光气化或部分切除。激光治疗也适用于阴蒂病变。大的病变可以行表浅外阴切除术（外阴皮肤剥除）和薄层皮片植皮术。

（2）外阴浸润癌的治疗：治疗必须个体化。没有标准的手术，强调以最保守的手术治愈疾病。

1）外阴微小浸润癌（IA 期）：行广泛局部切除术（wide local excision）。如术后病理发现有神经或血管区域浸润，再行更广泛的切除术。IA 期通常不需切除腹股沟淋巴结。

2）早期外阴癌：指肿瘤局限于外阴，临床上没有发现可疑淋巴结的患者。

原发病灶的处理：为减少治疗对患者身心和性生活方面的影响，通常选择比广泛外阴切除术更保守的手术。该保守性手术可称为广泛局部切除术。手术切缘应至少超过病变边缘 1.0cm，深度应达泌尿系生殖膈下。如果病变靠近尿道，在估计不引起尿失禁的情况下可以切除尿道远端 1.0cm。如果同时存在外阴上皮内瘤样病变或者硬化性苔藓，应该切除病变部位的表浅皮肤组织以控制症状，并排除其他部位的表浅浸润。

腹股沟淋巴结的处理：所有间质浸润大于 1.0mm 的患者，至少应该行同侧腹股沟、股淋巴结切除术。单侧的 T1 期肿瘤对侧淋巴结的阳性率低于 1%，因此行单侧腹股沟淋巴结切除术是适当的。中线及累及小阴唇前部的肿瘤应行双侧腹股沟淋巴结切除术。单侧大的肿瘤也可行双侧腹股沟淋巴结切除术，特别是同侧淋巴结阳性者。因为单独切除腹股沟淋巴结术后腹股沟区的复发率较高，因此推荐同时切除腹股沟和股淋巴结。股淋巴结位于卵圆窝内股静脉周围，因此切除股淋巴结时不必去除筋膜层。三切口切除术后伤口愈合较好，也可选择使用整块切除术，尤其对于位于阴蒂和阴蒂周围的病变。为避免皮肤坏死，应该保留所有位于浅筋膜上的皮下组织。对于大体病理腹股沟淋巴结阳性或者镜下发现一个以上的阳性淋巴结患者，盆腔和腹股沟区放疗效果优于盆腔淋巴结切除术者。有以下指征者应行双侧盆腔和腹股沟区放疗：1 处大转移（直径＞5mm）；囊外扩散；2 处（可能 3 处）或更多处微转移（直径≤5mm）。

**8. 预后** 该病预后与病灶大小、部位、细胞分化程度、有无淋巴结转移、治疗措施等有关。无淋巴结转移的Ⅰ、Ⅱ期手术治愈率＞90%，有淋巴结转移者，仅为 30%～40%。

**9. 随访** 治疗后的外阴恶性肿瘤患者应进行定期随访。频率为第 1 年的 1～6 月每月 1 次，7～12 月每 2 个月 1 次；第 2 年：每 3 个月 1 次；第 3～4 年每半年 1 次；第 5 年及以后每年 1 次。

## （三）外阴恶性黑色素瘤

外阴恶性黑色素瘤发病仅次于外阴鳞状细胞癌，占外阴恶性肿瘤的 2%～3%，以黑痣恶变者为多。任何年龄女性均可发病，多见于小阴唇、阴蒂部，其特征是病灶稍隆起，色素沉着加深，呈结节状或表面有破溃，常有外阴瘙痒、出血、色素沉着范围增大。典型病例诊断并不困难，但要区别良恶性，需根据活组织检查确诊。治疗原则是行外阴根治术及腹股沟淋巴结及盆腔淋巴结清扫术。

# 第二节 宫颈肿瘤

## 一、宫颈上皮内瘤变

宫颈上皮内瘤变（CIN）是与宫颈癌密切相关的一组癌前病变，从正常的宫颈鳞状上皮发展为 CIN，再由 CIN 发展为宫颈癌，反映了宫颈癌发生发展中的连续过程（图 5-1）。研究发现 CIN 的发展并非是单向的病理生理学过程，它具有两种不同的生物学行为：一种是由病毒诱发的病变，常自然消退，很少发展为浸润癌；另一种是多因素（包括病毒）诱发的病变，具有癌变潜能，可能发展为浸润癌。

临床目前多采用美国国家癌症研究所提出的子宫颈细胞学 Bethesda 报告系统（the Bethdsda system，TBS），从细胞学角度将鳞状细胞异常分为 3 类：不典型鳞状上皮（ASC）、低度鳞状上皮内病变（LSIL）和高度鳞状上皮内病变（HSIL）。LSIL 较少发展为浸润癌，而 HSIL 则有可能发展为宫颈癌。

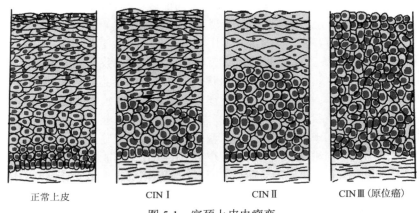

|正常上皮|CIN Ⅰ|CIN Ⅱ|CIN Ⅲ（原位癌）|

图 5-1　宫颈上皮内瘤变

## （一）病因及病理

流行病学调查发现 CIN 与性生活紊乱、吸烟密切相关。其他的危险因素包括性生活过早（＜16 岁）、性传播疾病，尤其是人乳头瘤病毒（HPV）感染、口服避孕药和免疫抑制剂等。HPV 感染和 CIN 间的关系是目前研究较多的内容。CIN 是子宫颈组织病理学中的特殊类型。

90% 以上 CIN 有 HPV 感染。早期 HPV 感染时，病变的宫颈上皮变成典型的挖空细胞，在这些细胞中可见大量的 HPV-DNA 和病毒壳抗原，HPV 不适应在未成熟的细胞中生长，随着 CIN 病变加重，HPV 复制减少，病毒壳抗原消失。但具有转录活性的 HPV-DNA 片段可整合到宿主细胞，导致宿主细胞的恶性转化。HPV 感染多不能持久，常被自然抑制或消失。许多 HPV 感染女性并无临床症状。当 HPV 感染持久存在时，在一些其他因素（如性传播疾病、吸烟、使用避孕药等）作用下，可诱发 CIN 的发生。

CIN Ⅰ 主要与 HPV6、HPV11、HPV31 和 HPV35 等亚型有关；CIN Ⅱ 和 Ⅲ 主要与 HPV16、HPV18 和 HPV33 有关。目前已知：HPV6、HPV11、HPV42、HPV43、HPV44 属低危型病毒，一般不诱发癌变；而 HPV16、HPV18、HPV31、HPV33、HPV35、HPV39、HPV45、HPV51、HPV52、HPV56 或 HPV58 属高危型病毒，可诱发癌变。

## （二）宫颈组织学

宫颈上皮是由宫颈鳞状上皮和宫颈管柱状上皮组成。

**1. 宫颈鳞状上皮**　由深至浅可分为 3 个带（基底带、中间带及浅表带）。基底带由基底细胞和旁基底细胞组成。免疫组织化学染色技术检测显示：基底细胞和旁基底细胞含有表皮生长因子受体（EGFR）、雌激素受体（ER）及孕激素受体（PR）。基底细胞为储备细胞，无明显细胞增殖表现。但在某些因素刺激下可以增生，可增生为成熟鳞状细胞，或异常增生为不典型鳞状细胞。旁基底细胞为增生活跃的细胞，偶见核分裂象。但中间带及浅表带不发生增生，这些细胞渐趋死亡。从宫颈鳞状上皮 3 个带细胞的不同生物学特性，可解释宫颈上皮内瘤变的细胞起源。

**2. 宫颈管柱状上皮**　柱状上皮为分化良好细胞，而柱状上皮下细胞为储备细胞，具有分化或增生能力，一般病理切片中见不到。

**3. 移行带及其形成**　宫颈鳞状上皮与柱状上皮交接部称为鳞-柱状交接部或鳞-柱交接。根据其形态发生学变化，鳞-柱状交接部又分为原始鳞-柱状交接部和生理鳞-柱状交接部。

胎儿期，子宫颈阴道部的鳞状上皮与子宫颈管的柱状上皮交接于宫颈外口，形成原始鳞-柱状交接部。青春期后，在雌激素作用下，子宫颈发育增大，子宫颈管黏膜组织外翻，即子宫颈管柱状上皮及其下的间质成分到达子宫颈阴道部，导致原始鳞-柱状交接部外移；在阴道酸性环境或致病菌的作用下，其外翻的柱状上皮被鳞状上皮替代，形成新的鳞-柱状交接部，称为生理鳞-柱状交接部。原始鳞-柱状交接部和生理鳞-柱状交接部之间的区域称移行带区，绝经后雌激素水平下降，子宫颈萎缩，原始鳞-柱状交接部退回至子宫颈管内。

在移行带区形成过程中，其表面被覆的柱状上皮逐渐被鳞状上皮所替代。替代的机制：①鳞状上皮化生：当鳞-柱交界位于子宫颈阴道部时，暴露于阴道的柱状上皮受阴道酸性影响，柱状上皮下方的未分化储备细胞开始增生，并逐渐转化为鳞状上皮，继之柱状上皮脱落，而被复层扁平细胞所替代，此过程称鳞状上皮化生。化生的鳞状上皮偶可分化为成熟的角化细胞，但一般均为大小形态一致、圆形且核大的未成熟鳞状细胞，无明显表层、中层、底层之分，也无核深染、异型或异常分裂象。化生的鳞状上皮既不同于宫颈阴道部的正常鳞状上皮，镜检时可见到两者间的分界线；又有别于不典型增生，因而不应混淆。宫颈管腺上皮也可发生鳞化而形成鳞化腺体。②鳞状上皮化：宫颈鳞状上皮直接长入柱状上皮与其基膜之间，直至柱状上皮完全脱落而被鳞状上皮替代，此过程称鳞状上皮化。多见于宫颈糜烂的愈合过程。愈合后的上皮与子宫颈阴道部的鳞状上皮无区别。

移形带区成熟的化生鳞状上皮对致癌物的刺激相对不敏感。但未成熟的化生鳞状上皮代谢活跃，在一些物质（如精子、精液组蛋白及 HPV 等）的刺激下，可出现细胞分化不良，排列紊乱，细胞核异常，有丝分裂增加，形成 CIN。

### （三）病理学诊断与分级

CIN 在病理学中分 3 级：

CIN Ⅰ：即宫颈上皮轻度不典型增生。此阶段特点为上皮下 1/3 层细胞核增大，核质比例略增大，核染色稍加深，核分裂象少（图 5-2）。

CIN Ⅱ：即宫颈上皮中度不典型增生。此阶段特点为上皮下 1/3～2/3 层细胞核明显增大，核质比例增大，核深染，核分裂象较多，细胞数量明显增多，细胞极性尚存（图 5-3）。

CIN Ⅲ：即宫颈上皮重度不典型增生和原位癌。此阶段特点为病变细胞几乎或全部占据上皮全层，细胞核异常增大，核质比例显著增大，核形不规则，染色较深，核分裂象增多，细胞拥挤，排列紊乱，无极性（图 5-4）。

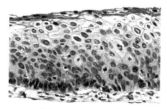　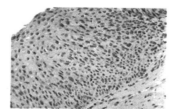　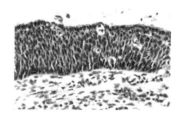

图 5-2　CIN Ⅰ级　　　　　　图 5-3　CIN Ⅱ级　　　　　　图 5-4　CIN Ⅲ级

### （四）临床表现

CIN 无特殊症状，偶有阴道排液增多，伴或不伴臭味，也可有接触性出血，常发生在性生活或妇科检查（双合诊或三合诊）后。体征：宫颈可无明显病灶，光滑或仅见局部红斑、白色上皮，或见宫颈糜烂。

## （五）诊断

此病的临床诊断主要依靠病理学检查，但一些辅助检查有助于提高病理学诊断的准确性。

**1. 宫颈刮片细胞学检查** 此检查为最简单的 CIN 的辅助检查方法，可发现早期病变。凡婚后或性生活过早的女青年应常规作宫颈刮片细胞学检查，每 1~2 年复查 1 次。同时应告诉患者宫颈刮片细胞学检查有一定的漏诊及误诊率，约有 20% 假阴性率。炎症也可导致宫颈扁平上皮不典型增生，故应按炎症治疗 3~6 个月后再重复检查。若发现异常细胞（TBS 中 ASC 阳性、LSIL 或 HSIL，或巴氏染色Ⅲ级及Ⅲ级以上），可作阴道镜检查，进一步明确诊断。

**2. 阴道镜检查** 此检查可了解病变区血管情况。检查时应注意宫颈移行带区内无血管的醋酸白色上皮，毛细血管形成的极细红点、异形血管及由血管网围绕的镶嵌白色或黄色的上皮块。在上述病变区域活检，可以提高诊断的准确性。因为阴道镜不能了解子宫颈管的病变情况，所以应刮取子宫颈管内组织或用子宫颈管刷取颈管细胞作病理学检查。

**3. 子宫颈活组织检查** 此检查为确诊 CIN 的最可靠方法。任何肉眼可见病灶均应作单点或多点活检。如无明显病灶，可选择宫颈移行带区约 3、6、9、12 点处活检，或在碘试验（又称 Schiller test）不染色区取材活检，以提高确诊率。

## （六）治疗

根据细胞学、阴道镜及宫颈活组织检查结果决定治疗方法。

CIN Ⅰ（LSIL）：约 30% CIN Ⅰ 可发展为 HSIL 或宫颈癌，因此需切除可见病灶。CIN Ⅱ：可用冷冻治疗（有效率约 94%）。若病变范围大可选用激光治疗或宫颈锥形切除术。CIN Ⅲ：无生育要求者可行子宫全切除术。年轻、希望生育者可行宫颈锥形切除术，术后密切随访（图 5-5）。

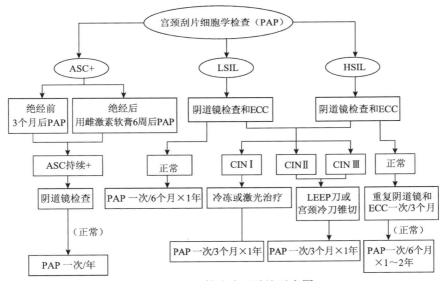

图 5-5 CIN 的治疗及随访示意图

## （七）妊娠合并宫颈鳞状上皮内瘤变

妊娠期间，雌激素过多使柱状上皮外移至子宫颈阴道部，移行带区的基底细胞出现不典型增生，可类似原位癌病变；妊娠合并宫颈鳞状上皮内瘤变常由 HPV 感染所致。大部分患者为 CIN Ⅰ，仅约 14% 为 CIN Ⅱ或Ⅲ。目前无依据表明妊娠期间 CIN 比非孕期更易发展为宫颈癌。

# 二、宫 颈 癌

## （一）宫颈癌概述

宫颈癌是最常见的妇科恶性肿瘤，在全球女性癌症中，发病率仅次于乳腺癌，排名第二。在发展中国家的女性中，则为最常见的妇科恶性肿瘤。患者年龄分布呈双峰状，为 35～39 岁和 60～64 岁高发；平均患病年龄为 52.2 岁。由于宫颈癌有较长的癌前病变阶段，宫颈细胞学检查作为宫颈癌筛查的主要方法，可以做到早期发现、早期治疗。由于普遍开展宫颈脱落细胞学筛查，宫颈癌的发病率及死亡率明显下降。

### （二）宫颈癌病因

宫颈癌的确切病因至今尚未明了。发病的高危因素：①过早性生活（16 岁前），早年分娩，由于此时女性生殖器尚未发育成熟，故对致癌因素的刺激较敏感；②性生活紊乱，如≥3 个性伴侣的女性发病率较正常女性高 3 倍以上、多次结婚等；③与高危男子有性接触的女性，高危男子为有阴茎癌、前列腺癌或其前妻曾患宫颈癌的男子；④密产、多产；⑤经济状况低下；⑥种族和地理环境因素的差异。

近年来发现通过性交感染的单纯疱疹病毒Ⅱ型、人乳头瘤病毒（HPV）、人巨细胞病毒等可能与宫颈癌发病有一定关系。宫颈癌与高危型 HPV 密切相关。高危型 HPV 亚型可产生两种癌蛋白，即 E6 和 E7 蛋白，导致细胞周期控制失常，发生癌变；90%以上宫颈癌伴有 HPV 感染且主要为 HPV16、HPV18 亚型，HPV16、HPV18 阳性和宫颈癌呈明显的相关性，若 HPV6、HPV11 及 HPV16、HPV18 均呈阳性时，宫颈癌相对危险性最高。

### （三）宫颈癌的组织发生和发展

CIN 为宫颈癌的癌前病变，但并非所有 CIN 均发展为宫颈癌。CIN 有三个不同的转归：①部分 CIN 逆转为正常宫颈上皮；②部分 CIN 长期停留不发展；③部分 CIN 缓慢进展，发展为宫颈原位癌或浸润癌。应注意 CIN 可与宫颈原位癌或浸润癌同时存在，所以凡宫颈活检为 CIN 的患者，应定期随访或在阴道镜下重复活检，以防漏诊宫颈浸润癌。

当导致 CIN 的病因持续存在时，位于宫颈鳞-柱交界部和移行带区的 CIN 可继续发展为原位癌（carcinoma in situ）。当癌细胞突破上皮下基膜，浸润间质，则形成宫颈微小浸润癌和宫颈浸润癌。CIN、原位癌、宫颈微小浸润癌和宫颈浸润癌有可能是同一疾病的不同阶段，具有一定的连续性。多数宫颈癌起源于宫颈移行带，移行带是宫颈癌的好发部位。当宫颈移行带上皮化生过度活跃，伴某些外来致癌因素的长期刺激时，也可形成宫颈浸润癌。

### （四）宫颈癌病理学诊断

**1. 鳞状细胞癌** 此型在所有宫颈癌分型中占 80%～85%。

（1）巨检：宫颈原位癌、微小浸润癌及早期浸润癌，肉眼观察可无明显异常，或类似宫颈糜烂，随病变发展，有以下 4 种类型（图 5-6）。

1）外生型：此型临床最常见。病灶向外生长，形如菜花，又称菜花型。组织脆，初起为息肉样或乳头状隆起，继而发展为向阴道内突出，形成菜花状赘生物，触之易出血。这种外生型癌较少侵犯子宫颈旁组织，故预后相对较好。

2）内生型：癌灶向子宫颈深部组织浸润，使子宫颈扩张、肥大而硬，表面光滑或仅见轻度糜烂，整个子宫颈段膨大如桶状，并侵犯子宫峡部或子宫颈旁组织。

3）溃疡型：上述两种类型癌灶继续发展，癌组织坏死脱落形成凹陷性溃疡或空洞，形如火山口。

4）颈管型：癌灶隐蔽在子宫颈管，侵入子宫颈

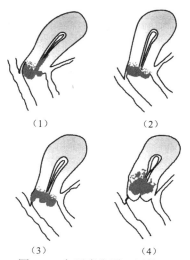

图 5-6　宫颈癌类型（巨检）
（1）外生型；（2）内生型；（3）溃疡型；（4）颈管型

及子宫峡部供血层及转移到盆壁的淋巴结。不同于内生型，其是由特殊的浸润性生长扩散到宫颈管。

（2）显微镜检

1）宫颈镜下早期浸润癌：在原位癌基础上，镜下发现癌细胞团突破基膜，呈泪滴状、锯齿状或间质膨胀性浸润，但浸润深度≤5mm，宽度≤7mm（图5-7）。

2）宫颈浸润癌：指癌灶浸润间质的范围已超出可测量的早期浸润癌，呈网状或团块状间质浸润。根据细胞分化程度分3级：Ⅰ级为高分化鳞癌，分化较好，癌巢中有多数角化现象，可见癌珠，核分裂象＜2/高倍视野，即角化性大细胞型（图5-8）。Ⅱ级为中分化鳞癌，达宫颈上皮中层细胞的分化程度，细胞大小不一，癌巢中无明显角化现象，核分裂象 2～4/高倍视野，即非角化性大细胞型。Ⅲ级为低分化鳞癌，多为未分化的小细胞（相当于宫颈上皮底层细胞），核分裂象＞4/高倍视野，即小细胞型。

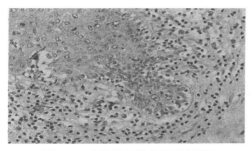

图 5-7　癌灶呈泪滴状浸润间质

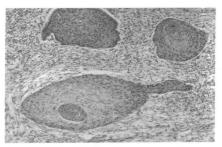

图 5-8　癌巢中见癌珠及角化现象

**2. 腺癌**　此型在所有宫颈癌分型中约占15%。

（1）巨检：癌灶来自宫颈管，呈乳头状、芽状，溃疡或浸润型生长，并浸润宫颈管壁，癌灶也可突向子宫颈外口，但常侵犯子宫旁组织。当癌灶向子宫颈管内生长时，子宫颈外观可完全正常，但子宫颈管多膨大如桶状。

（2）显微镜检：宫颈腺癌有下列3型。

1）黏液腺癌：为最常见的腺癌。来源于宫颈黏膜柱状黏液细胞，镜下可见腺体结构，腺腔内有乳头状突起，腺上皮增生为多层，细胞低矮，异型性明显，细胞内含黏液。

2）宫颈恶性腺瘤：又称微偏的腺癌。肿瘤细胞良性，腺体由柱状上皮覆盖，细胞无异型性，表皮为正常子宫颈管黏膜腺体，腺体增多，大小不等，形态多样，含点状突起，浸润子宫颈壁深层，常伴有淋巴结转移。

3）鳞腺癌：来源于宫颈黏膜下柱状细胞，占3%～5%，同时含腺癌和鳞癌成分，是储备细胞。同时向腺细胞和扁平细胞分化发展而成。两种上皮性癌在同一部位紧密结合，有时可见从一种上皮性肿瘤过渡到另一种癌的情况。

**（五）宫颈癌转移途径**

宫颈癌转移途径以直接蔓延及淋巴转移为主，血行转移极少见。

**1. 直接蔓延**　临床上此转移途径最常见。癌组织局部浸润，向邻近器官及组织扩散。外生型常向阴道壁蔓延，宫颈管内病灶使宫颈管扩张并可向上累及子宫峡部或宫腔。癌灶向两侧蔓延至主韧带、阴道旁组织，甚至可延伸至骨盆壁，晚期可引起输尿管阻塞。癌灶向前后蔓延可侵犯膀胱或直肠，甚至可造成生殖道瘘。

**2. 淋巴转移**　宫颈癌经局部病灶侵入淋巴管，形成瘤栓，随淋巴液引流到达局部淋巴结，并在淋巴管内扩散。宫颈癌淋巴结转移分为两组：一级组（包括宫旁、宫颈旁或输尿管旁、闭孔、髂内、髂外淋巴结）及二级组（包括髂总、腹股沟深／浅、腹主动脉旁淋巴结）。

**3. 血行转移**　临床上此型转移很少见。晚期可由此途径转移至肺、肾或脊柱等部位。

## （六）宫颈癌的临床分期

宫颈癌临床分期采用国际妇产科联盟（FIGO）修订的临床分期（表5-2，图5-9）。

**表5-2　宫颈癌临床分期（FIGO，2009年）**

| | |
|---|---|
| Ⅰ期 | 肿瘤局限在子宫颈(扩展至宫体应被忽略) |
| ⅠA | 镜下浸润癌(所有肉眼可见的病灶,包括表浅浸润,均为ⅠB期) |
| | 间质浸润深度<5mm,宽度≤7mm |
| ⅠA1 | 间质浸润深度≤3mm,宽度≤7mm |
| ⅠA2 | 间质浸润深度>3mm且<5mm,宽度≤7mm |
| ⅠB | 肉眼可见癌灶局限于子宫颈,或者镜下病灶>ⅠA |
| ⅠB1 | 肉眼可见癌灶≤4cm |
| ⅠB2 | 肉眼可见癌灶>4cm |
| Ⅱ期 | 肿瘤超越子宫,但未达骨盆壁或未达阴道下1/3 |
| ⅡA | 肿瘤侵犯阴道上2/3,无明显宫旁浸润 |
| ⅡA1 | 肉眼可见癌灶≤4cm |
| ⅡA2 | 肉眼可见癌灶>4cm |
| ⅡB | 有明显宫旁浸润,但未达到盆壁 |
| Ⅲ期 | 肿瘤已扩展到骨盆壁,在进行直肠指诊时,在肿瘤和盆壁之间无间隙。肿瘤累及阴道下1/3。由肿瘤引起的肾盂积水或肾无功能的所有病例,除非已知道由其他原因所引起 |
| ⅢA | 肿瘤累及阴道下1/3,没有扩展到骨盆壁 |
| ⅢB | 肿瘤扩展到骨盆壁,或引起肾盂积水或肾无功能 |
| Ⅳ期 | 肿瘤超出了真骨盆范围,或侵犯膀胱和（或）直肠黏膜 |
| ⅣA | 肿瘤侵犯邻近的盆腔器官 |
| ⅣB | 远处转移 |

## （七）宫颈癌的临床表现

**1. 症状**　宫颈癌患者在早期多无症状，也可无明显体征，有时甚至见宫颈光滑。尤其是宫颈已萎缩的老年女性或部分宫颈管癌患者，因癌灶位于宫颈管内，宫颈阴道部外观正常，故易被忽略而漏诊或误诊。糜烂型宫颈癌容易与慢性宫颈炎相混淆。患者一旦出现症状，主要表现为：

（1）阴道出血：年轻患者常表现为接触性出血，多在性生活后或妇科检查后出血。出血量可多可少，根据病灶大小、侵及间质内血管的情况而定。早期出血量少，晚期患者表现为出血量多，一旦侵蚀较大血管可能引起致命性大出血。部分年轻患者也可表现为经期延长、周期缩短、经量增多等。老年患者主要表现为绝经后不规则阴道出血。一般外生型癌出血较早，出血量也多；内生型癌出血较晚。

（2）阴道排液：宫颈癌患者常诉阴道排液量增多，颜色呈白色或血性，稀薄如水样或米泔状，有较明显的腥臭味。晚期因癌组织破溃、坏死、继发感染，有大量脓性或米汤样恶臭白带。

（3）晚期癌的症状：根据病灶侵犯范围和部位，

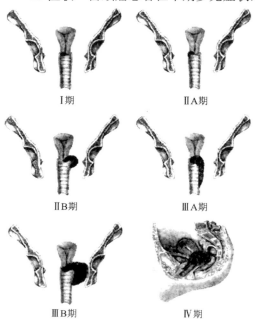

Ⅰ期　　　　　ⅡA期

ⅡB期　　　　　ⅢA期

ⅢB期　　　　　Ⅳ期

图5-9　宫颈癌临床分期示意图

可出现相应的继发性症状。若病灶波及盆腔结缔组织、骨盆壁、压迫输尿管或直肠、坐骨神经时，患者可出现肛门坠胀、尿频、尿急、血尿、大便秘结、里急后重、下肢肿痛等症状；严重时可导致输尿管梗阻、肾盂积水，最后引起尿毒症。到疾病晚期，患者常出现恶病质。

**2. 体征**　镜下观察早期浸润癌时，可见子宫颈光滑或轻度糜烂，外观似一般慢性宫颈炎。进一步发展为浸润癌时，根据其大体病理类型的不同，局部体征亦不同。外生型可见子宫颈赘生物向外生长，呈息肉状或乳头状突起，继而形成菜花状赘生物，表面不规则，灰白色，质脆，触之易出血。内生型可见子宫颈肥大，子宫颈管膨大如桶状，质硬，子宫颈表面光滑或有浅表溃疡。晚期由于癌组织坏死脱落，形成溃疡，整个宫颈有时呈空洞状，并覆盖有灰褐色坏死组织，恶臭。癌灶如浸润阴道壁可见阴道穹变浅或消失，阴道壁增厚变硬，甚至有赘生物；若向两侧旁组织侵犯，妇科检查可扪及两侧增厚，呈结节状，质硬，有时浸润达盆壁，形成冰冻骨盆。

### （八）宫颈癌的诊断

根据患者病史和临床表现，尤其对同时有接触性出血和阴道排液者，应想到患有宫颈癌的可能，需做详细的全身检查及妇科三合诊检查，对肉眼可疑病灶进行活组织检查即可确诊。但宫颈癌的诊断关键在于早期诊断，其方法目前主要依靠以下辅助检查手段：

**1. 宫颈刮片细胞学检查**　此检查普遍用于宫颈癌的筛查。取材部位必须在子宫颈外口的移行带区进行刮片。传统的方法是巴氏染色、光镜下阅片、巴氏 V 级分类法，近 10 年来由于阅片系统和制片技术的改进，包括计算机辅助细胞检测系统和液基薄层细胞学技术，并采用新的 TBS 诊断法，提高了诊断的敏感性（详见第十三章"妇科常用特殊检查"）。若发现异常细胞，如为巴氏 Ⅱ 级者，需先按炎症处理后重复涂片检查，若为巴氏 Ⅲ 级或以上者，或 TBS 中 ASCUS 阳性或以上者，应作阴道镜检查，必要时行宫颈活组织检查。

**2. 碘试验**　此试验的具体操作是将碘溶液涂于子宫颈和阴道壁，观察其着色情况。正常子宫颈阴道部和阴道鳞状上皮富含糖原，可被碘溶液染为棕色或深赤褐色。若不染色为阳性，说明鳞状上皮不含糖原。瘢痕、囊肿、宫颈炎或宫颈癌等鳞状上皮不含或缺乏糖原，碘试验均可阳性，故本试验对癌无特异性。碘试验主要识别子宫颈病变危险区，以便确定活检取材部位，提高诊断率。

**3. 阴道镜检查**　宫颈刮片细胞学检查为巴氏 Ⅲ 级或 Ⅲ 级以上者，应行阴道镜检查，观察子宫颈表面有无异型上皮或早期癌变，并选择病变部位进行活组织检查，以提高诊断准确率。

**4. 宫颈和宫颈管活组织检查**　此检查是确诊 CIN 和宫颈癌最可靠、不可缺少的方法。通常选择宫颈移行带区的 3、6、9、12 点等多点作活组织检查，或在碘试验、阴道镜观察到的可疑部位取活组织作病理学检查。所取组织应包含上皮及间质。若宫颈刮片为巴氏 Ⅲ 级或 Ⅲ 级以上，但宫颈活检阴性时，应用小刮匙搔刮子宫颈管，刮出物送病理学检查。

**5. 宫颈锥切术**　当宫颈刮片多次检查为阳性，而宫颈活检为阴性；或活检为原位癌，但不能排除浸润癌时，均应作宫颈锥切术并将切下的宫颈组织连续切片病理学检查以确诊。宫颈锥切可采用直接切除、LEEP 刀或冷凝电刀切除。

确诊宫颈癌后，根据具体情况，进行胸部 X 线摄片、静脉肾盂造影、钡剂灌肠、CT、MRI、淋巴造影、膀胱镜、直肠镜等检查，以确定其临床分期。

### （九）宫颈癌的鉴别诊断

宫颈癌患者通常有接触性出血和阴道排液症状，临床上应与下列疾病相鉴别：①宫颈糜烂或宫颈息肉均可引起接触性出血，外观难与 Ⅰ A 期宫颈癌相区别，但作宫颈刮片、阴道镜、活组织检查可以鉴别。②宫颈结核偶表现为不规则阴道出血和白带增多，局部见多个溃疡，甚至菜花样赘生物，宫颈活检是唯一可靠的鉴别方法。③宫颈乳头状瘤为良性病变，多见于妊娠期，表现为接触性出血和白带增多，外观呈乳头状或菜花状，经宫颈活检，即可确诊。④子宫内膜异位症有时宫颈有多个息肉样病变，甚至波及阴道穹，肉眼较难鉴别，需经病理学检查才可确诊。⑤子宫内膜癌转移子宫颈必须与原发性宫颈腺癌相鉴别。

### （十）治疗

宫颈癌常用的治疗方法有手术、放疗及化疗等。原则上手术治疗仅适用于早期宫颈癌患者，而放疗适用于各期患者。应根据患者的临床分期、年龄、全身情况、就诊医院的医疗技术水平和设备条件而决定治疗方案。

**1. 手术治疗** 适应证：ⅠA～ⅡA期患者，无严重内、外科合并症，无手术禁忌证，年龄不限，需根据患者全身情况能否耐受手术而定；肥胖患者根据麻醉条件及术者临床经验而定。近年部分学者认为ⅡB期患者如果子宫旁组织侵犯局限于1/2以内，可选择术前放疗或化疗使病灶局限后再行手术治疗，但仍存在争议。

Ⅰa₁期：宜行全子宫切除术，由于宫颈癌发生卵巢转移的概率极低，若卵巢正常者应予保留；或可行宫颈锥切术。

ⅠA2～ⅡA期：宜行广泛性子宫切除术及盆腔淋巴结清扫术，卵巢正常者应予保留。

**2. 放疗** 适应证：各期患者均可选用，但多用于ⅡB期以上的患者，或不能耐受手术患者。放疗包括腔内及体外照射；腔内照射多用后装治疗机，用于控制局部病灶。早期病例以腔内放疗为主，体外照射为辅。体外照射多用直线加速器等，用以治疗盆腔淋巴结及宫旁组织等处的转移病灶。晚期则以体外照射为主，腔内放疗为辅。放疗并发症有放射性直肠炎和膀胱炎。近期不良反应多能自愈；远期不良反应均在治疗后1～3年出现，主要表现为缺血引起直肠溃疡、狭窄及血尿，甚至形成直肠阴道瘘及膀胱阴道瘘等。预防措施是避免放疗过量及正确放置放射源。

**3. 手术及放射综合治疗** 此治疗方法适用于子宫颈较大病灶，术前先放疗，待癌灶缩小后再行手术。或术后证实淋巴结或子宫旁组织有转移或切除残端有癌细胞残留，放疗作为对手术治疗的补充治疗。

**4. 化疗** 此治疗方法主要用于晚期或复发转移的患者。近年也采用化疗作为手术或放疗的辅助治疗，用以治疗局部巨大肿瘤，以期提高治愈率，并取得了初步效果，但其确切疗效尚有待循证医学的论证。常用的有效药物有顺铂、卡铂、环磷酰胺、异环磷酰胺、氟尿嘧啶、博来霉素、丝裂霉素、长春新碱等，其中以顺铂疗效较好。临床一般采用联合化疗。治疗鳞癌的化疗方案：PVB方案（顺铂、长春新碱与博来霉素）与BIP方案（博来霉素、异环磷酰胺与顺铂）。治疗腺癌的化疗方案：PM方案（顺铂与丝裂霉素）与FIP方案（氟尿嘧啶、异环磷酰胺与顺铂）。化疗途径可采用静脉或介入化疗（超选择性动脉灌注化疗）。

### （十一）宫颈癌的预后

宫颈癌的预后与临床分期、病理类型及治疗方法有关。早期患者手术与放疗效果相近，腺癌放疗效果不如鳞癌。淋巴结无转移者预后较好。晚期病例的主要死因：①尿毒症：由肿瘤压迫双侧输尿管引起；②出血：由癌灶侵犯大血管而引起；③感染：局部或全身感染；④恶病质：肿瘤向全身重要器官转移或全身衰竭而死亡。

### （十二）宫颈癌的随访

宫颈癌患者手术治疗后复发率5%～20%，且大部分发生于术后3年内，所以应向其说明随访的重要性。随访时间一般在出院后第1个月行第1次随访，以后每隔一个月复查1次，出院后6个月，每隔2～3个月复查1次；第2年每3～6个月复查1次；第3～5年，每半年复查1次；第6年开始每年复查1次。随访内容除临床检查外，应定期进行X线胸片和血常规检查。

### （十三）宫颈癌合并妊娠

宫颈癌合并妊娠的情况较少见。国内报道占宫颈癌9.2‰～70.5‰。早期妊娠或妊娠期出现阴道出血均需常规作阴道窥器检查，若宫颈有可疑病变应作宫颈刮片细胞学检查、阴道镜检查、宫颈活检，以免漏诊和误诊。妊娠时行宫颈锥切术可导致孕妇与胎儿的不良后果，因此仅用于阴道镜检查异常和宫颈细胞学检查高度怀疑宫颈癌者，且手术时间应选择在妊娠中期。妊娠早期宫颈锥切术的流产率高达 33% 以上。必须指出，妊娠期宫颈鳞-柱交接部因受高水平雌激素影响而外移，移行带区的细胞可以出现不典型增生，类似原位癌，可不处理，产后常能够恢复正常。

关于宫颈癌 I a 期合并妊娠的处理，目前国内仍无成熟意见。国外根据宫颈锥切的病理诊断所采用的治疗方法供参考：① I a₁ 间质浸润深度≤3mm，无脉管浸润者，可维持妊娠至足月，经阴道分娩；若不需再生育者，于产后 6 周行全子宫切除术。② I a₂ 期：间质浸润深 3～5mm，伴脉管浸润者，妊娠也可维持至足月，分娩方式采用剖宫产，同时行广泛性子宫切除及盆腔淋巴结清扫术。

宫颈癌 I b 期合并妊娠一经确诊，应尽快行广泛性子宫切除及盆腔淋巴结清扫术。

宫颈癌 II～IV 期合并早期妊娠者，应先行体外照射治疗，待胎儿自然流产后再行腔内放疗；中、晚期妊娠者，应先剖宫取胎，然后给予常规体外及腔内放疗。

### （十四）宫颈癌的预防

1. 提倡晚婚、少育，开展性卫生教育，是降低宫颈癌发病率的有效措施。

2. 普及防癌知识，凡已婚女性，特别是围绝经期女性有月经异常或性交后出血者，应警惕宫颈癌的可能，及时就医。

3. 发挥女性防癌保健网作用，定期开展宫颈癌的普查普治，每 1～2 年一次，做到早发现、早诊断和早治疗。凡 30 岁以上女性至妇科门诊就诊者，应常规作宫颈刮片细胞学检查，有异常者应进一步处理。

4. 积极治疗中、重度宫颈糜烂等宫颈慢性炎症；及时诊断和治疗 CIN，以阻断宫颈癌的发生。

# 第三节 子宫肿瘤
## 一、子宫肌瘤

子宫肌瘤是指发生在人体子宫的主要由平滑肌细胞增生形成，其间伴有少量纤维结缔组织的良性肿瘤，为女性生殖器最常见的良性肿瘤，也是人体最常见的肿瘤。常见于 30～50 岁女性，其中以 40～50 岁最常见，20 岁以下少见。其在人群中的发病率较难统计，根据尸检资料，35 岁以上女性约 20% 患有子宫肌瘤，因大部分肌瘤很小，患者常无症状，因此临床报道的发病率较其真实的发病率明显偏低。

### （一）子宫肌瘤病因

本病确切病因尚不清楚。雌激素水平或受体功能异常可能与子宫肌瘤的发生有一定关系，有以下证据：子宫肌瘤细胞中雌激素受体和组织中雌二醇含量较正常子宫组织高；且雌激素可刺激子宫肌瘤体积增大，故子宫肌瘤多发生于生育年龄女性，绝经后肌瘤停止生长，甚至萎缩；孕激素可刺激子宫肌瘤细胞核分裂，也可促进肌瘤生长。

### （二）子宫肌瘤的分类

子宫肌瘤按其生长部位分为宫体肌瘤（占 92%）和宫颈肌瘤（占 8%）。按肌瘤与子宫壁的关系分为 3 类（图 5-10）：

**1. 肌壁间肌瘤** 肌瘤位于子宫肌壁内，周围均被肌层所包围。此型占子宫肌瘤所有分型的 60%～70%。

**2. 浆膜下肌瘤** 肌瘤向子宫浆膜面生长，突起于子宫表面，此型约占子宫肌瘤所有分型的 20%。肌瘤表面仅由子宫浆膜覆盖。若瘤体继续向浆膜外生长，仅有一蒂与子宫肌

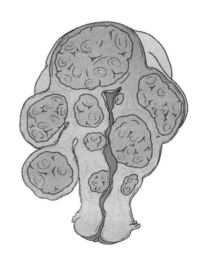

图 5-10 子宫肌瘤的分类

壁相连，形成带蒂浆膜下肌瘤，营养由蒂部血管供应。当肌瘤继续增大时，可因供血不足导致瘤体变性、坏死。若蒂部扭转断裂，肌瘤脱落至腹腔或盆腔，则形成游离性肌瘤。若肌瘤长在宫体侧壁并向子宫旁生长，突入阔韧带前后叶之间则称阔韧带内肌瘤。

**3. 黏膜下肌瘤** 肌瘤突向子宫黏膜方向生长，突出于宫腔，其表面仅由黏膜覆盖，称为黏膜下肌瘤。此型占子宫肌瘤所有分型的 10%～15%。单个或多个，使宫腔变形增大，子宫内膜面积增大，但子宫外形多无明显变化。黏膜下肌瘤易形成蒂，在宫腔内生长，常引起子宫收缩，致使肌瘤被挤至子宫颈甚至突入阴道。

### （三）子宫肌瘤病理

**1. 巨检** 肌瘤为实质性球形结节，表面光滑，与周围肌层组织有明显界线。虽无包膜，因肌瘤周围的子宫肌层受瘤体的长期挤压形成假包膜，故肌层与肌瘤间有一层疏松间隙区域，手术切开包膜后肿瘤容易剥出。血管由肌层穿入假包膜供给肌瘤营养，假包膜中的血管呈放射状，血管壁缺乏外膜，受压后易引起循环障碍而使肌瘤发生退行性变；肌瘤越大，血管越多越粗。肌瘤常为白色，质硬，切面为旋涡状结构。肌瘤颜色与硬度随纤维组织含量的多少而变化：若含平滑肌较多，色略黄，质较软；若含纤维组织较多则色较白，质较硬。

**2. 镜检** 因子宫肌瘤为来自子宫肌层的平滑肌细胞或肌层血管壁的平滑肌细胞，因此肌瘤在镜下常为皱纹状排列的平滑肌纤维相互交叉而成，呈旋涡状，其间掺有多少不等的纤维结缔组织。细胞大小均匀，呈卵圆形或杆状，核染色较深。

### （四）子宫肌瘤变性

子宫肌瘤失去其原有的典型结构时称为子宫肌瘤变性，常见的变性有：

**1. 玻璃样变** 此型最多见。变性组织局部见均匀的透明样物质，色苍白，肌瘤剖面原有的旋涡状结构消失。镜下见病变区域肌细胞消失，变为均匀粉红色无结构区，变性区与非变性区界线清楚。

**2. 囊性变** 常继发于玻璃样变，因肌瘤组织坏死、液化可形成大小不等的囊腔，其间由结缔组织相隔，也可融合成一个大的囊腔，囊内包含清澈无色液体，也可自然凝固成胶冻状物。镜下见囊腔壁由玻璃样变的肌瘤组织构成，囊腔内壁无上皮衬托。

**3. 红色变** 此类型是肌瘤的一种特殊类型的坏死，其原因尚不清楚。多见于妊娠期或产褥期。肌瘤内血管发生破裂，出血弥散于组织内，致肌瘤体积迅速增大。肌瘤剖面呈暗红色，如半熟的烤牛肉状，腥臭，质软，旋涡状结构消失。镜下见假包膜内大静脉及瘤体内小静脉栓塞，并伴有溶血，肌细胞减少，较多脂肪小球沉积。

**4. 肉瘤变** 肌瘤恶变即为肉瘤变。少见，国内资料报道该型发病率为 0.4%～0.8%。多见于年龄偏大女性。因无明显症状，易被忽略。若肌瘤在短期内体积迅速增大或伴有不规则阴道出血，应考虑有肉瘤变的可能；另外，绝经后女性肌瘤增大，更应警惕恶变的发生。肉瘤变的组织变软，质脆，切面灰黄色，似生鱼肉状。

**5. 钙化** 此型多见于蒂部狭小、供血不足的浆膜下肌瘤及绝经后女性的肌瘤。常因脂肪变性后，进一步分解出的三酰甘油与钙盐结合成碳酸钙石，形成营养不良性钙化。镜下见钙化区为层状沉积，呈圆形或不规则形，苏木素染色有深蓝色微细颗粒浸润。

### （五）临床表现

**1. 症状** 子宫肌瘤患者大多无明显症状，仅在盆腔检查时偶被发现。症状出现与肌瘤部位、生长速度及肌瘤变性关系密切，但与肌瘤大小、数目多少关系不大。常见有以下症状。

（1）月经改变：此为最常见症状。大的肌壁间肌瘤可使内膜面积增大、宫缩不良导致月经量增多、周期缩短、经期延长或不规则阴道流血等。黏膜下肌瘤患者临床表现常为月经量过多，随肌瘤体积的增大，可出现经期延长，若肌瘤发生坏死、溃疡、合并感染，则有持续性或不规则阴道流血或脓血性液体排出等。浆膜下肌瘤及肌壁间小肌瘤患者常无明显月经改变，若合并子宫内膜增生过长，也可引起月经紊乱。

（2）腹块：子宫肌瘤较大时，患者常自诉腹部胀大，下腹正中可扪及肿块。当清晨膀胱充盈时，子宫向上方推移，更易扪及质硬、形状不规则的下腹部肿块。

（3）白带增多：子宫肌瘤使子宫腔面积增大，内膜腺体分泌增多，或伴有盆腔充血等可致白带增多；悬吊于阴道内的黏膜下肌瘤，当合并感染及坏死时，可产生大量脓血性排液及腐肉样组织排出，伴臭味。

（4）腹痛、腰痛、下腹坠胀：子宫肌瘤患者常无腹痛，但当浆膜下肌瘤蒂扭转时可出现急性下腹痛，伴恶心、呕吐；肌瘤红色变时可出现腹痛剧烈、发热，肌瘤迅速增大等症状。较大的子宫肌瘤引起下腹坠胀、腰痛背痛等症状。

（5）压迫症状：当子宫肌瘤增大时，若向子宫前方压迫膀胱，可引起尿频、排尿障碍、尿潴留等；若向侧旁压迫输尿管，可致肾盂积水；若向子宫后方压迫直肠，可致排便困难。

（6）不孕：有文献报道子宫肌瘤所致不孕占不孕总发病率的 25%～40%。可能的原因：黏膜下肌瘤或肌壁间肌瘤可使宫腔变形，妨碍受精卵着床或压迫输卵管使之扭曲而导致不孕。

（7）继发性贫血：子宫肌瘤可导致长期月经过多致继发性贫血。.

**2. 体征**　子宫肌瘤患者体征与肌瘤数目、大小、位置及有无变性有关。子宫肌瘤较大时可在腹部扪及质硬、不规则、结节状肿物。妇科检查：肌壁间肌瘤时子宫常增大，表面不规则、质硬、单个或多个结节状突起；浆膜下肌瘤可扪及质硬、球状或半球形肿物，且与子宫相连；黏膜下肌瘤子宫多为均匀增大，有时宫口扩张，肌瘤堵塞于子宫口内或脱出在阴道内，表面呈红色、光滑、质硬；合并感染时表面有渗出或溃疡形成，排液增多伴臭味。

## （六）诊断及鉴别诊断

根据病史、症状和体征，子宫肌瘤的诊断多无困难。若症状不明显或有囊性病变的肌瘤有时诊断困难。通常借助 B 超、宫腔镜、腹腔镜、子宫输卵管造影、CT 或 MRI 等辅助检查协助确诊。子宫肌瘤需与下列疾病鉴别：

**1. 妊娠子宫**　肌瘤囊性变可误诊为妊娠子宫，而先兆流产也可误诊为子宫肌瘤。可借助尿或血 β-HCG 测定、多普勒超声、盆腔 B 超检查以协助诊断。

**2. 子宫腺肌病或子宫腺肌瘤**　此类患者多有继发性痛经、进行性加重病史；并伴有经量过多、子宫常均匀增大，子宫很少超过妊娠 3 个月的子宫大小，有经期子宫增大、经后缩小的特征。而子宫肌瘤患者子宫呈局限性、质硬的结节状突起。可借超声及 MRI 协助诊断，但有时两者鉴别较困难，须借助病理学检查方可确诊。

**3. 卵巢肿瘤**　此类患者一般无月经改变，多为单侧的囊性肿块，能与子宫分开。但实质性卵巢肿瘤常误诊为有蒂浆膜下肌瘤；而肌瘤囊性病变可被误诊为卵巢囊肿。此时应详细询问病史，仔细行三合诊检查，注意肿块与子宫的关系。 B 超可协助诊断；对鉴别有困难者可应用腹腔镜检查以明确诊断。

**4. 盆腔炎性块物**　此类患者常有盆腔感染病史。肿物边界不清，与子宫粘连或不粘连，有压痛，抗炎治疗后症状、体征好转。有时 B 超检查可协助鉴别。

**5. 子宫畸形**　患者自幼即有此表现，无月经改变症状。借助 B 超检查、子宫输卵管造影、腹腔镜检查可协助诊断。

## （七）治疗

子宫肌瘤的治疗必须根据患者年龄、有无生育要求、症状、肌瘤大小等情况综合考虑。

**1. 随访观察**　由于子宫肌瘤的恶变率很低，对于无症状的、小的肌瘤，通常不需治疗，尤其对发生于近绝经年龄女性,治疗后每 3～6 个月随访一次。若在随访期间发现肌瘤增大或症状明显,再考虑进一步治疗。

**2. 药物治疗** 若增大的子宫体积范围在妊娠 2 个月大小以内，且症状不明显或较轻，接近绝经年龄及全身情况不能手术者，可给予药物对症治疗。

（1）雄激素：有对抗雌激素，致使子宫内膜萎缩作用；另外可直接作用于子宫平滑肌，使其收缩而减少出血，并使近绝经期患者提早绝经。常用药物：丙酸睾酮 25mg 肌内注射，每 5 日一次，月经来潮时 25mg 肌内注射，每日一次共 3 次，但每月总量不超过 300mg，以免引起男性化。

（2）促性腺激素释放激素类似物（GnRH-α）：具有抑制垂体及卵巢的功能，可降低雌激素水平，连续用药 3 个月，可使瘤体缩小 50%。适应证：术前缩小肌瘤，减少术中出血；绝经过渡期子宫肌瘤，伴经量多、继发性贫血的患者。常用药物：亮丙瑞林 3.75mg，每 4 周皮下注射一次，连续使用 3～6 个月。用药期间闭经，使贫血逐渐纠正，肌瘤缩小，可减少手术中的出血，有利于腔镜下手术。部分绝经过渡期的患者可顺利过渡到绝经。但停药后肌瘤又逐渐增大至原来大小，且 GnRH-α 制剂不宜长期持续使用，长期应用可因雌激素缺乏导致骨质疏松。其不良反应主要是围绝经期综合征症状。

**3. 手术治疗** 手术适应证：子宫体积≥妊娠子宫 2 个半月大小；有明显压迫症状；月经过多继发贫血者。手术方式有：

（1）肌瘤切除术：此手术适用于 35 岁以下、未婚或已婚未生育或希望保留生育功能的患者。可经开腹或经腹腔镜下切除肌瘤。突出宫颈口或阴道内的黏膜下肌瘤经阴道或经宫腔镜切除。

（2）子宫切除术：对肌瘤较大、症状明显、经药物治疗无效、无须保留生育功能或疑有恶变者，可行子宫次全切除术或子宫全切术。50 岁以下、卵巢外观正常者可保留卵巢。

### （八）子宫肌瘤合并妊娠

子宫肌瘤合并妊娠的发病率占肌瘤患者的 0.5%～1.0%，占妊娠女性的 0.3%～0.5%。因肌瘤小又无症状，在妊娠分娩过程中易被忽略，故子宫肌瘤合并妊娠的实际发病率远较上述统计高。

妊娠合并子宫肌瘤时，对妊娠和分娩均有一定影响。黏膜下肌瘤可阻碍受精卵着床致不孕或早期流产。较大的肌壁间肌瘤由于机械性阻碍或宫腔变形易导致流产。妊娠期的子宫充血，组织水肿，平滑肌细胞肥大，肌瘤明显增大，但分娩后肌瘤逐渐缩小。妊娠期易发生红色变，患者可出现剧烈腹痛伴恶心、呕吐、发热、白细胞计数升高，肌瘤迅速增大，确诊后应采用保守治疗，包括卧床休息、纠正水电解质失衡，冰袋冷敷下腹部及适当应用镇静剂和止痛剂，多数患者可好转不需手术治疗。浆膜下肌瘤可发生慢性或急性蒂扭转，导致肌瘤坏死、感染、化脓等。较大子宫肌瘤于妊娠期可使胎位异常，致使胎儿生长受限、胎盘低置或前置等；在分娩过程中可发生产道阻塞、胎先露部下降困难而难产，还可引起子宫收缩乏力而导致产程延长、产后出血等。妊娠合并子宫肌瘤多能自然分娩，但应预防产后出血。若子宫肌瘤阻碍胎儿下降时应行剖宫产术。剖宫产时是否同时切除子宫肌瘤，需根据子宫肌瘤大小、部位和患者的情况决定。

## 二、子宫内膜癌

子宫内膜癌又称子宫体癌，是指一组原发于子宫内膜的恶性肿瘤，大多数为起源于子宫内膜腺体的腺癌。其为女性生殖道常见三大恶性肿瘤之一，高发年龄为 58～61 岁，约占女性癌瘤总数的 7%，占女性生殖道恶性肿瘤的 20%～30%，近年发病率有上升趋势，已趋于接近甚至超过宫颈癌。

### （一）病因

子宫内膜癌确切病因仍不清楚，可能与下列因素有关：

**1. 雌激素的长期持续刺激** 子宫内膜受雌激素的长期持续刺激，又无孕激素拮抗，可发生子宫内膜增生症甚至癌变。单纯型增生者发展为子宫内膜癌约占 1%；复杂型增生约为 3%；而不典型增生约为 30%。长期雌激素的持续刺激临床上常见于无排卵性疾病（如无排卵性功能失调性子宫出血、多囊卵巢综合征，排卵障碍的不孕症）、分泌雌激素的卵巢肿瘤（颗粒细胞瘤、卵泡膜细胞瘤）、长期使用单一雌激素的绝经后妇女及长期服用他莫昔芬的患者。

**2. 体质因素** 子宫内膜癌易发生于肥胖、患高血压或糖尿病的女性。目前认为肥胖者雄烯二酮在脂肪组织中经芳香化酶作用转化成雌酮的转换率增加，长期过多的雌酮刺激可导致子宫内膜癌的发生。一般将肥胖、高血压、糖尿病，称为子宫内膜癌三联征。

**3. 遗传因素** 约20%子宫内膜癌患者有家族史。

### （二）病理

**1. 巨检** 子宫内膜癌的组织学类型虽然很多，但各种不同组织类型癌的肉眼表现没有明显区别。病变多见于宫底部内膜，以两子宫角附近居多。依病变形态和范围分为：

（1）弥漫型：此型患者子宫内膜大部或全部被癌组织侵犯，癌灶常呈菜花样从内膜层向宫腔突出，充满宫腔甚至脱出于宫口外。癌组织呈灰白或淡黄色，可伴有出血、坏死或溃疡灶（图5-11）。病变虽广泛累及内膜，但较少浸润肌层，晚期可侵犯肌壁全层及宫颈管，癌灶阻塞宫颈管可致宫腔积脓。

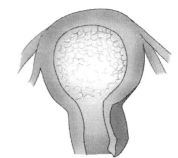

图5-11 弥漫型子宫内膜癌

（2）局限型：此型癌灶局限于宫腔的某部分，多见于宫底部或宫角部，呈息肉或菜花状，表面有溃疡，易出血。极早期病变很小，诊刮时可能将其刮净。局限型癌灶易侵犯肌层，有时病变虽小，但却已浸润深肌层。

**2. 镜检** 最常见为内膜样腺癌，其他有腺癌伴鳞状上皮分化，还有浆液性腺癌、透明细胞癌等特殊类型。

（1）内膜样腺癌：此型临床上最常见，约占80%。表现为内膜腺体高度异常增生，上皮复层，并形成筛孔状结构。癌细胞异型性明显，核大、深染、不规则，核分裂活跃，分化差的腺癌腺体少，腺结构消失，成实性条索或片状癌巢。

1988年国际妇产科联盟（FIGO）提出内膜样腺癌按分化程度，以结构分级法分为3类：Ⅰ级（高分化腺癌），非鳞状或桑葚状实性生长区域≤5%；Ⅱ级（中分化腺癌），非鳞状或桑葚状实性生长区域占6%～50%；Ⅲ级（低分化腺癌），非鳞状或桑葚状实性生长区域>50%。

（2）腺癌伴鳞状上皮分化：指腺癌组织中含有鳞状上皮成分。按鳞状上皮的良恶性分，良性为腺角化癌，恶性为鳞腺癌，介于两者之间称腺癌伴鳞状上皮不典型增生。

（3）浆液性腺癌：是癌细胞向输卵管上皮分化而形成，其形态特征与输卵管癌和卵巢浆液性癌十分相似。癌细胞形成复杂分支的乳头，核异型性较大，约1/3患者伴沙粒体。此型恶性程度很高，易广泛累及肌层、脉管及发生淋巴转移；无明显肌层浸润时，也可能发生腹膜播散。常见于老年患者。

（4）透明细胞癌：此型癌细胞呈实性片状、腺管状或乳头状排列，癌细胞胞质丰富、透亮，核异型性居中，或由靴钉状细胞组成，恶性程度较高，易发生早期转移。

### （三）转移途径

子宫内膜癌生长缓慢，局限在内膜时间较长，但也有极少数进展较快。转移途径主要为直接蔓延、淋巴转移，晚期有血行转移。

**1. 直接蔓延** 癌灶可沿子宫内膜蔓延生长，向上经子宫角至输卵管，向下至子宫颈管及阴道。也可向肌层浸润，穿透子宫肌壁层累及浆膜层并延至输卵管和卵巢。亦可广泛种植在盆腔腹膜、直肠子宫陷凹及大网膜。

**2. 淋巴转移** 当癌肿浸润至深肌层，或扩散到宫颈管，或癌组织分化不良时，易发生淋巴转移。其转移途径与癌灶生长部位有关。子宫底部癌灶沿阔韧带上部淋巴管网，经骨盆漏斗韧带至卵巢，向上至腹主动脉旁淋巴结；子宫角部癌灶沿圆韧带至腹股沟淋巴结；子宫下段及子宫颈管癌灶与宫颈癌淋巴转移途径相同，可至子宫旁、髂内、髂外及髂总淋巴结；子宫后壁癌灶可沿宫骶韧带扩散到直肠淋巴结。内膜癌也可向子宫前方扩散到膀胱淋巴结，亦可通过淋巴逆行引流累及阴道前壁。

**3. 血行转移**　临床少见。晚期患者可经血行转移至全身各器官，常见部位为肺、肝、骨等。

### （四）临床分期

子宫内膜癌临床分期至今仍沿用国际妇产科联盟（FIGO）的临床分期表（表 5-3），对手术治疗者采用手术病理分期表（表 5-4）。

**表 5-3　子宫内膜癌临床分期（FIGO）**

| 分期 | 肿瘤范围 |
| --- | --- |
| 0 期 | 腺瘤样增生或原位癌（不列入治疗效果统计） |
| Ⅰ期 | 癌局限于宫体 |
| Ⅰa 期 | 宫腔长度≤8cm |
| Ⅰb 期 | 宫腔长度>8cm |
| Ⅱ期 | 癌已侵犯宫颈 |
| Ⅲ期 | 癌扩散至子宫以外盆腔内（阴道或宫旁组织可能受累，但未超出真骨盆） |
| Ⅳ期 | 癌超出真骨盆或侵犯膀胱黏膜或直肠黏膜，或有盆腔以外的播散 |
| Ⅳa 期 | 癌侵犯附近器官，如直肠、膀胱 |
| Ⅳb 期 | 癌有远处转移 |

根据组织学分类分为 3 个亚期：$G_1$ 高分化腺癌；$G_2$ 中分化腺癌；G3 未分化癌。

**表 5-4　子宫内膜癌手术病理分期（FGIO，2009 年）**

| | |
| --- | --- |
| Ⅰ期 | 肿瘤局限于子宫体 |
| ⅠA | 肿瘤浸润深度<1/2 肌层 |
| ⅠB | 肿瘤浸润深度≥1/2 肌层 |
| Ⅱ期 | 肿瘤侵犯宫颈间质，但无宫体外蔓延 |
| Ⅲ期 | 肿瘤局部和(或)区域扩散 |
| ⅢA | 肿瘤累及子宫浆膜和(或)附件 |
| ⅢB | 肿瘤累及阴道和(或)宫旁组织 |
| ⅢC | 盆腔淋巴结和(或)腹主动脉旁淋巴结转移 |
| ⅢC1 | 盆腔淋巴结转移 |
| ⅢC2 | 腹主动脉旁淋巴结转移伴(或不伴)盆腔淋巴结转移 |
| Ⅳ期 | 肿瘤侵及膀胱和(或)直肠黏膜和(或)远处转移 |
| ⅣA | 肿瘤侵及膀胱和(或)直肠黏膜 |
| ⅣB | 远处转移，包括腹腔内和(或)腹股沟淋巴结转移 |

### （五）临床表现

**1. 症状**　子宫内膜癌患者极早期常无症状，一旦出现症状则表现为：

（1）阴道出血：患者可表现为绝经后阴道出血或围绝经期月经紊乱，出血量不多，大量出血者少见，出血呈持续性或间歇性，未绝经者则表现为经量增多，经期延长或经间期出血。

（2）阴道排液：为癌瘤渗出液或感染坏死的表现，早期为浆液性或血性液体，晚期合并感染则为脓血性排液，伴有恶臭。

（3）疼痛：本病早期不引起疼痛。晚期癌瘤浸润周围组织或压迫神经可引起下腹及腰骶部疼痛，并向下肢及足部放射。若癌灶侵犯宫颈并堵塞宫颈管导致宫腔积脓，可出现下腹胀痛及阵发性腹痛。

（4）全身症状：晚期患者可出现贫血、消瘦、发热及恶病质等全身症状。

**2. 体征** 早期患者妇科检查无明显异常。当病情逐渐发展，可致子宫增大、质软；由于绝经后妇女子宫已萎缩，如果扪及正常大小的子宫应视为异常。晚期偶见癌组织自宫口脱出，质脆，触之易出血。若合并宫腔积脓，则表现为子宫明显增大，质极软。癌灶向周围浸润，则子宫固定或在宫旁或盆腔内扪及不规则结节块状物。

## （六）诊断

除根据上述病史、症状和体征外，确诊需依靠分段诊刮病理学检查。

**1.** 根据患者上述症状及体征，应考虑子宫内膜癌的可能，对于绝经后出现不规则阴道出血或绝经过渡期妇女月经紊乱或应用性激素治疗 3 个疗程后无效，均应进行相应的辅助检查以排除子宫内膜癌。应注意以下高危因素：如子宫内膜癌三联征（肥胖、高血压、糖尿病）、长期服用雌激素或他莫昔芬药物、绝经延迟、不孕及有肿瘤家族史等。诊断步骤如图 5-12。

**2. 辅助诊断**

（1）B 超检查：此检查可见早期子宫正常大小，宫腔线紊乱、中断。典型子宫内膜癌声像为子宫增大或绝经后子宫相对增大，子宫腔内见实质不均回声区，形态不规则，子宫腔线消失，有时可见肌层内不规则回声紊乱区，边界不清，由此可作出肌层浸润的诊断。

（2）分段诊刮：此检查是确诊子宫内膜癌最常用最可靠的方法。具体操作为先用小刮匙环刮宫颈管，再用探针探测宫腔深度，最后进行宫腔搔刮，刮出物分瓶标记送病理学检查。分段刮宫操作要小心，当刮出多量豆腐渣样组织疑为子宫内膜癌时，只要刮出物足够送病理学检查，即应停止操作，以免造成子宫穿孔。

（3）细胞学检查：此检查一般从阴道穹后部或子宫颈管吸取分泌物涂片找癌细胞，阳性率不高。具体操作为用特制的宫腔吸管或宫腔刷置于宫腔内，吸取分泌物涂片找癌细胞，阳性率可达 90%，但只有筛查的作用，不能作为诊断依据，最后确诊仍需根据病理学检查结果。

（4）宫腔镜检查：此检查能直接观察子宫颈、子宫腔的情况，发现病灶并定位活检，可提高活检确诊率，避免常规诊刮漏诊，并可观察病变范围，宫颈管有无受累等，协助术前进行临床分期。

（5）CT、MRI、淋巴造影等检查：有条件者可选用 CT 或 MRI 检查用于了解子宫腔、子宫颈病变，肌层浸润深度，淋巴结有无肿大等。淋巴造影可用于术前检查预测淋巴结有无转移，但操作较复杂，穿刺困难，临床上难以推广应用。

## （七）鉴别诊断

**1. 功能失调性子宫出血** 本病主要表现为月经紊乱，如经量增多、经期延长、经间期出血或不规则流血等，与子宫内膜癌的症状相似。临床上难以鉴别，需行分段诊刮方可确诊。

**2. 老年性阴道炎** 本病主要表现为血性白带，需与子宫内膜癌鉴别。前者可见阴道壁充血或散在出血点，后者则阴道壁正常，排液来自子宫颈管内。老年女性还须注意两种情况并存的可能。

**3. 子宫黏膜下肌瘤或内膜息肉** 本病主要表现为月经过多及经期延长，需与子宫内膜癌鉴别。及时行分段诊刮、宫腔镜检查及 B 超检查等可确诊。

**4. 原发性输卵管癌** 本病主要表现为阵发性阴道排液、阴道出血和下腹疼痛。分段诊刮阴性，子宫旁可扪及块物，而子宫内膜癌刮宫为阳性，子宫旁无块物扪及。B 超检查有助于鉴别。

**5. 老年性子宫内膜炎合并子宫腔积脓** 本病常表现为阴道排液增多，排液呈浆液性、脓性或脓血性。子宫正常大或增大变软，扩张子宫颈管及诊刮即可明确诊断。本病扩张宫颈管后即见脓液流出，刮出物见炎性细胞，无癌细胞。子宫内膜癌合并子宫腔积脓时，需刮出组织物，病理学检查即能确诊。

**6. 宫颈管癌、子宫肉瘤** 两者均可表现为不规则阴道出血及排液。其中宫颈管癌病灶位于子宫颈管内，子宫颈管扩大形成桶状子宫颈。子宫肉瘤一般多在子宫腔内导致子宫增大。分段诊刮及子宫颈活检即能鉴别。

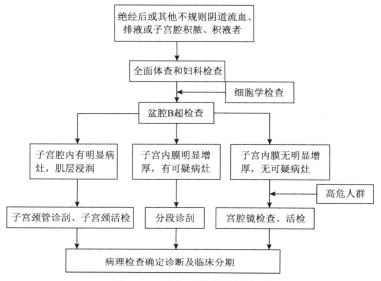

图 5-12  子宫内膜癌诊断步骤

## （八）治疗

子宫内膜癌治疗应根据子宫大小、浸润肌层的深度、是否累及子宫颈管、癌细胞分化程度及患者全身情况等制订最佳的治疗方案，对子宫内膜癌患者进行个体化的治疗已成为当前总趋势。主要的治疗为手术、放疗及药物治疗，可单独或综合应用。

**1. 手术治疗** 为首选治疗方法。Ⅰ期患者应行筋膜外全子宫切除术及双侧附件切除术，存在以下任何一种高危因素均应行盆腔及腹主动脉旁淋巴结取样和（或）清扫术：①特殊病理类型如透明细胞癌、浆液性癌、鳞状细胞癌；②$G_3$的内膜样癌；③侵犯肌层深度＞1/2；④癌肿直径＞2cm；⑤疑有盆腔淋巴结、附件、腹主动脉旁淋巴结转移者。Ⅱ期患者应行广泛子宫切除术及双侧盆腔淋巴结和腹主动脉旁淋巴结清扫术。当癌肿进入腹腔后应立即取腹水，若无腹水则注入生理盐水 200ml 冲洗腹腔，取腹水或腹腔冲洗液离心沉淀后查找癌细胞。

**2. 放疗** 腺癌虽对放射线不敏感，但有以下情况者应进行放疗：①Ⅰ期患者腹水中找到癌细胞或深肌层已有癌浸润，淋巴结可疑或已有转移，手术后均需加用放疗。放疗多采用 $^{60}Co$ 或直线加速器体外照射。②Ⅱ、Ⅲ期患者根据病灶大小，可在术前加用腔内照射或体外照射。腔内照射结束后 1～2 周内进行手术，体外照射结束 4 周后进行手术。③老年或有严重合并症不能耐受手术及Ⅲ、Ⅳ期不宜手术者均可考虑放疗。

**3. 激素治疗**

（1）孕激素：对晚期或复发患者、不能手术切除或年轻、早期、要求保留生育功能者，可考虑孕激素治疗。各种人工合成的孕激素制剂如甲羟孕酮、己酸孕酮等均可应用。用药剂量要大，甲羟孕酮 200～400mg/d；己酸孕酮 500mg，每周 2 次，至少用 10～12 周才能评价有无效果。其作用机制可能是作用于癌细胞，延缓其 DNA 和 RNA 的复制，从而抑制癌细胞的生长。对分化好、生长缓慢、雌孕激素受体含量高的子宫内膜癌，孕激素治疗效果较好。孕激素治疗不良反应为水钠潴留、水肿、体重增加、药物性肝炎等，停药后逐渐好转。

（2）抗雌激素制剂：他莫昔芬，为一种非甾体类抗雌激素药物，并有微弱雌激素作用，也可用于治疗子宫内膜肿瘤。

**4. 化疗** 晚期不能手术或治疗后复发者可考虑使用化疗，常用的化疗药物有顺铂、紫杉醇、阿霉素、氟尿嘧啶（5-FU）、环磷酰胺（CTX）、丝裂霉素（MMC）等。可单独应用，也可几种药物联合应用，并可与孕激素合并应用。子宫内膜浆液性癌患者手术后应给予化疗。化疗方法同卵巢上皮性癌。

## （九）随访和预防

**1. 随访** 患者完成治疗后应定期随访，及时发现有无复发。随访时间：术后 2 年内，每 3～6 个月随访 1 次；术后 3～5 年，每 6 个月至 1 年随访 1 次。随访检查内容：①盆腔检查（三合诊）；②阴道细胞学涂片检查；③胸片（6 个月至 1 年）；④晚期患者，可进行血清 CA125 检查，根据不同情况可选用 CT、MRI 检查等。

**2. 预防** 预防及早期发现内膜癌的措施：①普及防癌知识，定期防癌检查；②正确使用雌激素；③绝经过渡期女性月经紊乱或不规则阴道出血者、绝经后女性出现阴道出血者应高度警惕内膜癌；④注意高危因素，重视高危患者。

# 三、子宫肉瘤

子宫肉瘤（sarcoma of uterus）在临床上罕见，是恶性程度较高的女性生殖器肿瘤，来源于子宫肌层或肌层内结缔组织和子宫内膜间质，占子宫恶性肿瘤的 2%～4%。好发于围绝经期女性，高发年龄为 50 岁左右。

## （一）组织发生及病理

根据不同的组织发生来源，子宫肉瘤主要分为三大类：

**1. 子宫平滑肌肉瘤** 此型临床最多见，约占 45%，子宫平滑肌肉瘤来自子宫肌层或子宫血管壁平滑肌纤维，也可来自子宫肌瘤肉瘤样变。此型易发生盆腔血管、淋巴结及肺转移。巨检：肉瘤呈弥漫性生长，与子宫肌层无明显界线。若为肌瘤肉瘤样变，常从中心开始向周围播散。剖面失去旋涡状结构，常呈均匀切片或鱼肉状，色灰黄或黄红相间，半数以上见出血坏死。镜下见平滑肌细胞增生，细胞大小不一，排列紊乱，核异型性，染色质多、深染且分布不均，核仁明显，有多核巨细胞，核分裂象＞10/10HPF。

**2. 子宫内膜间质肉瘤** 此型来自子宫内膜间质细胞。分两类：

（1）低度恶性子宫内膜间质肉瘤：临床少见。有子宫旁组织转移倾向，较少发生淋巴结、肺转移。巨检：子宫球状增大，有多发性颗粒样、小团状突起，质如橡皮，富弹性，用镊夹起后能回缩，似拉橡皮筋感觉。剖面见子宫内膜层有息肉状肿块，黄色，表面光滑，切面均匀，无旋涡状排列。镜下见子宫内膜间质细胞侵入肌层肌束间，细胞质少，细胞异型少，核分裂象少（＜10/10HPF），细胞周围有网状纤维围绕，很少出血坏死。

（2）高度恶性子宫内膜间质肉瘤：此型临床少见，恶性程度较高。巨检见肿瘤向腔内突起呈息肉状，质软，切面灰黄色，鱼肉状，局部有出血坏死，向肌层浸润。镜下见内膜间质细胞高度增生，腺体减少、消失。瘤细胞致密，呈圆形或纺锤状，核大，分裂象多（＞10/10HPF），细胞异型程度不一。

**3. 子宫恶性中胚叶混合瘤** 此型肿瘤含肉瘤和癌两种成分，又称癌肉瘤。巨检可见肿瘤从子宫内膜长出，向子宫腔突出呈息肉样，多发性或分叶状，底部较宽或形成蒂状。晚期浸润周围组织。肿瘤质软，表面光滑，切面见小囊腔，内充满黏液，呈灰白或灰黄色。镜下见癌和肉瘤两种成分，并可见过渡形态。

## （二）临床表现

子宫肉瘤患者早期症状不明显。最常见的症状是不规则阴道出血，量或多或少，出血为向宫腔生长的肿瘤表面溃破引起。若合并感染坏死可有大量脓性分泌物排出，内含组织碎片，味臭。患者常诉下腹部块物迅速增大，晚期肿瘤向周围组织浸润，压迫周围组织，出现下腹痛、腰痛等。当肿瘤压迫直肠、膀胱时可出现相关脏器压迫症状。癌肿转移腹膜或大网膜时可出现血性腹水。晚期出现恶病质、消瘦、继发性贫血、发热等全身衰竭现象。妇科检查可见：子宫增大，质软，表面不规则。有时子宫口扩张，子宫口内见赘生物或经子宫口向阴道脱出息肉样或葡萄状赘生物，暗红色、质脆、触之易出血。

## （三）转移途径

子宫肉瘤的转移途径有直接蔓延、淋巴转移及血行转移。

## （四）诊断

根据患者病史、症状、体征，应疑有子宫肉瘤的可能。对于恶性中胚叶混合瘤和多数子宫内膜样间质肉瘤，分段刮宫是有效的辅助诊断方法。刮出物送病理学检查可确诊。因子宫肉瘤组织复杂，刮出组织太少易误诊为腺癌。有时取材不当仅刮出坏死组织可造成误诊或漏诊。若肉瘤位于肌层内，尚未侵犯子宫内膜，单靠刮宫无法诊断。B超及CT等检查可协助诊断，但最后确诊必须根据病理切片检查结果。手术切除的子宫肌瘤标本应逐个详细检查，有可疑时即作冰冻切片以确诊。由于子宫肉瘤易转移至肺部，故应行常规胸部X线摄片。

## （五）治疗

治疗原则应以手术为主。I期应行全子宫切除术及双侧附件切除术。宫颈肉瘤、子宫肉瘤II期、癌肉瘤应行广泛子宫切除术及双侧盆腔淋巴结清扫术，必要时行腹主动脉旁淋巴结活检或切除。根据病情早晚，术后加用化疗或放疗有可能提高疗效。恶性中胚叶混合瘤、高度恶性子宫内膜间质肉瘤对放疗较敏感。临床常用化疗方案是顺铂（P）、放线菌素D（A）、环磷酰胺（C）药物联合应用，5日为一疗程，静脉注射，每4周重复一疗程。目前认为阿霉素治疗平滑肌肉瘤较有效，顺铂、异环磷酰胺联合应用治疗恶性中胚叶混合瘤效果较好。低度恶性子宫内膜间质肉瘤细胞含雌孕激素受体，孕激素治疗有一定效果。

## （六）预后

子宫肌瘤肉瘤变的恶性程度较低，预后较好。恶性中胚叶混合瘤恶性程度高，预后差。子宫肉瘤患者的5年存活率仅为20%～30%。

# 第四节 卵 巢 肿 瘤

## 一、卵巢肿瘤概述

卵巢肿瘤是女性生殖器常见肿瘤，而卵巢恶性肿瘤是女性生殖器三大恶性肿瘤之一，至今仍缺乏有效的早期诊断方法，各期患者总的5年生存率徘徊在25%～30%，其死亡率居妇科恶性肿瘤的首位。

卵巢体积虽小，但在女性一生中它是一对起重要生殖内分泌功能的性腺。因其组织结构复杂，所以也是全身各器官中肿瘤类型最复杂、最繁多的部位。卵巢恶性肿瘤以卵巢上皮性肿瘤最常见，占卵巢癌的85%～90%。由于卵巢位于盆腔深处，早期常无症状，不易扪及，难以早期发现，约70%的卵巢恶性肿瘤患者确诊时已为中、晚期。因此，治疗效果差。

## 二、发病的高危因素

卵巢肿瘤的病因仍不清楚。临床资料显示上皮性肿瘤可能与一些高危因素有关，如促排卵药物（氯米芬）及促性腺激素的应用，导致持续排卵及卵巢生发上皮的过度刺激。此外，也可能与高胆固醇食物及遗传因素相关。

## 三、常见卵巢肿瘤的病理及临床特点

### （一）上皮性肿瘤

上皮性肿瘤为最常见的卵巢肿瘤，占卵巢肿瘤总发病率的 50%～70%。卵巢上皮性肿瘤来源于卵巢表面的生发上皮，生发上皮具有向各种苗勒上皮分化的潜能。若向输卵管上皮分化，则形成浆液性肿瘤；向子宫颈黏膜分化，则形成黏液性肿瘤；向子宫内膜分化，则形成子宫内膜样肿瘤。卵巢上皮性肿瘤有良性、交界性、恶性之分。交界性肿瘤为一种低度潜在恶性肿瘤，生长缓慢，转移率低，复发迟。

**1. 良性上皮性肿瘤**

（1）浆液性囊腺瘤：此类型为最常见的组织学类型（占卵巢肿瘤的40%），多发生于 20～40 岁的育龄女性。多为单侧，球形，大小不等，表面光滑，囊性，壁薄，囊内充满淡黄色清澈液体。其有单纯性及乳头状两种类型，前者为单房，壁薄光滑；后者常为多房，内见乳头，偶见囊外生长。镜下见囊壁为纤维结缔组织，内衬单层立方形或柱状上皮（图 5-13）。

（2）黏液性囊腺瘤：此类型占卵巢良性肿瘤的20%，多为单侧，呈圆形或卵圆形，表面光滑，灰白色，体积较大，或形成巨大囊性肿物。切面常多房，囊腔内充满胶冻状黏液。很少有内乳头。镜下见囊壁为纤维结缔组织，内衬单层高柱状上皮，可产生黏液。黏液性囊腺瘤偶尔可以发生自然破裂，黏液上皮种植在腹膜表面，可继续生长并分泌黏液，在腹膜表面形成许多黏液团块，可形成弥漫性腹膜黏液瘤或黏液性腹膜炎，引起腹腔内广泛的粘连。

**2. 交界性上皮性肿瘤**　此类型常见于 30～60 岁女性，浆液性多呈双侧，乳头多向外生长；而黏液性多为单侧，常为多房；组织学特点为乳头分支纤细而稠密，上皮呈复层，但不超过 3 层，细胞核呈轻度核异型，核分裂象<1/HPF，最重要的组织学根据是无间质浸润。生长较缓慢，可合并腹水或发生种植性转移，有 10%～15%患者可发生晚期复发。预后较好，患者 5 年存活率达 90%以上。

**3. 恶性上皮性肿瘤**

（1）浆液性囊腺癌：此类型为最常见的卵巢恶性肿瘤，占原发性卵巢癌的45%～50%，多为双侧，体积较大，囊实性。表面呈结节状或分叶状，灰白色，或有乳头状增生，切面为多房，腔内充满乳头，质脆，易出血、坏死，囊内液混浊。镜下见囊壁上皮异常增生，复层排列，一般在 4～5 层及以上，癌细胞为立方形或柱状，细胞异型明显，并向间质浸润。患者 5 年存活率约为 30%（图 5-14）。

（2）黏液性囊腺癌：此类型占原发性卵巢癌的 10%。单侧多见，瘤体积较大，囊壁可见乳头或实质区，切面呈囊实性，内乳头多见，囊内液混浊或呈血性。镜下见腺体密集，间质较少，腺上皮超过 3 层，细胞异型性明显，并有间质浸润。预后较浆液性囊腺癌好，患者 5 年存活率为 40%～50%（图 5-15）。

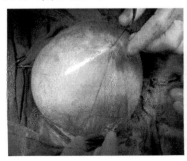

图 5-13　浆液性囊腺瘤

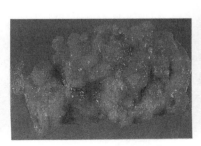

图 5-14　浆液性囊腺癌

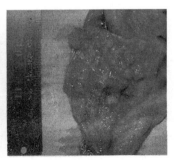

图 5-15　黏液性囊腺癌

（3）卵巢内膜样腺癌：此类型占原发性卵巢癌的 10%～24%。单侧多见，中等大，囊性或实性，有乳头生长，囊液多为血性。镜下特点与子宫内膜样腺癌极相似，多为腺癌或腺棘皮癌，有 20%的病例同时伴有子宫内膜癌，且不易鉴别何者为原发病灶。患者 5 年存活率为 40%～50%。

## （二）卵巢生殖细胞肿瘤

卵巢生殖细胞肿瘤为一组来源于原始生殖细胞的卵巢肿瘤。其发病率仅次于上皮性肿瘤，好发于儿童及青少年期，青春期前发病率占 60%～90%。生殖细胞有分化为三种不同的胚层组织的潜能，因此，生殖细胞不同的分化阶段可发生不同种类的肿瘤（图 5-16）。

**1. 畸胎瘤** 为由多胚层组织构成的肿瘤，肿瘤多数成熟，少数未成熟。质地多数为囊性，少数为实性。

（1）成熟畸胎瘤：此类型属良性肿瘤，又称皮样囊肿，为最常见的卵巢肿瘤，占生殖细胞肿瘤的 85%～97%。肿瘤可含外、中、内三个胚层组织，可发生在任何年龄，以 20～40 岁居多。单侧多见，双侧仅占 10%～17%，圆形或卵圆形，中等大，表面光滑，壁薄质韧。切面多为单房，腔内可充满油脂和毛发，有时可见牙齿或骨质。囊腔内突出物形成头节，头节的上皮易恶变，恶变率为 2%～4%，多发生于绝经期后女性（图 5-17）。偶见向单一胚层分化的高度特异性畸胎瘤如卵巢甲状腺肿，可分泌甲状腺激素，甚至引起甲亢。

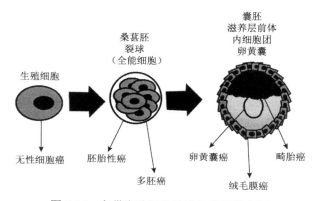

图 5-16 卵巢生殖细胞肿瘤的组织学来源

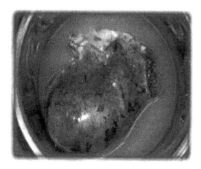

图 5-17 成熟畸胎瘤

（2）未成熟畸胎瘤：此类型属恶性肿瘤，可含 2～3 胚层。肿瘤由分化程度不同的未成熟胚胎组织构成，主要为原始神经组织，好发于青少年。肿瘤多为实性，局部可有囊性区域，肿瘤恶性程度根据未成熟组织所占比例、分化程度及神经上皮含量而定。复发率高，且早期发生广泛转移，但复发后再次手术时，可见肿瘤组织有向成熟转化的特点，这种情况称为恶性程度"逆转现象"。

**2. 无性细胞瘤** 此类型为中等恶性的实性肿瘤，约占卵巢恶性肿瘤的 5%。好发于青春期及生育期女性。多为单侧，圆形或椭圆形，实性，有包膜，灰白色，表面呈结节状或分叶状。易发生淋巴转移，对放疗极度敏感。纯无性细胞瘤患者的 5 年存活率可达 90%。

**3. 内胚窦瘤** 又名卵黄囊瘤，恶性程度高，多见于青少年及年轻女性，多为单侧，肿瘤为圆形，表面光滑，呈分叶状，有包膜，切面部分囊性，囊内为胶冻状液，生长迅速，伴有出血坏死区，呈灰黄色，质脆易破裂。镜下见疏松网状和内皮窦样结构。瘤细胞产生甲胎蛋白（AFP），使患者血清 AFP 浓度升高。血清 AFP 水平检测可作为内胚窦瘤诊断及随访监测的重要指标。

## （三）卵巢性索间质肿瘤

卵巢性索间质肿瘤仅占卵巢恶性肿瘤的 5%～8%，包括由性腺间质来源的颗粒细胞、卵泡膜细胞、成纤维细胞、支持细胞或间质细胞发生的肿瘤。

**1. 颗粒细胞瘤**　此类型为低度恶性肿瘤，占性索间质肿瘤的 80% 左右，可发生于任何年龄，高发年龄为 45～55 岁。肿瘤能分泌雌激素，产生相应的雌激素过多的症状。多为单侧，双侧极少见。体积大小不一，圆形或椭圆形，呈分叶状，表面光滑，实性或部分囊性，切面组织脆而软，伴出血坏死灶。典型患者镜下见颗粒细胞环绕成小圆形囊腔，菊花样排列，即 Call-Exner 小体，囊内有嗜伊红液体。预后良好，患者 5 年存活率达 80% 以上，少数在治疗多年后复发。

**2. 卵泡膜细胞瘤**　此类型为有内分泌功能的卵巢实性肿瘤，因能分泌雌激素，故有女性化作用。常与颗粒细胞瘤合并存在，但也有纯卵泡膜细胞瘤。一般为良性肿瘤，多为单侧，大小不一。圆形或卵圆形，也有分叶状。表面被覆有光泽、薄的纤维包膜。切面实性，灰白色。镜下见瘤细胞呈短梭形，胞质富含脂质，细胞交错排列呈旋涡状。常合并子宫内膜增生症，甚至子宫内膜癌。恶性卵泡膜细胞瘤较少见，可直接浸润邻近组织，并发生远处转移。其预后好于一般卵巢癌（图 5-18）。

**3. 纤维瘤**　此类型为较常见的良性卵巢肿瘤，占卵巢肿瘤的 2%～5%，多见于中年女性，多为单侧，中等大小，表面光滑或呈结节状，切面灰白色，实性、坚硬。镜下见病原体由胶原纤维的梭形瘤细胞组成，排列呈编织状。若卵巢纤维瘤患者合并有腹水或胸腔积液，称梅格斯综合征，腹水经淋巴或横膈可转移至胸腔，右侧横膈淋巴丰富，故右侧胸腔积液多见。手术切除肿瘤后，胸腔积液、腹水可自行消失。

### （四）卵巢转移性肿瘤

体内任何部位原发性癌均可能转移到卵巢。常见的原发性癌部位有乳腺、肠、胃、生殖道、泌尿道等，占卵巢肿瘤的 5%～10%。库肯勃瘤是一种特殊的转移性腺癌，原发部位为胃肠道，肿瘤多为双侧性，中等大小，多保持卵巢原状或呈肾形。一般无粘连，切面实性，多伴腹水。镜下见典型的印戒细胞，能产生黏液。卵巢转移性肿瘤患者预后极差，多在一年内死亡，存活 2 年者仅占 10%（图 5-19）。

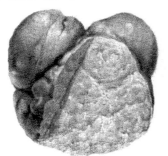

图 5-18　卵泡膜细胞瘤

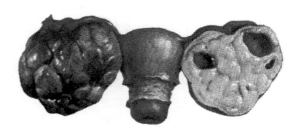

图 5-19　卵巢转移性肿瘤

## 四、临床表现

**1. 卵巢良性肿瘤**　本病患者病程发展缓慢。早期肿瘤较小，多无症状，往往在妇科检查时偶然发现盆腔肿块。肿瘤增大至中等大小时，患者常感腹胀或无意中腹部扪及肿块。妇科检查在子宫一侧或双侧触及球形肿块，囊性或实性，表面光滑，边界清楚，与子宫无粘连，蒂长者活动良好。若肿瘤增大至占满盆、腹腔可出现压迫症状，如尿频、便秘、气急、心悸等，腹部隆起，肿块活动度差，叩诊呈浊音，无移动性浊音。

**2. 卵巢恶性肿瘤**　本病患者早期常无症状。一旦出现症状常表现为腹胀、腹部肿块及腹水等。若肿瘤向周围组织浸润或压迫神经，可引起腹痛、腰痛或下肢疼痛；若压迫盆腔静脉，可出现下肢水肿；若为功能性肿瘤，可产生相应的雌激素或雄激素过多症状，如青春期前患者可出现假性性早熟；生育年龄患者可出现月经紊乱；绝经后患者则有不规则阴道出血，本病常合并子宫内膜增生过长，甚至同时伴有子宫内膜腺癌；晚期时表现有消瘦、贫血、发热和全身衰竭等恶病质征象。三合诊检查可在直肠子宫陷凹及盆底触及散在的、质硬的结节，肿块多为双侧，实性或囊实性，表面凹凸不平，固定不活动，常伴有腹水。有时在腹股沟或锁骨上可触及肿大的淋巴结。

## 五、并 发 症

**1. 蒂扭转** 为常见的妇科急腹症之一。约 10% 的卵巢肿瘤可并发蒂扭转。蒂扭转好发于瘤蒂长、中等大小、活动度良好、重心偏于一侧的肿瘤（如皮样囊肿）。蒂扭转后蒂部由骨盆漏斗韧带、卵巢固有韧带和输卵管组成（图 5-20）。急性扭转后的病理改变：初期静脉血流受阻，瘤内高度充血或血管破裂，致使瘤体急剧增大，瘤内出血；后期动脉血流受阻，肿瘤发生坏死，肿瘤呈紫黑色，易破裂和继发感染。本病常有一定的诱因，患者突然改变体位或向同一方向连续转动，妊娠期或产褥期子宫位置改变均易发生蒂扭转。典型症状是突然发生患侧下腹剧痛，常伴恶心、呕吐甚至休克，此为腹膜牵引绞窄所致。妇科检查可扪及肿物，张力较大，有压痛，以瘤蒂部最明显，并有局部肌紧张。有时扭转自然复位，腹痛随之缓解。蒂扭转一经确诊，应尽快行手术治疗，可选择剖腹或腹腔镜下患侧附件切除术。术时应在蒂根下方钳夹，将肿瘤和扭转的瘤蒂一并切除，钳夹前不可回复扭转，以防血管内的塞子脱落造成栓塞。

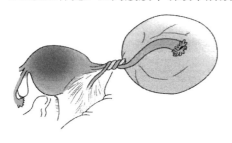

图 5-20 卵巢肿瘤蒂扭转

**2. 破裂** 约 3% 的卵巢肿瘤会发生破裂。破裂有外伤性和自发性两种。外伤性破裂常因腹部重击、分娩、性交、妇科检查及穿刺等引起；自发性破裂常因肿瘤过速生长所致，应注意排除恶性肿瘤。小囊肿或单纯浆液性囊腺瘤破裂时，患者仅有轻度腹痛症状；大囊肿或成熟畸胎瘤破裂时，常致剧烈腹痛、恶心呕吐，有时可导致内出血、腹膜炎及休克。妇科检查可发现腹部压痛、腹肌紧张或有腹水征。原有的肿块摸不到或体积缩小。疑诊肿瘤破裂应立即剖腹探查。术中应尽量吸净囊液，并涂片行细胞学检查，清洗腹腔及盆腔，切除标本送冷冻检查，确定肿瘤性质，尤需注意破口边缘有无恶变。

**3. 感染** 卵巢肿瘤合并感染的情况较少见，多因肿瘤扭转或破裂后引起，也可来自邻近器官感染灶如阑尾脓肿扩散。患者临床表现为发热、腹痛、肿块及腹部压痛、腹肌紧张及白细胞升高等。治疗应先用抗生素控制感染，然后手术切除肿瘤。若短期内感染不能控制，宜即刻手术。

**4. 恶变** 卵巢良性肿瘤可发生恶变，恶变早期无症状不易被发现。若短期内肿瘤迅速增大，尤其呈双侧性增大，应排除恶变的可能；若出现腹水增多则属晚期。因此，确诊卵巢肿瘤者应尽早手术。

## 六、恶性肿瘤临床分期

卵巢恶性肿瘤多采用 FIGO 制定的标准，根据临床、手术和病理分期，用以估计预后和比较疗效。临床分期见表 5-5。

表 5-5 原发性卵巢恶性肿瘤的分期

| | |
|---|---|
| Ⅰ期 | 肿瘤局限于卵巢 |
| Ⅰa | 肿瘤局限于一侧卵巢，包膜完整，表面无肿瘤，腹水或腹腔冲洗液中不含恶性细胞 |
| Ⅰb | 肿瘤局限于两侧卵巢，包膜完整，表面无肿瘤，腹水或腹腔冲洗液中不含恶性细胞 |
| Ⅰc | Ⅰa 或 Ⅰb 肿瘤伴以下任何一种情况：包膜破裂，卵巢表面有肿瘤，腹水或腹腔冲洗液中含恶性细胞 |
| Ⅱ期 | 一侧或双侧卵巢肿瘤，伴盆腔内扩散 |
| Ⅱa | 蔓延和（或）转移到子宫和（或）输卵管 |

Ⅱb　蔓延到其他盆腔组织

Ⅱc　Ⅱa或Ⅱb肿瘤，腹水或腹腔冲洗液中含恶性细胞

Ⅲ期　一侧或双侧卵巢肿瘤，伴显微镜下证实的盆腔外的腹腔转移和（或）区域淋巴结转移。肝表面转移

Ⅲa　显微镜下证实的盆腔外的腹腔转移

Ⅲb　腹腔转移灶直径≤2cm

Ⅲc　腹腔转移灶直径>2cm和（或）区域淋巴结转移

Ⅳ期　远处转移，除外腹腔转移（胸腔积液有癌细胞，肝实质转移）

注：Ⅰc及Ⅱc如细胞学阳性，应注明是腹水还是腹腔冲洗液，如包膜破裂，应注明是自然破裂还是手术操作时破裂

## 七、卵巢恶性肿瘤转移途径

卵巢恶性肿瘤的转移主要通过直接蔓延及腹腔种植，瘤细胞可直接侵犯包膜，累及邻近器官，并广泛种植于腹膜、大网膜表面。另外，淋巴道也是肿瘤重要的转移途径，淋巴转移有3种方式：①沿卵巢血管走行，从卵巢淋巴管向上达腹主动脉旁淋巴结；②从卵巢门淋巴管达髂内、髂外淋巴结，经髂总动脉旁淋巴结至腹主动脉旁淋巴结；③沿圆韧带达髂外及腹股沟淋巴结。横膈为转移的好发部位，尤其右膈下淋巴丛密集，故最易受侵犯。血行转移少见，晚期可转移到肝及肺。

## 八、诊　　断

卵巢肿瘤虽无特异性症状，但根据患者年龄、病史特点及局部体征可以初步判断是否为卵巢肿瘤，并鉴别良、恶性肿瘤。可以通过以下辅助检查协助诊断。

### （一）B超检查

此检查可了解肿块部位，明确肿瘤的来源；了解肿瘤的大小、形态、性质，囊性或实性，判断良性或恶性，并与腹水或结核性包裹性积液鉴别。B超检查的临床诊断符合率>90%，但直径<1cm的实性肿瘤不易测出。通过彩色多普勒超声扫描，能测定卵巢及其新生组织血流变化，有助于诊断。

### （二）肿瘤标志物

**1. CA125**　80%卵巢上皮性肿瘤患者CA125水平高于正常值，尤其对浆液性腺癌特异性高，可协助诊断。临床可根据CA125水平的变化评价癌肿的疗效、恶化程度和复发情况。

**2. AFP**　对卵巢内胚窦瘤特异性高，对含卵黄囊成分的未成熟畸胎瘤、混合性无性细胞瘤也有协助诊断的意义。

**3. β-HCG**　原发性卵巢绒毛膜癌β-HCG水平异常增高，对诊断特异性高。

**4. 性激素**　具有分泌功能的肿瘤如颗粒细胞瘤、卵泡膜细胞瘤可产生较高水平雌激素。但浆液性、黏液性或纤维上皮瘤有时也可分泌一定量的雌激素。睾丸母细胞瘤分泌雄激素。可通过测定激素水平协助识别肿瘤的类型。

### （三）腹腔镜检查

腹腔镜检查可直接观察肿块的外观；对整个盆、腹腔进行观察，又可窥视横结肠及横膈表面的情况，对可疑部位进行多点活检，进行初步的分期；抽吸腹水行细胞学检查，可用于确诊及术后监护。但巨大肿块或粘连性肿块禁行腹腔镜检查。

### （四）放射学诊断

若为卵巢畸胎瘤，腹部平片可显示其内含牙齿及骨质，围绕囊壁可见放射密度增高，囊腔呈放射透明阴影。吞钡检查、钡剂肠空气对比造影或乳房软组织摄片可了解胃肠道或乳腺有无肿瘤存在。CT及MRI检查可清晰显示肿块，良性肿瘤多呈均匀性吸收，壁薄，光滑；恶性肿瘤轮廓不规则，向周围浸润或伴腹水，尤其对盆腔肿块合并肠梗阻的诊断特别有价值，该患者还能清楚显示肝、肺结节及腹膜后淋巴结转移情况。

## （五）细胞学检查

腹水或腹腔冲洗液找癌细胞对 I 期患者进一步确定临床分期及选择治疗方法有意义，并可用于随访以观察疗效。

# 九、鉴 别 诊 断

## （一）卵巢良性肿瘤与恶性肿瘤的鉴别（表 5-6）

**表 5-6 卵巢良性肿瘤和恶性肿瘤的鉴别**

| 鉴别内容 | 良性肿瘤 | 恶性肿瘤 |
|---|---|---|
| 病史 | 病程长，肿块逐渐增大，腹水 | 病程短，肿块迅速增大 |
| 体征 | 单侧多，活动，表面光滑，通常无腹水 | 双侧多，固定，实性或囊实性，表面结节感；常伴腹水，多为血性，可能查到癌细胞 |
| 一般情况 | 良好 | 出现恶病质 |
| B 超检查 | 为液性暗区，可有间隔光带，边缘清晰 | 液性暗区内有杂乱光团、光点，肿块界线不清 |

## （二）卵巢良性肿瘤的鉴别诊断

**1. 卵巢瘤样病变** 本病以滤泡囊肿和黄体囊肿最常见。多为单侧，直径<5cm，壁薄，大部分可随月经周期增大或缩小，多在 2～3 个月自行消失，若持续存在或长大，应考虑为卵巢肿瘤。

**2. 输卵管卵巢囊肿** 本病为炎性肿块。患者常有不孕或盆腔感染史，有急性或亚急性盆腔炎病史，两侧附件区形成囊性块物，边界清或不清，活动受限。

**3. 子宫肌瘤** 浆膜下肌瘤或肌瘤囊性变易与卵巢实质性肿瘤或囊肿相混淆。子宫肌瘤常为多发性，与子宫相连，并伴月经异常如月经过多等症状，检查时肿瘤随宫体及宫颈移动。探针检查子宫大小及方向是有效的鉴别肿块与子宫关系的方法。

**4. 妊娠子宫** 妊娠早期或中期时，子宫增大变软，峡部更软，三合诊时宫体与宫颈似不相连，易将柔软的宫体误认为卵巢肿瘤。但妊娠女性有停经史，可行血或尿 HCG 测定和超声检查确诊。

**5. 腹水与巨大卵巢肿瘤的鉴别** 见表 5-7。

**表 5-7 腹水与巨大卵巢肿瘤的鉴别**

| 鉴别内容 | 卵巢肿瘤 | 腹水 |
|---|---|---|
| 肝病、心脏病史 | 无 | 有 |
| 腹部视诊 | 平卧时腹部中间隆起 | 平卧时腹部两侧突出呈蛙腹 |
| 腹部触诊 | 下腹部可触及边界清楚的块物 | 腹部无块物感 |
| 腹部叩诊 | 中间浊音，两侧鼓音，移动性浊音阴性 | 中间鼓音，两侧浊音，移动性浊音阴性 |
| B 超检查 | 见圆形液性暗区，边界整齐光滑，液平面不随体位移动 | 见不规则液性暗区，有肠曲光团浮动，液平面随体位改变，无占位性病变 |

## （三）卵巢恶性肿瘤的鉴别诊断

**1. 子宫内膜异位症** 盆腔检查异位症形成的粘连性肿块和直肠子宫陷凹结节有时与卵巢恶性肿瘤难以鉴别。但前者常有进行性痛经、月经过多、经前不规则阴道出血史。血清 CA125 水平、B 超检查、腹腔镜检查是有效的辅助诊断方法。

**2. 盆腔结缔组织炎** 本病盆腔检查附件区组织增厚，肿块边界不清，盆底可扪及结节，有时与卵巢恶性肿瘤难以鉴别。但前者有流产或产褥感染病史，表现为发热、下腹痛，妇科检查附件区压痛、片块状物达盆壁。用抗生素治疗症状缓解，块物缩小。若治疗后患者症状、体征无改善，块物反而增大，应考虑为卵巢恶性肿瘤。B 超、CT 及 MRI 检查有助于鉴别。

**3. 结核性腹膜炎**　本病多发生于年轻、不孕女性，多有肺结核史。常有月经稀少或闭经史，合并腹水，盆、腹腔内粘连性块物形成，全身症状有结核中毒症状，妇科检查肿块位置较高，形状不规则，界线不清，固定不动。叩诊时鼓音和浊音分界不清。B 超检查、X 线检查多可协助诊断，必要时可行剖腹探查确诊。

**4. 生殖道以外的肿瘤**　本病需与直肠癌、乙状结肠癌、腹膜后肿瘤等鉴别。肠癌多有典型消化道症状，腹膜后肿瘤固定不动，位置低者可使子宫或直肠移位，B 超检查、钡剂灌肠、静脉肾盂造影及盆腔 MRI 等有助于鉴别。

**5. 转移性卵巢肿瘤**　本病与卵巢恶性肿瘤不易鉴别。若在附件区扪及双侧性、肾形、可活动的实性肿块，合并有腹水，应疑为转移性卵巢肿瘤。若患者有消化道癌或乳腺癌病史，诊断基本可成立。但多数病例无原发性肿瘤病史。

## 十、预　　防

目前，卵巢恶性肿瘤的病因尚不清楚，因此目前仍无有效的预防方法。

**1. 高危因素的预防**　大力开展宣教活动，提倡进食高蛋白低胆固醇食物。高危女性建议口服避孕药预防。

**2. 开展普查普治**　40 岁以上女性每年应行妇科检查，高危人群最好每半年检查一次，以排除卵巢肿瘤。有条件者可配合 B 超检测、CA125 和 AFP 检测。

**3. 早期发现及处理**　卵巢肿物直径>5cm，尤其对于青春期前、绝经后或生育年龄服用避孕药的女性卵巢肿瘤的可能性更大，应及时手术切除。盆腔肿块诊断不清或治疗无效者，应及早行腹腔镜检查或剖腹探查。凡乳腺癌、胃肠癌等患者，治疗后应严密随访，定期作妇科检查，排除卵巢转移肿瘤。

## 十一、治　　疗

### （一）良性肿瘤

治疗原则：一经确诊，应手术治疗。根据患者年龄、生育要求及对侧卵巢情况决定手术范围。年轻、单侧良性肿瘤者多行卵巢肿瘤剥出术或患侧附件切除术，保留对侧正常卵巢；对于双侧肿瘤者，应争取行卵巢肿瘤剥出术，以保留正常的卵巢组织。围绝经期女性可根据患者对生活质量的要求选择行患侧附件切除术或全子宫及双侧附件切除术。

术中剖视肿瘤，区分良、恶性，必要时作冰冻切片组织学检查以确定手术范围。原则上应完整取出肿瘤，以防囊内液流出导致瘤细胞种植腹腔，尤其黏液性囊腺瘤有可能引起腹膜黏液瘤。巨大囊肿可穿刺抽出囊内液，待体积缩小后取出。术中应注意保护穿刺点周围组织，以防瘤细胞外溢。抽囊内液的速度应缓慢，以免腹压骤降发生休克。若卵巢囊性肿物直径<5cm，应考虑卵巢瘤样病变，一般 3 个月内自然消失。可随访观察 3~6 个月。

### （二）恶性肿瘤

治疗原则是以手术为主，加用化疗和（或）放疗等综合治疗。

**1. 手术**　卵巢恶性肿瘤的治疗中手术起关键作用，尤其是首次手术最为重要。疑为恶性肿瘤患者，应尽早手术。先吸取腹水或腹腔冲洗液作细胞学检查；然后全面探查盆、腹腔，包括横膈、肝、脾、消化道、内生殖器及腹膜后各组淋巴结等。对可疑病灶及易发生转移部位应多处取材作组织学检查。根据探查结果，决定肿瘤分期及手术范围。对晚期病例不主张单纯行剖腹探查术及活组织检查，应尽量争取行肿瘤细胞减灭术。

手术范围：Ⅰa、Ⅰb 期应作全子宫及双侧附件切除术。Ⅰc 期及其以上应同时行大网膜切除术。肿瘤细胞减灭术是指对晚期（Ⅱ期及其以上）患者应尽量切除原发病灶及转移灶，使肿瘤残余灶直径≤1cm，必要时切除部分肠曲、结肠造瘘、胆囊或脾等，现多主张常规行后腹膜淋巴结清扫术（包括腹主动脉旁及盆腔各组淋巴结）。

上皮性卵巢癌年轻的患者以下情况可考虑保留对侧卵巢：①临床Ⅰa期，肿瘤分化好；②肿瘤为临界恶性或低度恶性；③术中剖视对侧卵巢未发现肿瘤；④术后有条件者严密随访。

恶性生殖细胞及性索间质肿瘤患者，若年轻、希望生育、肿瘤分期为Ⅰ期，可行患侧附件切除术；不希望生育者，应行全子宫及双侧附件切除术。

转移性卵巢肿瘤应行全子宫及双侧附件切除术，并尽量行原发病灶的切除。

**2. 化疗** 为主要的辅助治疗。因卵巢恶性肿瘤对化疗较敏感，即使已发生广泛转移者也能取得一定疗效。术后化疗可用于预防复发，也可用于手术未能全部切除癌灶者，化疗后患者可获暂时缓解，甚至长期存活。对于晚期无法施行手术的患者，化疗可缩小肿瘤，为以后手术创造条件。

常用药物有铂类如顺铂和卡铂；烷化剂类如环磷酰胺、异环磷酰胺和三胺硫磷等；抗代谢类如氟尿嘧啶；抗瘤抗生素类如放线菌素D、平阳霉素及抗肿瘤植物类如长春新碱、紫杉醇等。近年来化疗药物多为联合应用，并以铂类药物为主药。常用联合化疗方案见表5-8。

**表 5-8 各类卵巢恶性肿瘤的联合化疗方案**

| 方案 | 药物 | 剂量及方法 | 疗程间隔 | 肿瘤类型 |
|---|---|---|---|---|
| PC | 顺铂（P） | $50mg/m^2$ 第1天 静脉滴注 | 4周 | 上皮性 |
| | 环磷酰胺（C） | $600mg/m^2$ 第1天 静脉滴注 | | |
| TP | 紫杉醇（P） | $135mg/m^2$（$175mg/m^2$）第1天 静脉滴注 | 4周 | 上皮性 |
| | 顺铂（P） | $70mg/m^2$ 第1天 静脉滴注 | | |
| BEP | 博来霉素（B） | $10mg/(m^2 \cdot d)$ 第1、3天 静脉滴注 | 4周 | 生殖细胞及性索间质类 |
| | 依托泊苷（E） | $100mg/(m^2 \cdot d) \times 5$日 静脉滴注 | | |
| | 顺铂（P） | $20mg/(m^2 \cdot d) \times 5$日 静脉滴注 | | |
| VAC | 长春新碱（V） | $1.5mg/m^2$ 第1天 静脉注射 | 4周 | 生殖细胞及性索间质类 |
| | 放线菌素D（A） | $0.3mg/(m^2 \cdot d) \times 5$日 静脉滴注 | | |
| | 环磷酰胺（C） | $150mg/(m^2 \cdot d) \times 5$日 静脉滴注 | | |
| BVP | 博来霉素（B） | $15mg/(m^2 \cdot d)$ 第1天 静脉滴注 | 3~4周 | 生殖细胞及性索间质类 |
| | 长春新碱（V） | $1.5mg/m^2$ 第1天 静脉注射 | | |
| | 顺铂（P） | $20mg/(m^2 \cdot d) \times 5$日 静脉滴注 | | |

腹腔内化疗不仅能控制腹水，又能使腹腔种植病灶缩小或消失。其优点在于药物可直接作用于肿瘤，药物局部浓度明显高于血浆浓度。副作用较全身用药为轻。腹腔内化疗主要用于卵巢癌术后，尤其对腹腔内有残存癌灶者。具体操作为将 $100mg/m^2$ 顺铂或 $350mg/m^2$ 卡铂置于 1000~1500ml 生理盐水中，缓慢滴注进入腹腔。

使用大剂量顺铂时，应注意顺铂导致的肾损害。应在用药3天内行静脉水化，使每小时尿量达100ml；并静脉滴注硫代硫酸钠 $48mg/m^2$，以减轻肾毒性反应。化疗每3周重复疗程。

上皮性卵巢癌通常术后化疗 6~8 个疗程，而恶性生殖细胞及性索间质肿瘤术后采用 3~6 个疗程化疗。

**3. 放疗** 放疗为手术和化疗的辅助治疗。无性细胞瘤对放疗最敏感，颗粒细胞瘤中度敏感，上皮性肿瘤也有一定敏感性。对于无性细胞瘤，即使是晚期病例，放疗也能取得较好疗效。放疗主要应用 $^{60}Co$ 或直线加速器作体外照射，适用于残余灶直径<2cm，无腹水，无肝、肾转移的患者。照射范围包括全腹及盆腔，肝、肾区应予保护，放射量：盆腔 40~50Gy（4000~5000rad），上腹部 20~30Gy（2000~3000rad），疗程 30~40 日。

## 十二、妊娠合并卵巢肿瘤

卵巢良性肿瘤合并妊娠临床较常见,而恶性肿瘤很少合并妊娠。妊娠合并卵巢肿瘤较非孕期危害更大。

**1. 卵巢肿瘤对妊娠的影响** 早期妊娠时肿瘤嵌入盆腔可发生流产;中期妊娠时易发生蒂扭转;晚期妊娠时肿瘤较大可导致胎位异常;分娩时肿瘤易发生破裂;肿瘤位置低可阻塞产道导致难产。

**2. 临床特点** 由于妊娠期盆腔充血,可能使肿瘤迅速增大,恶性肿瘤患者可加速肿瘤扩散。良性患者以成熟囊性畸胎瘤及浆液性(或黏液性)囊腺瘤居多,约占90%;恶性者以浆液性囊腺癌和无性细胞瘤为多。一般临床症状不明显,除非有并发症存在。在早孕期三合诊可触及肿物,中期妊娠以后不易查出,常需依靠患者病史及 B 超检查作出诊断。

**3. 处理** 早孕合并卵巢囊肿,多为良性,早孕期手术治疗易发生流产,手术应在妊娠 3 个月后进行。妊娠晚期发现者,可等待至足月。若临产后肿瘤阻塞产道则选择剖宫产,同时切除肿瘤。若诊断或疑为卵巢恶性肿瘤,无论处于妊娠早、中、晚期,均应尽早手术,其处理原则同非孕期。

# 第五节 原发性输卵管癌

输卵管良性肿瘤临床极少见。病理类型以腺瘤样瘤相对多见。由于肿瘤体积小,无症状,术前难以诊断,预后良好。输卵管恶性肿瘤有原发和继发两种。绝大多数为继发性癌,占输卵管恶性肿瘤的 80%~90%,原发癌多为子宫内膜癌和卵巢癌,少数由宫颈癌、直肠癌或乳腺癌转移而来。转移途径主要有直接蔓延及淋巴转移。病灶首先侵犯输卵管浆膜层,组织形态与原发灶相同。症状、体征和治疗取决于原发癌的类型,预后不良。

原发性输卵管癌是临床少见的女性生殖道恶性肿瘤,其发病率仅占妇科恶性肿瘤的 0.5%。平均发病年龄为 52 岁。多发生于绝经期。

## 一、病　理

原发性输卵管癌以单侧居多,好发部位为壶腹部,病灶起发于输卵管黏膜。早期呈结节状增大,病程逐渐进展,输卵管呈腊肠样增粗,外观类似输卵管积水。剖面见输卵管管腔扩大、壁薄,腔内见乳头状或菜花状赘生物。伞端有时封闭,内有血性液体。镜下多为腺癌。

## 二、转 移 途 径

原发性输卵管癌的癌细胞经开放的伞端种植于盆腹膜表面,也可经盆髂部、腰部及主动脉旁淋巴结转移,也常见转移至大网膜。因子宫、卵巢与输卵管间有密切的淋巴道沟通,故常累及子宫及卵巢,也可经血液循环远处转移至肺及阴道等器官。

## 三、临 床 分 期

原发性输卵管癌至今尚无统一的国际分期,输卵管癌与卵巢癌有相同的转移途径,治疗方案及预后也相似。输卵管癌分期主要根据肿瘤减灭手术及病理所见而定(表 5-9)。

**表 5-9　输卵管癌手术-病理分期**

| 期别 | 肿瘤范围 |
| --- | --- |
| 0 期 | 原位癌 |
| Ⅰ 期 | 癌局限于输卵管 |
| ⅠA | 癌局限于一侧输卵管,未穿破浆膜;无腹水 |
| ⅠB | 癌局限于双侧输卵管,未穿破浆膜;无腹水 |
| ⅠC | ⅠA 或ⅠB 伴癌达到或穿破浆膜面;或腹水或腹腔冲洗液含癌细胞 |

续表

| 期别 | 肿瘤范围 |
| --- | --- |
| Ⅱ期 | 一侧或双侧输卵管癌伴盆腔内扩散 |
| ⅡA | 癌扩散和（或）转移至子宫和（或）卵巢 |
| ⅡB | 癌扩散至盆腔其他组织 |
| ⅡC | 盆腔内扩散（ⅡA和ⅡB）伴腹水或腹腔冲洗液含癌细胞 |
| Ⅲ期 | 一侧或双侧输卵管癌伴盆腔外转移和（或）区域转移，或癌局限于盆腔但镜下见小肠或大网膜转移 |
| ⅢA | 显微镜下见腹腔转移 |
| ⅢB | 肉眼可见腹腔转移病灶最大直径≤2cm |
| ⅢC | 腹腔癌灶＞2cm和（或）区域淋巴结转移 |
| Ⅳ期 | 远处转移，不包括腹腔转移 |

注：肝表面转移与腹股沟淋巴结转移均为Ⅲ期

## 四、临　床　表　现

输卵管癌患者早期无症状，体征常不典型，易被忽视或延误诊断。临床上常表现为阴道排液、腹痛、盆腔肿块，称输卵管癌三联征。

**1. 阴道排液**　为最常见的症状。间歇性排液为其特点。排液为浆液性黄水，量或多或少，有时为血性，一般无臭味。当癌灶坏死或浸润血管时，可出现阴道出血。

**2. 腹痛**　多发生于患侧，为钝痛，以后逐渐加剧，呈痉挛性绞痛。排出水样或血性液体后，疼痛常随之缓解。

**3. 盆腔肿块**　部分患者可扪及下腹部肿块，大小不一，表面光滑。妇科检查可扪及肿块，位于子宫一侧或后方，活动受限或固定不动。

## 五、诊断及鉴别诊断

输卵管位于盆腔内不易扪及，症状不明显而常被误诊。且因临床少见易被忽视。且输卵管癌与卵巢肿瘤、输卵管卵巢囊肿不易鉴别，故术前诊断率极低。若对本病有一定认识，提高警惕，应用各种辅助检查，本病术前诊断率将会提高。常用的辅助检查方法有：

**1. 阴道细胞学检查**　此检查涂片中见不典型腺上皮纤毛细胞，提示有输卵管癌可能。

**2. 分段刮宫**　排除宫颈癌和子宫内膜癌后，应高度怀疑为输卵管癌。

**3. 腹腔镜检查**　此检查镜下见输卵管增粗，外观如输卵管积水呈茄子形态，有时可见到赘生物。

**4. B超检查**　此检查可确定肿块部位、大小、性质及有无腹水等。

## 六、治　　疗

原发性输卵管癌的治疗原则以手术为主，辅以化疗、放疗的综合治疗。应强调首次治疗的彻底性和计划性。手术范围应包括全子宫、双侧附件及大网膜切除术。若肿瘤已扩散到盆腔或腹腔，则应按卵巢癌的处理原则，仍应争取大块切除肿瘤，行肿瘤减灭术及盆腔淋巴结清扫术。术后辅以化疗和放疗。

## 七、预　　后

随着本病术前诊断率的逐步提高，加之采取恰当的治疗手段，输卵管癌的预后已得到较明显的改善，5年存活率为30%。预后与临床分期密切相关。预后好的病例多为病理分期早期及输卵管伞端闭锁者。

# 第六章　妊娠滋养细胞疾病

妊娠滋养细胞疾病（GTD）是一组来源于胎盘绒毛滋养细胞的疾病，主要包括葡萄胎、侵蚀性葡萄胎、绒毛膜癌（简称绒癌）。胎盘部位滋养细胞肿瘤也属本范畴，但少见。葡萄胎属于良性病变，而侵蚀性葡萄胎、绒毛膜癌及胎盘部位滋养细胞肿瘤属妊娠滋养细胞肿瘤。滋养细胞疾病绝大部分继发于妊娠，非妊娠性绒癌极少见，不属本章讨论范围。

## 第一节　葡　萄　胎

葡萄胎是指妊娠后胎盘绒毛滋养细胞异常增生，形成大小不等的水疱，水疱间由蒂相连成串，形如葡萄而得名，亦称水疱状胎块。葡萄胎分为完全性葡萄胎和部分性葡萄胎两类，其中大多数为完全性葡萄胎，恶变概率为 15%～25%；而部分性葡萄胎发病率较低，为 5%～10%。两类葡萄胎从发病原因到临床经过均有不同之处。

### 一、流　行　病　学

葡萄胎发生有明显的地域差异，亚洲和拉丁美洲国家葡萄胎的发生率较高，如日本约 1000 次妊娠中有 2.0 次，而欧美国家发生率较低，1000 次妊娠中仅有 0.6～1.1 次。据我国 23 个省、市、自治区调查资料显示：平均每 1000 次妊娠中有 0.78 次。造成这种地域差异的原因不明。

### 二、病　　　因

葡萄胎的发病原因不明。有研究发现：葡萄胎的发生与患者营养状况、社会经济及年龄有关。研究发现：食物中维生素 A、胡萝卜素和动物脂肪缺乏者，发生葡萄胎的概率升高。年龄大于 40 岁者葡萄胎发生率比年轻者高 7.5 倍，年龄小于 20 岁也是发生完全性葡萄胎的高危因素，可能与这两个年龄阶段女性易发生受精缺陷有关。有 1 次或 2 次葡萄胎妊娠者，再次发生葡萄胎的发病率分别为 1%和 15%～20%。另外，葡萄胎的发生可能与遗传因素有关。

### 三、病　　　理

#### （一）巨检

肉眼可见子宫内壁呈葡萄样水疱，大小不一，直径自数毫米至数厘米不等，水疱壁薄、透亮，其间有纤细的纤维素相连成串，常混有血液、凝血块或蜕膜碎片。完全性葡萄胎时整个宫腔内充满水疱状组织，胎盘绒毛全部受累，胎儿及其附属物消失（图 6-1）；部分性葡萄胎仅部分胎盘绒毛发生水疱状变，胎儿多已死亡，极少有足月婴诞生。胎儿与部分性葡萄胎并存时，可伴有胎儿宫内发育迟缓，多发性先天性畸形如并指（趾）和脑积水。

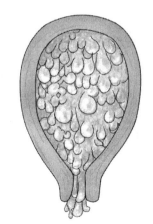

图 6-1　葡萄胎

#### （二）组织学特点

完全性葡萄胎呈弥漫性病变，主要组织学特征为：①滋养细胞不同程度的增生；根据增生程度分为轻度、中度和重度。重度增生和非典型增生者，发生恶变的可能性较大。滋养细胞增生是重要的病理特征，与葡萄胎的预后紧密相关；②绒毛间质水肿、扩大，并有水疱形成；③间质内胎源性血管消失。无胚胎和胎膜的组织结构（图 6-2）。

部分性葡萄胎呈局灶性病变，即部分绒毛水肿，而其他绒毛基本正常；滋养细胞增生程度较轻，常限于合体滋养细胞；间质内可见胎源性血管及有核红细胞；此外，还可见胚胎和胎膜的组织结构。染色体核型的检查有助于完全性和部分性葡萄胎的鉴别诊断。完全性葡萄胎为二倍体，而部分性葡萄胎为三倍体。

### （三）卵巢黄素化囊肿

囊肿多为双侧，大小不等，可小至仅在光镜下检出，大的囊肿直径可超过 20cm。囊肿表面光滑，色黄，壁薄，内衬 2~3 层黄素化细胞，切面多房，囊液呈清亮或琥珀色（图 6-3）。部分性葡萄胎一般不伴有黄素化囊肿。

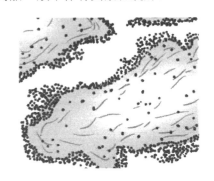

图 6-2 葡萄胎镜下病理

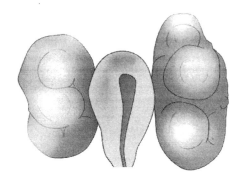

图 6-3 双侧卵巢黄素化囊肿

## 四、临床表现

**1. 停经后阴道出血** 此为葡萄胎最常见症状，多数在停经 8~12 周后发生不规则阴道出血，开始量少，以后逐渐增多，可伴有葡萄胎组织排出，当排出前或排出组织物时常伴有多量出血，若葡萄胎组织自蜕膜剥离，使母体血管破裂，此时腹痛并不十分明显，而出血量往往较多，可导致休克甚至死亡。出血时间长又未及时治疗者，可继发贫血及感染。

**2. 子宫异常增大、变软** 由于葡萄胎迅速增长及宫腔内积血，半数以上葡萄胎患者的子宫体积大于停经月份，质地变软。约 1/3 的患者子宫体积与停经月份相符，少数患者因水疱状组织发生退行性变可使子宫体积小于停经月份。部分性葡萄胎患者的症状往往较轻，子宫大小与停经相符或小于停经月份，容易误诊为不全流产或过期流产。

**3. 腹痛** 由于葡萄胎迅速增长，子宫快速扩张，患者可出现下腹阵发性疼痛，一般可以忍受，腹痛常发生于阴道出血前。若发生卵巢黄素化囊肿扭转或破裂，可出现急性腹痛，伴恶心、呕吐。

**4. 妊娠呕吐** 由于子宫增大和血 HCG 水平异常升高，葡萄胎患者出现妊娠呕吐较正常妊娠早，持续时间长，且症状严重。发生严重呕吐且未及时纠正时，可导致水、电解质紊乱。

**5. 妊娠期高血压疾病征象** 葡萄胎患者在孕 24 周前即可发生高血压、水肿、蛋白尿等妊娠期高血压疾病征象，子宫增大迅速者尤易发生，且症状严重，容易发展为子痫前期，但子痫罕见。

**6. 卵巢黄素化囊肿** 由于滋养细胞显著增生，产生大量的 HCG，刺激卵巢卵泡内膜细胞发生黄素化而形成囊肿，称卵巢黄素化囊肿。患者一般不产生症状，偶因卵巢急性扭转或破裂而致急性腹痛。黄素化囊肿在葡萄胎清除后，随着 HCG 水平下降，于 2~4 个月内自行消退。

**7. 甲状腺功能亢进现象** 约 7% 葡萄胎患者合并轻度甲亢症状，表现为心动过速、多汗及震颤等，血浆 $T_3$、$T_4$ 浓度上升。葡萄胎清除后这些症状可迅速消失。

## 五、诊　断

根据停经后不规则阴道出血，子宫异常增大、变软，子宫 5 个月妊娠大小时尚摸不到胎体，听不到胎心、胎动，应疑诊为葡萄胎。若妊娠剧吐、孕 28 周前出现子痫前期征象、双侧卵巢囊肿等均支持诊断。若在阴道排出血液中查见水疱状组织，临床可确诊为葡萄胎。诊断有疑问时应行下列辅助检查，其中 B 超检查和 HCG 检测是最主要和最重要的辅助诊断手段。

**1. B 超检查**　此检查为诊断葡萄胎的重要辅助诊断方法。完全性葡萄胎的超声影像学表现：子宫明显大于相应孕周，无妊娠囊或胎心搏动，宫腔内充满不均质密集状或短条状回声，呈"落雪状"，若水疱较大而形成大小不等的无回声区，则呈"蜂窝状"。子宫壁薄但回声连续，肌层回声均匀。常可见到两侧或一侧卵巢囊肿，多房，囊壁薄，内见部分纤细分隔。彩色多普勒超声检查可见子宫动脉血流丰富，但子宫肌层内无血流或仅稀疏"星点状"血流信号。

**2. HCG 测定**　正常妊娠时，受精卵着床后数天滋养细胞开始分泌 HCG，随着妊娠周数增加血清 HCG 滴度逐渐升高，在妊娠第 10～12 周达高峰，血清 β-HCG 达 50 000～100 000mU/ml，之后滴度逐渐下降，至 10 000mU/ml 持续至足月妊娠。

由于葡萄胎患者滋养细胞高度增生，产生大量 HCG，故血清中 HCG 浓度通常显著高于相应孕周的正常妊娠值，到了妊娠第 12 周后血 HCG 水平不下降，反而继续升高。利用血或尿的 HCG 浓度变化可帮助诊断。葡萄胎患者血清 β-HCG 在 100 000mU/ml 以上，常超过 1 000 000mU/ml，且持续不降。但有部分的葡萄胎患者，尤其部分性葡萄胎因绒毛退化变性，这样变化可能不明显。

## 六、鉴别诊断

**1. 流产**　流产有停经史及阴道出血症状，妊娠试验可呈阳性，而葡萄胎患者子宫体积多大于相应孕周，孕期超过 12 周时 HCG 水平仍高。B 超图像显示葡萄胎特点。

**2. 双胎妊娠**　子宫体积较同期单胎妊娠大，HCG 水平亦稍高于正常，但双胎妊娠无阴道出血，B 超显像可确诊。

**3. 羊水过多**　常发生于妊娠后期，但若发生在妊娠中期需与葡萄胎鉴别。羊水过多时不伴阴道出血，HCG 水平在正常范围，B 超显像可确诊。

## 七、自然转归

完全性葡萄胎具有局部侵犯或远处转移的潜在危险，葡萄胎清除后发生侵蚀性葡萄胎或转移概率分别为 15% 及 4%，其中存在高危因素者发生的概率约高 10 倍。

葡萄胎恶变的高危因素：①血清 β-HCG＞1 000 000mU/ml；②子宫明显大于相应妊娠月份；③卵巢黄素化囊肿直径＞6cm；④葡萄胎清除后，HCG 下降曲线不呈进行性下降，即降至一定水平后稳定不降，或始终处于高值；⑤年龄超过 40 岁者；⑥重复葡萄胎的患者。

葡萄胎清理宫腔后 HCG 的消退规律对预测预后极重要，血清 β-HCG 正常回归曲线稳定下降，平均在清宫后 8 周降至非妊娠的正常范围，最长不超过 12～14 周。葡萄胎完全排空后 3 个月，HCG 仍持续阳性，未降至正常范围，称为持续性葡萄胎（persistent mole）。其中少数患者经过一定时期可自行转为正常，但多数在不久后即可见 HCG 浓度上升，出现肺或阴道转移，则可确定其为恶变。

部分性和完全性葡萄胎的最大区别是这两种病变的恶性倾向的差异，完全性葡萄胎清除后发生侵蚀性葡萄胎的概率为 15%～25%；而部分性葡萄胎仅为 4%～5%，且一般极少发生远处转移。

## 八、处理

**1. 清除子宫腔内容物**　葡萄胎确诊后应及时清除子宫腔内容物。由于葡萄胎子宫大而软，容易发生子宫穿孔，故一般采用吸刮术。手术应在输液、配血的条件下进行，术中充分扩张子宫颈管，选用大号吸管吸取宫内物，待子宫缩小后轻柔刮宫，刮出物选取子宫腔内及近种植部位组织分别送病理学检查。术时使用缩宫素静脉滴注加强子宫收缩，可减少失血及子宫穿孔，但需在子宫口扩大后给药，以防滋养细胞挤入宫壁血窦诱发肺栓塞或转移。子宫大于妊娠 12 周者，一般行 2 次吸刮术。1 周后行第二次刮宫，每次刮出物均需送病理学检查。

**2. 子宫切除术**　年龄超过 40 岁者，葡萄胎恶变率较年轻女性高 4～6 倍，因此，对于年龄大于 40 岁、有高危因素、无生育要求者可考虑行全子宫切除，但应保留附件；若子宫超过孕 14 周大小，应先吸出葡萄胎组织再切除子宫。然而，单纯切除子宫只能去除病变侵入局部的危险，不能防止转移的发生。

**3. 黄素化囊肿的处理** 因黄素化囊肿可自行消退，一般不需处理，即使并发扭转，在 B 超或腹腔镜下穿刺吸液后多可自然复位。若扭转时间较长，血运恢复不良，则可行患侧附件切除术。

**4. 预防性化疗** 完全性葡萄胎的恶变率在我国为 14.5%，高危病例或无随访条件的患者宜行预防性化疗。一般选用氟尿嘧啶或放线菌素 D 单药化疗一个疗程。部分性葡萄胎一般不作预防性化疗，除非排空宫腔后 HCG 持续升高者。

**5. 随访** 定期随访可早期发现持续性葡萄胎或葡萄胎恶变。随访时间：葡萄胎清除后每周一次测定 HCG 定量，直到降低至正常水平。清宫术后 3 个月内仍每周复查一次，3 个月后每半个月一次，半年后每月一次持续半年，第 2 年起改为每半年一次，共随访 2 年。随访内容：注意患者有无异常阴道出血、咳嗽、咯血及其他转移灶症状，并作妇科检查，监测血或尿 HCG 滴度，行盆腔 B 超及 X 线胸片检查。必要时行盆腔彩色超声检查，以了解是否侵犯子宫肌层，胸部 CT 确定有无肺转移。

葡萄胎处理后应避孕 1 年，首选避孕套，也可选择口服避孕药；不宜使用宫内节育器，因可混淆子宫出血原因。

# 第二节 侵蚀性葡萄胎及绒毛膜癌

侵蚀性葡萄胎指葡萄胎组织侵入子宫肌层引起组织破坏或并发子宫外转移的妊娠滋养细胞肿瘤。多数在葡萄胎排空后 6 个月内发生，具有恶性行为，但恶性程度一般不高，多数仅发生局部侵犯，仅 4%发生远处转移，预后较好。绒癌为一种继发于正常或异常妊娠的高度恶性的滋养细胞肿瘤。其中 50%继发于葡萄胎（多在胎块清除后 1 年以上继发）；25%继发于流产；22.5%继发于足月产；2.5%继发于异位妊娠（图 6-4）。20 世纪 60 年代前，绒癌的死亡率高达 90%以上，此后由于诊断技术的进展和化学治疗的发展，绒癌患者的预后有了显著改观。

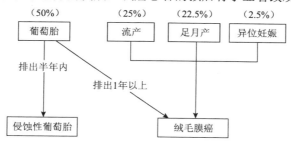

图 6-4　滋养细胞肿瘤与先行妊娠的关系

## 一、病　理

**1. 侵蚀性葡萄胎** 大体检查可见患者子宫肌层内有大小不等、深浅不一的水疱状组织，当侵蚀接近子宫浆膜层时，子宫表面可见紫蓝色结节。当侵犯较深时可穿透子宫浆膜层或阔韧带。镜检时可见绒毛结构，滋养细胞过度增生及不典型增生，具有高度的侵蚀能力，并造成血管壁坏死和出血。

**2. 绒癌** 多数原发癌灶发生在子宫，但也有未发现子宫内原发灶而只出现转移灶者。可形成单个或多个宫壁肿瘤，直径 2～10cm，肿瘤可侵犯宫壁、突入宫腔或突出于浆膜层。癌灶表面呈紫色而切面为暗红色结节，质软脆，极易出血，常伴出血、坏死及感染。镜下只见增生的滋养细胞侵犯子宫肌层及血管，伴有大量出血、坏死，肿瘤不含间质和自身血管，未见绒毛及水疱状结构。

## 二、临　床　表　现

由于侵蚀性葡萄胎与绒癌在临床表现、诊断和处理原则等方面基本相同，故本部分合并叙述。

## （一）阴道出血

阴道出血为最主要的症状。此症状是由于子宫病灶侵蚀血管或阴道转移结节破溃所致。多数在葡萄胎清除后、流产或足月产后出现持续不规则阴道出血，量多少不定，长时间出血可继发贫血。有时子宫原发灶已消失而继发灶发展，无阴道出血症状。

## （二）子宫复旧不全或不均匀增大

妇科检查可见子宫复旧延迟，葡萄胎排空后 4~6 周，子宫未恢复正常大小，质偏软。但也因肌层内病灶部位和大小的影响，表现为子宫不均匀增大。

## （三）卵巢黄素化囊肿

当葡萄胎排空、流产、足月产或异位妊娠后，因滋养细胞肿瘤分泌的 HCG 的作用，可使一侧或双侧的卵巢黄素化囊肿持续存在。

## （四）腹痛

本病患者一般无腹痛，若肿瘤组织穿破子宫，则表现为腹痛及腹腔内出血症状。若子宫病灶坏死合并感染时，可引起下腹痛和脓性白带；若卵巢黄素化囊肿发生扭转或破裂可引起急性下腹痛，伴恶心、呕吐等。

## （五）假孕征象

由于滋养细胞肿瘤分泌的 HCG 及雌、孕激素的作用，本病患者可表现为乳房增大，乳头和乳晕着色，甚至有初乳样分泌，子宫颈着色，子宫体变软。

## （六）转移灶征象

此征象多见于绒癌，尤其是继发于非葡萄胎后的绒癌。侵蚀性葡萄胎以原发灶症状为主，少数可发生远处转移。肿瘤主要经血行播散，转移发生早且广泛。最常见转移部位是肺，依次为阴道、盆腔、脑和肝脏等。由于滋养细胞的生长特点是破坏血管，所以转移灶的共同特征是局部出血。患者可同时有原发灶和转移灶的症状，但也有不少的患者仅有转移灶的症状，临床上易造成误诊。

**1. 肺转移** 当肺转移病灶小时，患者可无任何症状，仅靠胸部 X 线摄片或 CT 作出诊断。若癌肿侵及支气管，多有咳嗽、血痰或反复咯血；若阻塞支气管可导致肺不张；转移灶侵犯胸膜，可出现胸痛及血胸；个别病例也可出现急性肺栓塞症状，表现为肺动脉高压及呼吸循环功能障碍。

**2. 阴道转移** 为子宫旁静脉逆行性转移所致，转移处多位于阴道前壁，呈紫蓝色结节，破溃后可引起阴道出血，甚至大出血。

**3. 脑转移** 常继发于肺转移后，是绒癌致死的主要原因。临床病程分为 3 期，①瘤栓期：因脑组织缺血出现一过性症状，如猝然跌倒、暂时性失明或失语等。②脑瘤期：因瘤组织的增生侵入脑组织形成脑瘤。患者出现头痛、喷射样呕吐、偏瘫、抽搐直至昏迷。③脑疝期：病情逐渐加重，脑瘤增大及周围组织出血水肿，颅压不断升高，脑疝形成致死。

**4. 肝转移** 常同时有肺或阴道转移，是预后不良因素之一。患者往往出现黄疸、肝区疼痛、消化道症状或肝包膜破裂、出血。

# 三、诊　　断

## （一）临床诊断

大部分的滋养细胞肿瘤以临床诊断为主。根据葡萄胎排空后或流产、足月产、异位妊娠后出现阴道出血和（或）转移灶及相应症状和体征，应考虑滋养细胞肿瘤的可能。结合 HCG 和超声检查等辅助检查可以辅助临床诊断。葡萄胎排空后半年内发病可诊断为侵蚀性葡萄胎；葡萄胎流产后 1 年以上发病者，临床可诊断为绒癌；半年至 1 年内发病，则侵蚀性葡萄胎和绒癌均有可能，间隔时间越长绒癌的可能性越大。而继发于流产、足月产、异位妊娠后者临床可诊断为绒癌。常用的辅助诊断方法有：

**1. 血清 β-HCG 测定** 葡萄胎排空后 9 周以上，流产、足月产、异位妊娠后 4 周以上，血清 β-HCG 仍持续高水平或曾一度下降后又上升，临床已排除妊娠物残留或再次妊娠，可诊断为滋养细胞肿瘤。

当疑有脑转移时，可测定脑脊液 β-HCG，并与血清 β-HCG 比较，当血清∶脑脊液 β-HCG 值小于 20∶1 时，有脑转移的可能，应动态观察。

**2. B 超检查** 此检查可见患者子宫正常大小或不同程度增大，宫壁显示局灶性或弥漫性强光点或高回声光团，边界不清且无包膜，也可表现为整个子宫呈弥漫性增高回声，内部伴不规则低回声或无回声。彩色多普勒超声主要显示丰富血流信号和低阻抗血流频谱。

**3. X 线胸片** 此检查对于诊断肺转移有价值。肺转移最初 X 线征象为肺纹理增粗，之后发展为片状或小结节阴影，典型表现为棉球状或团块状阴影。肺转移以右侧及中下部较多见。

**4. CT 和磁共振检查** CT 主要用于诊断 X 线胸片难以发现的早期肺部病灶。磁共振检查主要用于诊断脑和盆腔病灶。

## （二）组织学诊断

单凭刮宫标本不能作为侵蚀性葡萄胎的诊断依据，但在侵入子宫肌层或子宫外转移的切片中，见到绒毛结构或绒毛退变痕迹，即可诊断为侵蚀性葡萄胎。若原发灶与转移灶诊断不一致，只要任一标本中有绒毛结构，即应诊断为侵蚀性葡萄胎。

# 四、鉴 别 诊 断

绒癌易与其他滋养细胞疾病及合体细胞子宫内膜炎、胎盘残留等混淆，鉴别要点见表 6-1。

表 6-1 绒癌与其他疾病的鉴别

| 鉴别点 | 葡萄胎 | 侵蚀性葡萄胎 | 绒癌 | 胎盘部位滋养细胞肿瘤 | 合体细胞子宫内膜炎 | 胎盘残留 |
|---|---|---|---|---|---|---|
| 先行妊娠 | 无 | 葡萄胎 | 各种妊娠 | 各种妊娠 | 各种妊娠 | 流产、足月产 |
| 潜伏期 | 无 | ≤6 个月 | >6 个月 | ≤1 年 | 无 | 无 |
| 绒毛 | 有 | 有 | 无 | 无 | 无 | 有、退化 |
| 滋养细胞增生 | 轻→重 | 轻→重，成团 | 重，成团 | 中间型滋养细胞 | 散在，不增生 | 无 |
| 浸润深度 | 蜕膜层 | 肌层 | 肌层 | 肌层 | 浅肌层 | 蜕膜层 |
| 转移 | 无 | 有 | 有 | 少 | 无 | 无 |
| 肝、脑转移 | 无 | 少 | 较易 | 少 | 无 | 无 |
| HCG | + | + | + | +或- | - | +或- |

# 五、临 床 分 期

参照解剖学分期（表 6-2）及预后评分系统（表 6-3）对滋养细胞肿瘤进行分期。

表 6-2 滋养细胞肿瘤解剖学分期

| 期别 | 肿瘤范围 |
|---|---|
| Ⅰ 期 | 病变局限于子宫 |
| Ⅱ 期 | 病变扩散，但仍局限于生殖器官（附件、阴道、阔韧带） |
| Ⅲ 期 | 病变转移至肺，有或无生殖系统病变 |
| Ⅳ 期 | 病变转移至脑、肝、肠、肾等处（全身转移） |

表 6-3　改良 FIGO 预后评分系统

| 指标 | 计分 | | | |
|---|---|---|---|---|
| | 0 分 | 1 分 | 2 分 | 4 分 |
| 年龄（岁） | <40 | ≥40 | — | — |
| 前次妊娠 | 葡萄胎 | 流产 | 足月产 | — |
| 距前次妊娠时间（月） | <4 | 4～<7 | 7～<13 | ≥13 |
| 治疗前血 HCG（U/ml） | $<10^3$ | $10^3～<10^4$ | $10^4～10^5$ | $≥10^5$ |
| 最大肿瘤大小（包括子宫） | — | 3～<5 cm | ≥5 cm | — |
| 转移部位 | 肺 | 脾、肾 | 肠道 | 肝、脑 |
| 转移病灶数目 | — | 1～4 | 5～8 | >8 |
| 先前失败化疗 | — | — | 单药 | 两种或两种以上联合化疗 |

## 六、预　　后

绒癌死亡率已由过去无化学治疗年代的 90% 左右降至 20%～30%，其中多数患者死于脑转移。以下情况提示预后不良：①葡萄胎发展为恶性滋养细胞肿瘤的间隔时间 >4 个月；②治疗前血清 HCG 水平 >40 000mU/ml；③有脑或肝转移者；④患者前期已接受过化疗或出现耐药者。

## 七、治　　疗

治疗原则以化疗为主，手术为辅，尤其是侵蚀性葡萄胎，化疗几乎已完全替代了手术，仅在出现严重的、难以控制的出血或感染等并发症，或经化疗后病灶孤立持续存在或已出现耐药病灶的情况下选择手术治疗。

**1. 化疗**　所用药物包括氟尿嘧啶（5-FU）、放线菌素 D、甲氨蝶呤（MTX）及其解救药四氢叶酸钙（CF）、环磷酰胺（CTX）、长春新碱（VCR）、依托泊苷（VP16）、顺铂（DDP）等。

（1）用药原则：Ⅰ期患者通常用单药治疗；Ⅱ～Ⅲ期患者宜用联合化疗；耐药病例则用 EMA-CO 方案。

（2）常用的单一化疗药物：①5-FU 28～30mg/（kg·d）静脉滴注连续 8～10 日，疗程间隔 3 周；②放线菌素 D 10～12μg/（kg·d），静脉滴注，连续 5 日；③MTX 0.4mg/（kg·d）肌内注射，连续 5 日，疗程间隔 2 周。

（3）常用的联合化疗方案：①5-FU+KSM（更生霉素）：5-FU 26～28mg/（kg·d）静脉滴注 8 日+KSM 6μg/（kg·d）静脉滴注 8 日，疗程间隔 3 周；②EMA-CO 方案：为国外首选方案（表 6-4）。

表 6-4　EMA-CO 方案

| 化疗天数 | 药物 | 剂量 | 给药途径 |
|---|---|---|---|
| 第 1 日 | VP16 | $100mg/m^2$ | 静脉滴注 |
| | 放线菌素 D | 0.5mg | 静脉滴注 |
| | MTX | $100mg/m^2$ | 静脉滴注 |
| | MTX | $200mg/m^2$ | 静脉滴注 12 小时 |
| 第 2 日 | VP16 | $100mg/m^2$ | 静脉滴注 |
| | 放线菌素 D | 0.5mg | 静脉滴注 |
| | 四氢叶酸钙（从静脉注射 MTX 开始算起 24 小时后给予，每 12 小时 1 次，共 2 次） | 15mg | 肌内注射 |

续表

| 化疗天数 | 药物 | 剂量 | 给药途径 |
|---|---|---|---|
| 第3日 | 四氢叶酸钙 | 15mg | 肌内注射，每12小时1次，共2次 |
| 第4～7日 | 休息（无化疗） | | |
| 第8日 | VCR | $1.0mg/m^2$ | 静脉注射 |
| | CTX | $600mg/m^2$ | 静脉注射 |

（4）副作用：化疗的副作用以造血功能障碍为主，其次为消化道，脱发、肝功能损害也常见。所以患者用药前应先作血尿常规、肝肾功能检查，以了解骨髓及肝、肾功能。患者用药期间要严密观察，注意副作用的防治。一般这些副作用停药后可消失。

（5）疗效判定：患者在每疗程结束后，HCG每周监测1次，结合盆腔检查、B超、胸片、CT等综合评价疗效。每疗程结束18日内，血β-HCG下降至少1个对数称为有效。

（6）停药指征：化疗需持续到患者症状、体征消失，HCG每周测定一次，连续3次正常，再巩固2～3个疗程方可停药。随访5年无复发者称为治愈。

**2. 手术** 病变在子宫、化疗无效者可切除子宫，手术应在化疗的基础上，手术范围主张行全子宫或次广泛子宫切除及卵巢动静脉高位结扎术，手术需切除宫旁静脉丛。年轻未育者尽可能不切除子宫，以保留生育功能；必须切除子宫时，仍应保留一侧或双侧卵巢。经多次化疗未能吸收的肺部孤立耐药病灶，可考虑作肺叶切除术。

**3. 耐药复发病例的治疗** 对这类患者治疗策略大致有：①诊疗前准确分期和评分，给予规范的化疗方案，以减少耐药和复发；②采用由有效二线化疗药物组成的联合方案，常用的有 EP-EMA（EMA-CO 中的 CO 被顺铂和依托泊苷所替代）、PVB（顺铂、长春新碱、博来霉素）、BEP（博来霉素、依托泊苷、顺铂）、VIP（依托泊苷并环磷酰胺、顺铂或卡铂）、TP/TE（紫杉醇、顺铂/紫杉醇、依托泊苷）等；③采用综合治疗和探索新的治疗手段。

## 八、随　　访

患者治疗结束后应严密随访，第一年每月随访1次，1年后每3个月1次直至3年，以后每年1次共5年。随访内容同葡萄胎。随访期间严格避孕。

# 第七章　生殖内分泌疾病

## 第一节　功能失调性子宫出血

功能失调性子宫出血（DUB）简称功血，是指调节生殖的神经内分泌机制失常引起的异常子宫出血，可分为无排卵性功血和排卵性月经失调两类，其中无排卵性功血约占 85%。

### 一、无排卵性功血

#### （一）病因和病理生理

女性正常月经的发生是由于排卵后黄体期结束，雌激素和孕酮撤退，使子宫内膜失去激素的支持而萎陷，坏死脱落而发生出血。正常月经有明显的规律性。当机体受各种因素影响，如精神紧张、营养不良、代谢紊乱及环境、气候骤变等，可引起下丘脑-垂体-卵巢轴功能调节异常而导致月经失调。无排卵性功血好发于青春期和绝经过渡期，但也可以发生于生育期。在青春期，下丘脑-垂体-卵巢轴的反馈性调节尚未成熟，表现为负反馈调节已建立，而正反馈调节缺陷，不能形成排卵前的 LH 峰，导致卵巢不能排卵；在绝经过渡期，卵巢功能逐渐衰退，卵巢对垂体促性腺激素的反应性低下，卵泡在发育过程中发生闭锁而不能排卵；在生育期，因应激等因素干扰也可发生无排卵。各种原因引起的无排卵均可导致子宫内膜受单一的雌激素刺激无孕激素对抗而发生雌激素突破出血。

雌激素突破出血有两种类型：低水平雌激素可发生间断性少量出血，出血时间延长；持续高水平的雌激素可引起长时间闭经，因无孕激素参与，内膜增厚而不牢固，易发生急性突破出血，出血量较多。

#### （二）子宫内膜病理改变

无排卵性功血患者子宫内膜由于受雌激素持续作用而无孕酮拮抗，可发生不同程度的增殖性改变，少数可呈萎缩性改变。

**1. 子宫内膜增生症**　1987 年国际妇科病理协会（ISGP）提出将子宫内膜增生症分型如下：

（1）单纯型增生：此型镜下特点是腺体数量增加，腺腔囊性扩大，大小不一。腺上皮一般为单层或假复层，细胞呈高柱状，但无异型性。间质也有增生，将腺体分开。因外观如瑞士干酪，故又称瑞士干酪样增生，或简单型增生过长（图 7-1），发展为子宫内膜腺癌的概率仅约 1%。

（2）复杂型增生：此型特点是腺上皮细胞呈柱状，可见复层排列，但无细胞异型性。由于腺上皮增生，可向腺腔内呈乳头状或向间质呈出芽样生长。腺体增生明显，拥挤，结构复杂，出现腺体与腺体相邻呈背靠背现象，间质减少。此型又称为腺瘤型增生过长（图 7-2），约 3%可发展为子宫内膜腺癌。

（3）不典型增生：此型指腺体增生并具有细胞不典型。表现为在单纯型或复杂型增生的基础上，腺上皮细胞异型增生，层次增多，细胞极性紊乱，体积增大，核质比例增加，核深染，可见核分裂象。约 1/3 可发展为子宫内膜腺癌，若子宫内膜发展为不典型增生，已不属于功血范畴，应视为癌前病变。

**2. 增生期子宫内膜**　子宫内膜所见与正常月经周期中的增生期内膜无区别，只是在月经周期后半期甚至月经期，子宫内膜仍表现为增生期形态（图 7-3）。

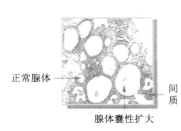

图 7-1　单纯型增生

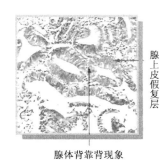

图 7-2　复杂型增生

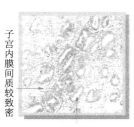

图 7-3　增生期子宫内膜

**3. 萎缩型子宫内膜**　子宫内膜萎缩菲薄，腺体数量少，且体积变小，腺管狭而直，腺上皮为单层立方形或低柱状细胞，间质少而致密，胶原纤维相对增多。

### （三）临床表现

子宫不规则出血是患者最常见的症状。临床特点：月经周期紊乱，经期长短不一，经量不定，甚至大量出血导致休克。出血量多少与子宫内膜增生程度、坏死脱落量有关。由于雌激素的蓄积作用，子宫内膜呈增生或增生过长改变，当卵巢内一批卵泡发生闭锁时，雌激素水平突然下降，则可出现多量的、持续时间长的阴道出血；有时则先有数周或数月的闭经，随后出现较多量的阴道出血；当子宫内膜呈区域性脱落时，则出现持续的或不规则阴道出血，量少，淋漓不尽。出血期间一般无腹痛或其他不适，出血时间长或量多时常继发贫血症状。

根据出血的特点，将异常子宫出血分为以下类型。①月经过多：月经周期规则，但经期延长（＞7 日）或经量过多（＞80ml）；②不规则过多出血：月经周期不规则，经量过多；③不规则出血：月经周期不规则，经期延长而经量不太多。④月经频发：月经周期短于 21 日。

### （四）诊断

功血的诊断是排除性诊断，首先应排除引起子宫出血的全身病变及生殖系统器质性病变。主要依靠病史、体格检查及辅助检查作出诊断。应详细了解患者异常子宫出血的发病时间、出血类型、病程经过、流血前有无停经史及以往治疗经过等，注意了解患者的避孕措施、激素类药物使用情况、有无影响生殖内分泌或凝血功能的相关疾病，如甲状腺功能亢进或减退、肝病、血液病等。体格检查着重于排除生殖器官及全身器质性病变。可借助以下辅助检查协助诊断。

**1. 诊断性刮宫**　简称诊刮，其目的是①止血；② 明确子宫内膜病理诊断。对于药物治疗无效或存在子宫内膜癌高危因素的异常子宫出血患者，应通过诊刮排除子宫内膜病变。诊刮时必须搔刮整个子宫腔，并注意子宫腔大小、形态，刮出物的性质和量。对于未婚患者一般不采用诊刮，若高度怀疑器质性病变，可在患者或其家属知情同意的前提下行诊刮术。

**2. 超声检查**　经阴道 B 超检查，可了解子宫大小、形状，子宫内有无占位病变，子宫内膜厚度等。

**3. 宫腔镜检查**　宫腔镜直视下，在病变区进行活检可诊断子宫腔病变如子宫内膜息肉、子宫黏膜下肌瘤、子宫内膜癌等。对未婚患者，若疑有器质性病变，也可经患者或其家属知情同意后进行检查。

**4. 基础体温测定**　若患者基础体温呈单相型，提示无排卵性功血（图 7-4）。

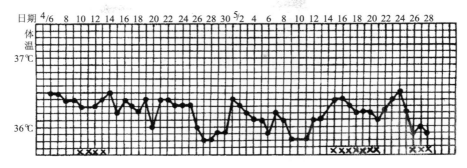

图 7-4 基础体温单相型（无排卵性功血）

**5. 激素测定** 经前测定血孕酮值，若为卵泡期水平则为无排卵；检测血催乳素水平及甲状腺功能以排除其他内分泌疾病。

**6. 妊娠试验** 有性生活史者应行妊娠试验，以排除妊娠及妊娠相关疾病。

**7. 宫颈黏液结晶检查** 经前检查出现羊齿植物叶状结晶提示无排卵。

**8. 阴道脱落细胞涂片检查** 无排卵性功血患者的一般表现受中、高度雌激素影响。

**9. 血红细胞计数及血细胞比容** 以了解患者贫血情况。凝血功能测定包括：血小板计数，出、凝血时间，凝血酶原时间，活化部分凝血酶原时间等。

### （五）鉴别诊断

在诊断功血前，必须除外生殖器官病变或全身性疾病所导致的阴道出血。

**1. 异常妊娠或妊娠并发症** 如流产、异位妊娠、葡萄胎、胎盘残留、胎盘息肉等。

**2. 生殖器官肿瘤** 如子宫内膜癌、宫颈癌、滋养细胞肿瘤、子宫肌瘤、卵巢肿瘤等。

**3. 生殖器官感染** 如急性或慢性子宫内膜炎、子宫肌炎等。

**4. 性激素类药物使用不当或宫内节育器引起的子宫不规则出血。**

**5. 全身性疾病** 如血液病、肝肾功能障碍、甲状腺功能亢进或减退等。

### （六）治疗

功血的治疗原则：青春期及生育期无排卵性功血以止血、调整周期、促排卵为主；围绝经期功血以止血、调整周期、减少经量为主。

**1. 止血治疗** 包括性激素止血和刮宫术。青春期女性功血的急性期止血主要是应用性激素药物，而围绝经期女性则首选刮宫术，除了止血外，重点在于排除子宫内膜癌。

（1）性激素止血

1）子宫内膜生长修复法：应用大剂量雌激素可使子宫内膜迅速生长，短期内修复创面而止血。目的在于及时止血，争取时间纠正贫血。急性大量出血时宜使用大剂量雌激素止血，可选用妊马雌酮 2.5mg，每 6 小时一次，要求 8 小时内见效，24～48 小时内出血基本停止。血止后每 3 日以 1/3 量递减，直降至维持量 1.25mg/d，从血止日期算起第 20 日停药。不能耐受妊马雌酮者也可改用苯甲酸雌二醇肌内注射。应用雌激素最后 7～10 日加用孕激素，可用甲羟孕酮 10mg，每日一次，但需注意停药后出血量会较多，一般于 7 日内血止。大剂量雌激素止血治疗主要适用于青春期患者，对有血栓性疾病史及血液高凝状态的患者应禁用。

2）子宫内膜脱落止血法：此方法又称"药物性刮宫"。青春期或围绝经期的功血多为无排卵性功血，子宫内膜长期受雌激素的刺激而无孕激素的拮抗持续增生或增生过长，无分泌期改变。用孕激素可使子宫内膜转化为分泌相，停药后可使功能层的内膜完整脱落，从而达到止血效果。子宫内膜脱落止血法适用于体内已有一定雌激素水平的功血患者。

合成孕激素分两类，分别为 17-羟孕酮衍生物（甲羟孕酮、甲地孕酮）和 19-去甲基睾酮衍生物（炔诺酮等）。以炔诺酮（每片 0.625mg）治疗出血较多的功血为例，首剂量 5mg，每 8 小时一次，2～3 日血止后每隔 3 日递减 1/3 量，直降至维持量每日 2.5～5.0mg，持续用到血止后 20 日停药，停药后 3～7 日发生撤药性出血。刮宫术适用于急性大出血的已婚女性或疑有子宫内膜病变的患者。

3）联合用药：性激素联合用药的止血效果优于单一药物。对于出血量不太多、仅轻度贫血的青春期功血患者，可于月经第 1 天即口服复方低剂量避孕药，共 21 天，停药 7 天，共 28 天为一周期。对急性大出血者，可采用复方单相口服避孕药，每 6～8 小时 1 片，血止后每 3 日递减 1/3 量直至维持量（每日 1 片），共 20 日停药。

青春期功血一般不用雄激素治疗，但对于急性大出血者，为了加速止血，减少撤退性出血量，也可在雌、孕激素联合的基础上，加用雄激素。雄激素有拮抗雌激素、增强子宫平滑肌及子宫血管张力的作用，可减轻盆腔充血，从而减少出血量。每日注射丙酸睾酮 25～50mg，1 个月内总量不超过 300mg。适用于绝经过渡期功血患者。

（2）手术治疗

1）刮宫术：对于围绝经期女性，在用激素治疗前应首先排除生殖系统和乳腺的肿瘤，故对可疑子宫内膜病变者应行刮宫术明确诊断。另外，急性大出血者为了迅速止血也可考虑行刮宫术。

2）子宫内膜切除术：此手术原理是利用宫腔镜下金属套环、激光、滚动球电凝或热疗等方法，使子宫内膜组织凝固或坏死。适用于经量多的绝经过渡期功血和经激素治疗无效且无生育要求的生育期功血患者。治疗优点是创伤小，可减少月经量，部分患者可达到闭经效果，缺点是组织受热效应破坏影响病理诊断。

3）子宫切除术：患者经药物治疗无效、无生育要求、子宫内膜不典型增生或有癌变者，可由患者和家属知情选择接受子宫切除。

（3）其他辅助治疗：贫血者应补充铁剂、维生素 C 和蛋白质，严重贫血者需输血。出血时间长者应予抗生素预防感染。出血期间应加强营养，保证充分休息。

**2. 调整月经周期**　在患者血止后的下一周期必须调整月经周期。对于青春期及生育期无排卵性功血患者，目的在于恢复正常的内分泌功能，以建立正常月经周期；对于绝经过渡期患者主要是控制出血、防止子宫内膜增生症的发生。常用方法有：

（1）雌、孕激素序贯法：也称人工周期。通过模拟自然月经周期中卵巢的内分泌变化，将雌、孕激素序贯应用，使子宫内膜发生相应变化，引起周期性脱落。此治疗方法适用于青春期功血或生育期功血合并内源性雌激素水平较低者。雌激素自血止周期撤药性月经第 5 日起用药，生理替代全量为妊马雌酮 1.25mg 或雌二醇 2mg，每晚 1 次，连服 20 日，于服雌激素以后 10 日加用甲羟孕酮，每日 10mg。连续 3 个周期为一疗程，若患者正常月经仍未建立，应重复上述序贯疗法。若患者体内有一定的雌激素水平，则雌激素可采用半量或 1/4 量（图 7-5）。

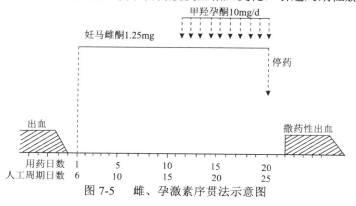

图 7-5　雌、孕激素序贯法示意图

（2）雌、孕激素联合法：开始即用孕激素以限制雌激素的促内膜生长作用，使撤药性出血逐步减少，其中雌激素可预防治疗过程中孕激素的突破性出血。此治疗方法适用于生育期功血内源性雌激素水平较高者或绝经过渡期功血。可用口服避孕药自血止周期撤药性出血的第 5 日起，每晚 1 片，连服 21 日，1 周为撤药性出血间隔，连续 3 个周期为一个疗程。对停药后仍未能建立正常月经周期者，可重复上述联合疗法。

（3）后半周期疗法：青春期或绝经过渡期功血患者，多因无排卵，月经后半周期缺乏孕激素作用，故于月经周期后半期（撤药性出血的第16～25日）服用甲羟孕酮10mg/d或肌内注射黄体酮20mg/d，连用10日为一周期，3个周期为一疗程。

**3. 促排卵治疗**　青春期功血患者经上述调整周期药物治疗几个疗程后，通过雌、孕激素对中枢的反馈调节作用，部分患者可恢复自发排卵。青春期一般不提倡使用促排卵药物，有生育要求的无排卵不孕患者，可针对病因采取促排卵治疗，具体用药方法参照闭经章节。

## 二、排卵性月经失调

排卵性月经失调较无排卵性功血少见，多发生于生育期女性。患者有排卵，但黄体功能异常。排卵性月经失调常见有两种类型。

### （一）黄体功能不足

黄体功能不足（LPD）是指月经周期中有卵泡发育及排卵，但黄体期孕激素分泌不足或黄体过早衰退，导致子宫内膜分泌反应不良。

**1. 发病机制**　黄体功能不足有多种因素：①神经内分泌调节功能紊乱可导致卵泡期FSH缺乏，使卵泡发育缓慢，雌激素分泌减少，从而对垂体及下丘脑正反馈不足；②LH脉冲峰值不高及排卵峰后LH低脉冲缺陷使排卵后黄体发育不全，孕激素分泌减少；③卵巢本身发育不良，卵泡期颗粒细胞LH受体缺陷，也可使排卵后颗粒细胞黄素化不良，孕激素分泌减少，从而使子宫内膜分泌反应不良；④黄体分泌功能正常，但维持时间短。部分黄体功能不足的患者可合并高催乳素血症；⑤生理性因素如初潮、分娩后及绝经过渡期，也可因下丘脑-垂体-卵巢轴功能紊乱，导致黄体功能不足。

**2. 病理**　患者子宫内膜形态可表现为分泌期内膜腺体分泌不良，间质水肿不明显，或腺体与间质发育不同步。

**3. 临床表现**　患者一般表现为月经周期缩短。有时月经周期虽在正常范围内，但卵泡期延长、黄体期缩短，以致患者不易受孕或在孕早期发生流产。

**4. 诊断**　根据月经周期缩短、不孕或早孕时流产，妇科检查无引起出血的生殖器官器质性病变。基础体温呈双相型，但高温相期小于11天（图7-6）。子宫内膜活检显示分泌反应不良，分泌反应至少落后2天，即可作出诊断。

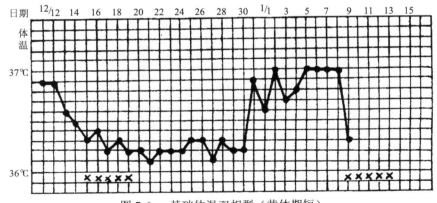

图7-6　基础体温双相型（黄体期短）

**5. 治疗**

（1）促进卵泡发育：针对其发生原因，促使卵泡发育和排卵。

1）卵泡期使用低剂量雌激素：小剂量雌激素能协同FSH促进优势卵泡发育，患者可于月经第 5 日起每日口服妊马雌酮 0.625mg 或 17β-雌二醇 1mg，连续 5～7 日。

2）氯米芬：作为一种弱雌激素，能与体内的雌二醇竞争内源性雌激素受体，从而解除内源性雌激素对下丘脑、垂体的负反馈作用，促进垂体释放 FSH 和 LH，达到促进卵泡发育的目的。患者可于月经第 5 日始每日口服氯米芬 50mg，共 5 日。

（2）促进月经中期 LH 峰形成：在监测到卵泡成熟时，使用 HCG 5000～10 000U 一次或分两次肌内注射，以加强月经中期 LH 排卵峰，达到不使黄体过早衰退和提高其分泌孕酮的功能。

（3）黄体功能刺激疗法：该疗法于基础体温上升后开始，隔日肌内注射 HCG 1000～2000U，共 5 次，可使患者血浆孕酮明显上升，延长黄体期。

（4）黄体功能替代疗法：该疗法一般选用天然黄体酮制剂，患者自排卵后开始每日肌内注射黄体酮 10mg，共 10～14 日，以补充黄体分泌孕酮的不足。

（5）合并高催乳素血症的治疗：使用溴隐亭每日 2.5～5.0mg，可使催乳素水平下降，并促进垂体分泌促性腺激素及增加卵巢雌、孕激素分泌，从而改善黄体功能。

### （二）子宫内膜不规则脱落

本病特点是在月经周期中，患者有排卵，黄体发育良好，但萎缩过程延长，导致子宫内膜不规则脱落。

**1. 发病机制**　本病的发病机制是由于下丘脑-垂体-卵巢轴调节功能紊乱或溶黄体机制异常引起黄体萎缩不全，内膜持续受孕激素的作用，以致无法如期完整脱落。

**2. 病理**　正常月经的第 3～4 日，分泌期子宫内膜已全部脱落，但黄体萎缩不全者，于月经期第 5～6 日仍能见到呈分泌期的子宫内膜。常表现为混合型子宫内膜，即残留的分泌期内膜与出血坏死组织及新增生的内膜混合共存。

**3. 临床表现**　本病患者表现为月经周期正常，但经期延长，长达 9～10 日，且出血量多。

**4. 诊断**　根据患者临床表现为经期延长，基础体温呈双相型，但下降缓慢（图 7-7）；在月经第 5～6 日行诊断性刮宫，病理学检查仍能见到呈分泌期内膜，且与增生期内膜并存即可确诊。

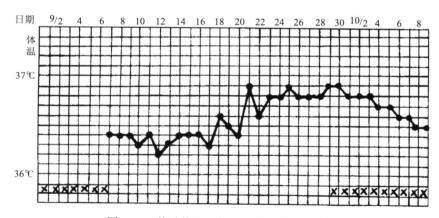

图 7-7　基础体温双相型（黄体萎缩不全）

**5. 治疗**

（1）孕激素：可通过调节下丘脑-垂体-卵巢轴的反馈功能，使黄体及时萎缩，内膜按时完整脱落。方法：患者自排卵后第 1～2 日或下次月经前 10～14 日开始，每日口服甲羟孕酮 10 mg，连服 10 日。有生育要求者可肌内注射黄体酮注射液。无生育要求者也可口服单相口服避孕药，自月经周期第 5 日始，每日 1 片，连续 22 日为一周期。

（2）人绒毛膜促性腺激素：用法同黄体功能不足的治疗用法，HCG 有促进黄体功能的作用。

# 第二节　闭　经

闭经为常见的妇科症状，表现为无月经或月经停止。闭经分原发性和继发性两类。原发性闭经指年龄超过 14 岁尚无月经来潮，无女性第二性征发育，或年龄超过 16 岁月经还未来潮、无论其第二性征是否正常发育者。继发性闭经指正常月经建立后月经停止 6 个月，或按自身原来月经周期计算停经 3 个周期以上者。青春期前、妊娠期、哺乳期及绝经后的月经不来潮属生理现象，本节不展开讨论。

## 一、病　　因

正常月经的建立和维持依赖于下丘脑-垂体-卵巢轴的神经内分泌调节，以及靶器官子宫内膜对性激素的周期性反应和下生殖道的通畅性，其中任何一个环节发生障碍均可导致闭经。

### （一）原发性闭经

原发性闭经较少见，往往由于遗传学原因或先天性发育缺陷引起。根据患者第二性征的发育情况，分为第二性征存在和第二性征缺乏两类。

**1. 第二性征存在的原发性闭经**

（1）米勒管发育不全综合征：是由副中肾管发育障碍引起的先天性畸形，在青春期原发性闭经中约占 20%。患者染色体核型正常，为 46，XX，促性腺激素正常，有排卵，外生殖器、输卵管、卵巢及女性第二性征均正常，主要异常为子宫及生殖道的畸形，表现为子宫发育异常如始基子宫、无子宫、双角子宫或双子宫畸形（图 7-8）、阴道斜隔或无阴道，约 30%患者伴肾畸形，约 12%患者伴骨骼畸形。

（2）雄激素不敏感综合征：又称睾丸女性化完全型，为男性假两性畸形，患者染色体核型为 46，XY，性腺为睾丸，但位于腹腔内或腹股沟。睾酮水平虽在男性范围，但由于靶细胞缺乏睾酮受体，故睾酮不发挥生物学效应，但睾酮仍能通过芳香化酶转化为雌激素，故表型为女型，青春期乳房隆起丰满，但乳头发育不良，乳晕苍白，阴毛、腋毛稀少，阴道为盲端，较短浅，子宫及输卵管缺如。

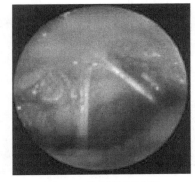

图 7-8　先天性无子宫

（3）对抗性卵巢综合征：又称卵巢不敏感综合征。其特征是：①卵巢具有多数始基卵泡及初级卵泡，但极少见卵泡进入窦卵泡期及成熟期；②内源性促性腺激素水平升高，特别是 FSH 升高；③卵巢对外源性促性腺激素不敏感；④患者临床表现为原发性闭经，但女性第二性征发育接近正常。

**2. 第二性征缺乏的原发性闭经**

（1）低促性腺激素性腺功能减退：最常见的是嗅觉缺失综合征，是指下丘脑先天性 GnRH 分泌缺乏同时伴嗅觉丧失或减退。患者临床表现为原发性闭经、低促性腺激素、低性激素、女性第二性征缺如、嗅觉减退或丧失，但女性内生殖器分化正常。

（2）高促性腺激素性腺功能减退

1）特纳综合征：属于性腺先天性发育不全（gonadal dysgenesis）。本病患者性染色体异常，核型为 X 染色体单体（45，XO）或嵌合体（45，XO/46，XX 或 45，XO/47，XXX）。表现为原发性闭经，卵巢呈条索状，无卵泡，不分泌雌激素。患者身材矮小，女性第二性征发育不良，常有蹼颈、盾胸、肘外翻等临床特征，可伴主动脉狭窄及肾、骨骼畸形。

2）46，XX 单纯性腺发育不全：本病患者体格发育无异常，卵巢呈条索状，子宫发育不良，女性第二性征发育差，但外生殖器为女型。

3）46，XY 单纯性腺发育不全：本病又称 Swyer 综合征。患者主要表现为条索状性腺及原发性闭经。具有女性生殖系统，但无青春期性发育，女性第二性征发育不良。由于存在 Y 染色体，患者在 10～20 岁时易发生性腺母细胞瘤或无性细胞瘤，故诊断确定后应切除条索状性腺。

### （二）继发性闭经

继发性闭经发生率明显高于原发性闭经。根据控制正常月经周期的 4 个主要环节，依次分为下丘脑性闭经、垂体性闭经、卵巢性闭经及子宫性闭经。

**1. 下丘脑性闭经** 为最常见的闭经，以功能性为主。

（1）功能性下丘脑性闭经：①精神应激性：突然的精神压抑、紧张、忧虑、环境改变等诱因均可引起神经内分泌障碍而导致闭经。②体重下降和神经性厌食：中枢神经对体重急剧下降极为敏感。持续进行性消瘦可使 GnRH 降至青春期前水平，使促性腺激素和雌激素水平低下。严重的神经性厌食通常为强迫节食后发生，当体重下降至正常体重的 85% 以下时，即可出现闭经。③运动性闭经：长期剧烈运动或芭蕾舞、现代舞等训练使脂肪率降低或总体脂肪减少可导致月经异常。运动剧增后 GnRH 的释放受抑制也可引起闭经。

（2）药物性闭经：抗精神病药物，口服甾体类避孕药及某些药物如利舍平、地西泮和阿片类等，均可引起继发性闭经，其机制是药物抑制下丘脑分泌 GnRH 或通过抑制下丘脑多巴胺使垂体分泌催乳素增加所致。药物性闭经通常是可逆的，一般在停药后 3～6 个月月经可自然恢复。

（3）颅咽管瘤：本病较为罕见，为先天性、生长缓慢的肿瘤。最常见的生长部位为蝶鞍上的垂体柄漏斗部前方，因瘤体增大可压迫下丘脑和垂体柄引起闭经、生殖器萎缩、肥胖、颅内压增高、视力障碍等症状，也称肥胖生殖无能营养不良症。

**2. 垂体性闭经** 腺垂体器质性病变或功能失调可影响促性腺激素的分泌，继而影响卵巢功能而引起闭经。如垂体梗死和垂体肿瘤，前者最常见为希恩综合征。由于产后大出血性休克，导致垂体尤其是腺垂体促性腺激素分泌细胞缺血坏死，引起腺垂体功能低下而出现一系列症状：闭经、无乳、性欲减退、毛发脱落、女性第二性征衰退、生殖器官萎缩，以及其他内分泌功能减退，出现如畏寒、嗜睡、低血压等症状及基础代谢率降低。垂体肿瘤常见的为催乳素细胞肿瘤引起的闭经溢乳综合征。

空蝶鞍综合征：本病患者蝶鞍隔因先天性发育不全、肿瘤或手术破坏，使脑脊液流入蝶鞍的垂体窝，使蝶鞍扩大，垂体受压缩小，称空蝶鞍。当垂体柄因受脑脊液压迫而使下丘脑与垂体间的门脉循环受阻时，出现闭经和高催乳素血症。X 线检查仅见蝶鞍稍增大，CT 或 MRI 检查可精确显示在扩大的垂体窝中见萎缩的垂体和低密度的脑脊液。

**3. 卵巢性闭经** 指卵巢本身功能衰竭或继发性病变，卵巢分泌的性激素水平低下，子宫内膜不发生周期性变化而导致闭经。

（1）卵巢早衰：女性 40 岁前由于卵巢内卵泡耗竭或被破坏，或因手术切除卵巢而发生的卵巢功能衰竭，称卵巢早衰。多数的患者找不到明显的诱因，部分患者可能与遗传因素、自身免疫性疾病、医源性损伤（放疗、化疗或手术所致的卵巢血供受影响）有关。主要特征：低雌激素及高促性腺激素，表现为继发性闭经，患者常伴有围绝经期综合征的症状。

（2）卵巢功能性肿瘤：卵巢支持-间质细胞瘤因分泌过量的雄激素，可抑制下丘脑-垂体卵巢轴功能而闭经。颗粒-卵泡膜细胞瘤分泌雌激素，持续分泌的雌激素可抑制排卵，使子宫内膜持续增生而闭经。

（3）多囊卵巢综合征：本病以长期无排卵及高雄激素为特征。临床表现为闭经、不孕、多毛和肥胖。

**4. 子宫性闭经** 本病患者月经调节功能正常，由于子宫内膜受破坏或对卵巢激素不能产生正常的反应而出现闭经。

（1）Asherman 综合征：为子宫性闭经中最常见原因。因人工流产刮宫过度或产后、流产后出血刮宫引起，尤其当伴有子宫内膜炎时，更易导致子宫腔粘连而闭经。仅子宫颈管粘连者可引起阻塞性闭经；子宫腔完全粘连者则无月经（图 7-9）。

（2）子宫内膜炎：子宫内膜结核使内膜遭受破坏而导致闭经。流产或产褥感染所致的子宫内膜炎，严重时也可造成闭经。

（3）子宫切除后或子宫腔放射治疗后：因手术切除子宫或放疗破坏子宫内膜而闭经。

**5. 其他内分泌功能异常**：甲状腺、肾上腺、胰腺等功能紊乱也可引起闭经。如甲状腺功能减退或亢进、肾上腺皮质功能亢进、肾上腺皮质肿瘤等。

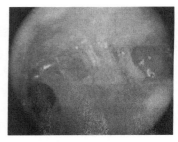

图 7-9　Asherman 综合征

## 二、诊　断

闭经只是一种症状，诊断时必须首先寻找闭经原因，确定病变环节，然后再确定是何种疾病所引起。

### （一）病史

详细询问患者月经史，包括初潮年龄、月经周期、经期、经量和闭经期限及伴随症状等。发病前有无任何导致闭经的诱因如精神因素、环境改变、体重增减、剧烈运动、各种疾病及用药情况等。对于已婚女性应询问其生育史及产后并发症史。原发性闭经患者应了解其生长发育史，有无先天性缺陷或其他疾病及家族史。

### （二）体格检查

检查患者全身发育状况，有无畸形。观察精神状态、智力发育、营养和健康情况。妇科检查应注意内、外生殖器的发育，有无先天性缺陷、畸形，女性第二性征如毛发分布、乳房发育是否正常，乳房有无乳汁分泌等。其中第二性征的检查有助于鉴别原发性闭经的病因，缺乏女性第二性征提示该患者从未受过雌激素的刺激。

### （三）辅助检查

已婚女性闭经须首先排除妊娠，通过病史及体格检查对闭经的病因及病变部位有初步了解，在此基础上再通过有选择的辅助检查明确诊断。

**1. 功能试验**

（1）药物撤退试验：用于评估体内雌激素水平，以确定闭经程度。

1）孕激素试验：黄体酮注射液，每日肌内注射 20mg，连续 5 日；或口服甲羟孕酮，每日 10mg，连用 5 日。停药后 3～7 日出现撤药性出血（孕激素试验阳性），提示子宫内膜已受一定水平的雌激素影响，为Ⅰ度闭经。若停药后无撤药性出血（孕激素试验阴性），应进一步行雌、孕激素序贯试验。②雌、孕激素序贯试验：适用于孕激素试验阴性的闭经患者。每晚睡前服己烯雌酚 1mg 或妊马雌酮 1.25mg，连续 20 日，最后 10 日加用甲羟孕酮，每日口服 10mg，停药后 3～7 日发生撤药性出血者为阳性，提示子宫内膜功能正常，可排除子宫性闭经，引起闭经的原因是患者体内雌激素水平低落，为Ⅱ度闭经，应进一步寻找病因。无撤药性出血者为阴性，应重复一次试验，若仍无出血，提示子宫内膜有缺陷或已被破坏，可诊断为子宫性闭经。

2）垂体兴奋试验：又称 GnRH 刺激试验，目的是了解垂体对 GnRH 的反应性。典型方法：将 GnRH 100μg 溶于生理盐水 5ml 中，30 秒内静脉注射完毕。于注射前及注射后 15 分钟、30 分钟、60 分钟、120 分钟分别采血测定 LH 含量。若注射后 15～60 分钟 LH 高峰值较注射前升高 2～4 倍，说明垂体功能正常，病变在下丘脑；若经多次重复试验，LH 值无升高或升高不显著，说明垂体功能减退，如希恩综合征。

（2）激素测定

1）血甾体激素测定：包括雌二醇、孕酮及睾酮测定。血孕酮≥15.9nmol/L 或尿孕二醇≥6.24μmol/24h 为排卵标志。若雌激素浓度低，提示卵巢功能衰竭；若睾酮值高，提示有多囊卵巢综合征或卵巢支持-间质细胞瘤等可能。

2）催乳素（PRL）及垂体促性腺激素测定：PRL＞25μg/L 时称高催乳素血症。PRL 升高者，测定促甲状腺激素，促甲状腺激素升高者，为甲状腺功能减退；若促甲状腺激素正常，而 PRL 大于 100μg/L 时应行头颅 MRI 或 CT 检查，以排除垂体肿瘤。PRL 正常者，则应测定垂体促性腺激素。月经周期中 FSH 正常值为 5～20U/L，LH 为 5～25U/L。若 FSH＞40U/L，提示卵巢功能衰竭；若 LH＞25U/L 或 LH/FSH≥2～3，应怀疑为多囊卵巢综合征；若 FSH、LH 均＜5U/L，提示垂体功能减退，病变可能在垂体或下丘脑。

**2. 影像学检查** 盆腔 B 超检查观察患者盆腔有无子宫，子宫大小、形态及内膜情况，卵巢大小、形态、卵泡数目等。子宫输卵管造影：了解有无子宫腔病变和宫腔粘连。CT 或磁共振显像（MRI）：用于盆腔及头部蝶鞍区检查，了解盆腔肿块性质，诊断垂体微腺瘤、空蝶鞍等。

**3. 宫腔镜检查** 能了解患者子宫腔粘连情况。

**4. 腹腔镜检查** 此检查能镜下观察卵巢、子宫大小、形态，也可协助诊断多囊卵巢综合征。

**5. 性染色体检查** 本检查对鉴别性腺发育不全病因及指导临床处理有重要意义。

**6. 其他检查** 主要为靶器官反应检查，包括基础体温测定、宫颈黏液评分、阴道脱落细胞检查、子宫内膜活检或诊断性刮宫。对存在肥胖、多毛、痤疮体征的患者尚须测定胰岛素、雄激素（血睾酮、硫酸脱氢表雄酮，尿 17-酮等），以确定是否存在胰岛素抵抗、高雄激素血症或先天性 21-羟化酶缺陷。

### （四）闭经的诊断步骤

首先区分患者属于原发性闭经还是继发性闭经。若为原发性闭经，首先检查女性第二性征、子宫的发育情况，然后查垂体及卵巢激素水平及染色体等；继发性闭经发生率明显高于原发性闭经，若为继发性闭经，则按图 7-10 闭经的诊断步骤进行。

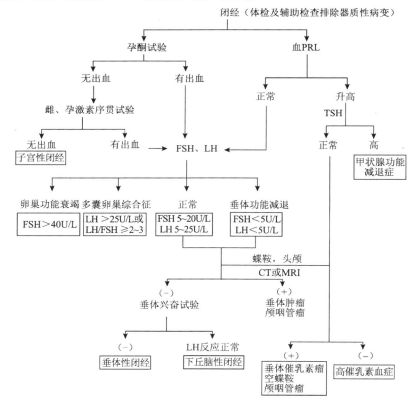

图 7-10 闭经的诊断步骤

# 三、治　疗

## （一）全身治疗

注意饮食调节，调节饮食结构，保持标准体重。运动性闭经者应适当减少运动量。闭经因应激或精神因素所致者，应进行耐心的心理治疗，消除精神紧张和焦虑。

## （二）激素治疗

明确病变环节及病因后，卵巢早衰和先天性卵巢发育不全等高促性腺激素性闭经应进行性激素替代治疗。

**1. 性激素替代治疗**　目的：①维持女性全身健康及生殖健康，包括心血管系统、骨骼、神经系统等；②维持性征和月经。主要治疗方法有：

（1）雌激素替代治疗：此疗法适用于无子宫患者，妊马雌酮 0.625mg/d 或微粒化 17β-雌二醇 2mg/d，连用 21 日，停药 1 周后重复给药。

（2）雌、孕激素序贯疗法：对于有子宫的患者，选用上述雌激素连服 21 日，服药的最后 10 日同时加服甲羟孕酮 6～10mg/d。

（3）孕激素疗法：此疗法适合于体内有一定内源性雌激素水平的 I 度闭经患者，可每隔 1～2 月每日口服甲羟孕酮 10mg，共 12 日。

**2. 促排卵**　适用于有生育要求患者。

（1）氯米芬：是最常用的促排卵药物，适用于有一定内源性雌激素水平的无排卵者。作用机制为氯米芬与下丘脑细胞内的雌激素受体竞争性结合，从而阻断内源性雌激素对下丘脑的负反馈作用，促使下丘脑分泌更多的 GnRH。给药方法为月经第 5 日始，每日 50～100mg，连用 5 日。

（2）促性腺激素：适用于低促性腺激素闭经及氯米芬促排卵失败者，促卵泡发育的制剂有：①尿促性素（hMG）；②卵泡刺激素，包括尿提取 FSH、纯化 FSH、基因重组 FSH。促成熟卵泡排卵的制剂为 HCG。常用 HMG/HCG 联合用药促排卵。HMG 或 FSH 一般每日剂量为 75～150U，于撤药性出血第 3～5 日开始，连续 7～12 日，待优势卵泡达成熟标准时，再使用 HCG 5000～10 000U 促排卵。并发症为多胎妊娠和卵巢过度刺激综合征（OHSS）。

（3）促性腺激素释放激素（GnRH）：利用其天然制品促排卵的具体用法为脉冲皮下注射或静脉给药，适用于下丘脑性闭经。

**3. 溴隐亭**　为多巴胺受体激动剂。通过与垂体多巴胺受体结合，直接抑制垂体 PRL 分泌，恢复排卵；溴隐亭还可直接抑制垂体分泌 PRL 肿瘤细胞生长。适用于单纯高 PRL 血症患者，每日 2.5～5.0mg，一般在服药的第 5～6 周能使月经恢复。针对垂体催乳素瘤患者，每日 5～7.5 mg，敏感者在服药 3 个月后肿瘤明显缩小。

**4. 其他激素治疗**

（1）肾上腺皮质激素：适用于先天性肾上腺皮质增殖症所致的闭经，一般用泼尼松或地塞米松。

（2）甲状腺素：适用于甲状腺功能减退引起的闭经。

## （三）辅助生育技术

见第十一章。

## （四）手术治疗

针对各种器质性病因，采用相应的手术治疗。

**1. 生殖器畸形**　如处女膜闭锁、阴道横隔、阴道斜隔或阴道闭锁，均可行手术切开或成形术，使经血流畅。

**2. Asherman 综合征**　此类患者可采用分离粘连，后加用大剂量雌激素和宫内放置节育器的治疗方法。手术后可用雌、孕激素序贯疗法重复 3~6 个周期。

**3. 肿瘤** 卵巢肿瘤一经确诊应予手术治疗。垂体肿瘤患者，应根据肿瘤部位、大小及性质制订治疗方案。高促性腺激素闭经、含 Y 染色体性腺者易发生肿瘤，宜手术切除性腺。

闭经涉及病种繁多，不同疾病诊断与处理方法也不同，需要系统的检查与分析，才能进行正确的诊断与治疗。

# 第三节　多囊卵巢综合征

多囊卵巢综合征（PCOS）是一种内分泌综合征，以雄激素过多和持续无排卵为临床主要特征。患者临床表现为月经失调、多毛、肥胖、不孕和卵巢多囊样改变等的症候群。它是导致生育期女性月经紊乱最常见的原因之一。其发病原因至今尚未阐明。

## 一、内分泌特征与病理生理

PCOS 的主要内分泌特征：①雄激素过多；②雌酮过多；③促性腺激素的比率失常；④胰岛素过多。其机制尚未明了。可能的机制涉及以下几方面：

**1. 下丘脑-垂体-卵巢轴调节功能异常** 由于垂体对 GnRH 敏感性增加，使 LH 分泌量增加，卵巢内促雄激素合成的细胞色素 450 c17 酶的功能失调，导致卵巢间质、卵泡膜细胞产生过量雄激素。卵巢内高雄激素抑制卵泡成熟，引起发育中的卵泡闭锁，不能形成优势卵泡。PCOS 时过多的雄激素主要是雄烯二酮和睾酮，尤其是游离睾酮增加；雌激素以雌酮（E1）增高为主，雌酮主要来源于雄烯二酮在周围组织中芳香化酶转化，而雌二醇（$E_2$）处于早期卵泡水平。持续分泌的雌酮和卵巢小卵泡分泌的一定水平的雌二醇作用于下丘脑及垂体，使 LH 分泌幅度及频率增加，LH 呈持续高水平，而 FSH 水平相对降低。LH 水平上升又促进卵巢分泌雄激素，进一步形成雄激素过多、持续无排卵的恶性循环。

**2. 高胰岛素血症和胰岛素抵抗** 有研究证明，肥胖的 PCOS 患者中有 30%~45% 存在胰岛素抵抗和高胰岛素血症。过量的胰岛素作用于卵巢内相应受体，加之局部雄激素的过量分泌，导致卵泡成熟障碍，无优势卵泡形成。高胰岛素血症可抑制肝脏性激素结合球蛋白（SHBG）的合成，使体内游离雄激素增加。严重的胰岛素抵抗患者可发生雄激素过多、胰岛素抵抗和黑棘皮症。

**3. 肾上腺内分泌功能异常** 50%PCOS 患者中存在脱氢表雄酮（DHEA）及脱氢表雄酮硫酸盐（DHEAS）升高，可能与 PCOS 患者肾上腺中合成甾体激素的关键酶活性增加、肾上腺细胞对促肾上腺皮质激素（ACTH）敏感性增加及功能亢进有关。

## 二、病　　理

**1. 卵巢的变化** 患者双侧卵巢均匀性增大，为正常女性的 2~5 倍，包膜增厚，呈灰白色，切面可见卵巢白膜均匀性增厚，其下可见许多直径<1cm 的囊性卵泡。镜下见白膜增厚、硬化，皮质表层纤维化，血管显著较多。白膜下含有很多闭锁卵泡和不同发育期卵泡，但无成熟卵泡生成及排卵迹象（图 7-11）。

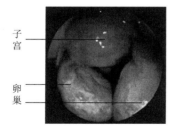

图 7-11　多囊卵巢

**2. 子宫内膜变化** PCOS 患者因无排卵，子宫内膜长期受雌激素刺激，呈现不同程度的增生。当卵泡发育不良时，子宫内膜呈增生期表现，当卵泡持续分泌雌激素时，子宫内膜呈单纯型或复杂型增生，甚至呈不典型增生；长期持续无排卵可增加子宫内膜癌的发生概率。

## 三、临　床　表　现

**1. 月经失调** 为 PCOS 患者主要症状，常表现为闭经或月经稀发，闭经多为继发性，闭经前常有月经稀发或过少。也有少数患者表现为月经过多或不规则出血。

**2. 不孕** 生育期妇女因排卵障碍及月经失调而导致不孕。

**3. 多毛、痤疮** 由高水平雄激素引起，患者可出现不同程度的多毛征象，表现为体毛密集、变粗，尤其是阴毛，分布常呈男性型。油脂性皮肤及痤疮也常见，这与体内雄激素积聚刺激皮脂腺分泌有关。

**4. 肥胖** 50%以上 PCOS 患者肥胖（体重指数≥25），其脂肪分布及体态无特异性。肥胖的产生与雄激素过多、未结合睾酮比例增加及雌激素长期刺激有关。

**5. 黑棘皮症** 由雄激素过多引起，常在阴唇、颈背部、腋下、乳房下和腹股沟等处皮肤出现灰褐色色素沉着，呈对称性，皮肤增厚，质地柔软。

## 四、辅助检查

### （一）基础体温测定

患者体温多表现为单相型。

### （二）B 超检查

此检查可见患者子宫小于正常；双侧卵巢增大，包膜回声增强，轮廓较光滑，间质增生回声增强，可见多个直径 2～9mm 的无回声区围绕卵巢边缘，称为项链征。连续监测未见主导卵泡发育及排卵迹象。

### （三）诊断性刮宫

由于 PCOS 患者约 85%的子宫内膜病理表现为不同程度增生，无分泌期变化。因此，对于 B 超显示子宫内膜增厚的患者，应行诊断性刮宫，以早期发现子宫内膜不典型增生或子宫内膜癌。诊刮手术时间应选择在月经前数日或月经来潮 6 小时内进行。

### （四）腹腔镜检查

直接窥视，可见卵巢增大、包膜增厚，表面光滑，呈灰白色，有新生血管。包膜下显露多个卵泡，但无排卵征象（排卵孔、血体或黄体）。腹腔镜下取卵巢组织送病理学检查，可明确诊断。

### （五）激素测定

**1. 血清 FSH、LH 测定** 血清 FSH 值偏低，LH 值升高，LH/FSH≥2～3。无周期性的排卵前 LH 峰值出现。

**2. 血清睾酮、双氢睾酮、雄烯二酮浓度测定** 睾酮水平升高，但通常不超过正常范围上限 2 倍，DHEA、DHEA-S 浓度正常或轻度升高。

**3. 尿 17-酮类固醇** 正常或轻度升高，正常时提示雄激素来源于卵巢，升高时提示肾上腺功能亢进。

**4. 血清雌激素测定** 雌二醇为正常值或稍增高，其水平恒定，缺乏周期性变化，$E_1/E_2$ 高于正常周期。

**5. 血清催乳素（PRL）测定** 部分患者血清 PRL 轻度增高。

**6. 其他** PCOS 尤其肥胖患者，应测定空腹血糖及口服葡萄糖耐量试验（OGTT），有条件时测定空腹胰岛素水平（正常<20mU/L）及葡萄糖负荷后血清胰岛素最高浓度（正常<150mU/L）。

## 五、诊断

根据临床表现和辅助检查不难诊断。根据 2003 年阿姆斯特丹会议的诊断标准，目前认为诊断 PCOS 的主要标准为以下三项中符合两项即可诊断：①稀发排卵或无排卵；②有高雄激素血症的临床和（或）生化特征；③超声检查表现为多囊卵巢。多囊卵巢的超声诊断为：卵巢内可见到≥12 个直径在 2～9mm 的卵泡，或卵巢的体积增大，>10mL。

## 六、鉴 别 诊 断

**1. 卵泡膜细胞增殖症** 本病临床和内分泌征象与 PCOS 相仿但更严重,患者肥胖和男性化明显,睾酮水平高达 $5.2 \sim 6.9$ nmol/L,而 DHEA-S 正常。镜下表现为卵巢皮质有一群卵泡膜细胞增生。

**2. 卵巢男性化肿瘤** 如睾丸母细胞瘤、门细胞瘤、肾上腺残迹肿瘤等均可产生过量雄激素,但当血清睾酮值>6.9nmol/L 时,可排除此种类型肿瘤,男性化肿瘤多为单侧性实性肿瘤,进行性增大明显,B 超、CT 或 MRI 可行定位。

**3. 肾上腺皮质增生或肿瘤** 血清 DHEA-S>18.2moI/L 时,应与肾上腺皮质增生或肿瘤鉴别。肾上腺皮质增生患者 ACTH 兴奋试验反应亢进,做过夜地塞米松抑制试验时抑制率≤0.70;肾上腺皮质肿瘤患者则对这两项试验均无明显反应。

## 七、治 疗

### (一)一般治疗

对于肥胖的 PCOS 患者,应通过加强锻炼、控制饮食、服用促代谢的减肥药等以减轻体重,这有利于降低患者胰岛素、睾酮及 SHBG 水平,并有可能恢复排卵及生育功能。

### (二)药物治疗

**1. 降低 LH 水平**

(1)口服避孕药(OC):使卵巢和肾上腺产生的雄激素水平降低。避孕药中孕激素成分通过反馈作用抑制 LH 的异常分泌,减少卵巢产生雄激素,而雌激素成分可使性激素结合球蛋白浓度增加,使游离睾酮减少。常用口服短效避孕药。用药 $6 \sim 12$ 个周期可抑制毛发生长并治疗痤疮。

(2)醋酸甲羟孕酮:本药可用于治疗多毛症。醋酸甲羟孕酮可直接影响下丘脑-垂体-卵巢轴,减少 GnRH 产生及促性腺激素的释放,导致雄激素及雌激素水平降低。使用方法为每日 $20 \sim 40$ mg 口服,或长效制剂 150mg 肌内注射,每 6 周至 3 个月一次。

(3)促性腺激素释放激素激动剂(GnRHa):本药常用于有生育要求而难以控制的高 LH 水平患者。GnRHa 可对垂体促性腺激素分泌起降调节作用,从而减少卵巢合成雄激素。使用时为防止骨质丢失及其他激素降低引起的副作用,可同时使用口服避孕药或雌激素,即反加疗法。

**2. 降低血雄激素水平**

(1)糖皮质类固醇:本药适用于 PCOS 雄激素过多为肾上腺来源或混合性来源者。常用药物为地塞米松,每晚 0.25mg 口服,可有效抑制脱氢表雄酮硫酸盐浓度。

(2)醋酸环丙孕酮(CPA):可合成 17-羟孕酮衍生物,与睾酮和双氢睾酮竞争受体,并诱导肝酶加速血浆雄激素的代谢,从而降低雄激素的生物学效应。目前常用达英-35,每片含 CPA 2mg、炔雌醇(EE)35μg,作周期疗法,即于出血第一日起,每日口服 1 片,连续 21 日,停药 7 日后重复,共 $3 \sim 6$ 个月。

**3. 改善 PCOS 的胰岛素抵抗** 双胍类药物为治疗非胰岛素依赖型糖尿病药物,可通过降低血胰岛素,纠正 PCOS 患者的高雄激素状态,改善卵巢排卵功能,达到提高促排卵治疗的效果。

**4. 诱发排卵** 详见第十一章。由于 PCOS 患者诱发排卵时易发生卵巢过度刺激综合征,必须加强预防措施,主要包括:①HMG-HCG 不作为 PCOS 患者促排卵的首选方案;②多个卵泡达到成熟期或卵巢直径>6cm 时,不加用 HCG。

### (三)手术治疗

手术治疗适用于严重 PCOS 对促排卵药物治疗无效者。

**1. 腹腔镜手术** 在腹腔镜下对多囊卵巢应用电凝或激光技术穿刺打孔,可获得一定的排卵率和妊娠率,同时又能减少粘连形成。但须注意应避免过度打孔而致卵巢损伤,导致卵巢早衰。

**2. 卵巢楔形切除术** 剖腹探查后应先确定诊断,然后将双侧卵巢楔形切除 1/3,以降低雄激素水平，减轻多毛症状，提高妊娠率。

# 第四节　痛　经

痛经为妇科最常见的症状之一，是指女性行经前后或月经期出现下腹疼痛、坠胀，伴腰酸或其他不适，影响生活和工作质量。痛经可分为原发性和继发性两大类，前者是指生殖器官无器质性病变的痛经，后者是指盆腔器质性疾病所引起的痛经。本节仅叙述原发性痛经。

## 一、病　因

原发性痛经的发生与月经时子宫内膜前列腺素（PG）含量增高有关。研究表明痛经患者子宫内膜和月经血中 $PGF_{2\alpha}$ 和 $PGE_2$ 含量较正常妇女明显升高，尤其是 $PGF_{2\alpha}$ 含量增高是造成痛经的主要因素。痛经也与子宫平滑肌不协调收缩，造成子宫供血不足，导致厌氧代谢物积贮，刺激疼痛神经元有关。原发性痛经的发生还受精神、神经因素影响，疼痛的主观感受与个体痛阈有关。无排卵性子宫内膜因无孕酮刺激，所含前列腺素浓度甚低，一般不发生痛经。

## 二、临床表现

痛经主要特点表现：①原发性痛经在青少年期常见，多在初潮后 1～2 年内发病；②疼痛多自月经来潮后开始，以行经第一日疼痛最剧，持续 2～3 日后缓解。疼痛常呈痉挛性，通常位于下腹部耻骨上方，可放射至腰骶部和大腿内侧；③可伴发恶心、呕吐、腹泻、头晕、乏力等症状，严重时面色发白、出冷汗；④妇科检查无异常发现。

## 三、诊断与鉴别诊断

根据月经期下腹坠痛，妇科检查无阳性体征，临床即可诊断。诊断时必须与子宫内膜异位症、子宫腺肌病等疾病引起的继发性痛经相鉴别。继发性痛经常在初潮后数年出现症状，多有月经过多、不孕、放置宫内节育器或盆腔炎病史，妇科检查有异常发现，必要时可行腹腔镜检查加以鉴别。

## 四、治　疗

**1. 一般治疗**　应重视精神心理治疗，向患者阐明月经时轻度不适是生理反应。疼痛不能忍受时可行非麻醉性镇痛治疗，适当应用镇痛、镇静、解痉药。

**2. 前列腺素合成酶抑制剂**　本品通过抑制前列腺素合成酶，减少前列腺素的产生，防止出现过强或痉挛性子宫收缩，从而减轻或消除痛经。该类药物治疗的有效率可达 80%。主要药物包括：①苯基丙酸类，如布洛芬 400mg，每日 3～4 次，或酮洛芬 20～50mg，每日 3～4 次；②灭酸类，如氟芬那酸 200mg，每日 3 次，或甲芬那酸 250mg，每日 3 次，月经来潮即开始服药，连续 2～3 日。

**3. 口服避孕药**　本品通过抑制子宫内膜生长，减少月经量及抑制排卵，从而减少月经中 PG。主要适用于要求避孕的痛经女性，疗效可达 90% 以上。

**4. 其他**　对上述常用方法治疗后疗效仍不佳者，亦可于月经来潮时使用氢可酮或可待因。

# 第五节　围绝经期综合征

绝经是女性生命进程中必然发生的生理过程，提示卵巢功能衰退，生殖能力终止。卵巢功能衰退是渐进性的，以往一直用"更年期"来形容这一渐进的变更时期。由于更年期定义含糊，1994年 WHO 提出废除"更年期"这一术语，推荐采用"围绝经期"一词。围绝经期指围绕绝经的一段时期，包括从接近绝经出现与绝经有关的内分泌、生物学和临床特征起至最后一次月经后一年，即绝经过渡期至最后一次月经后一年。围绝经期综合征指女性绝经前后由于性激素减少所致的一系列躯体及精神心理症状。

绝经分为自然绝经和人工绝经，前者指卵巢内卵泡生理性耗竭所致绝经，后者是指两侧卵巢经手术切除或受化疗药物及放射线毁坏导致的绝经。人工绝经者更易发生围绝经期综合征。

## 一、围绝经期的内分泌变化

围绝经期的最早变化是卵巢功能衰退，表现为卵泡对 FSH 敏感性下降，然后才表现为下丘脑和垂体功能退化。

**1. 雌激素** 围绝经期由于卵巢功能衰退，雌激素分泌减少。但在不同的阶段，雌激素水平的变化有差异。绝经过渡期早期雌激素水平呈波动状态，其原因是 FSH 升高对卵泡过度刺激引起雌二醇分泌过多，导致雌激素水平高于正常卵泡期水平。在整个绝经过渡期雌激素水平不呈逐渐下降趋势，只是在卵泡停止生长发育时，雌激素水平才下降。绝经后卵巢不再分泌雌激素，女性体内低水平的雌激素主要是由来自肾上腺皮质及来自卵巢的雄烯二酮经周围组织中芳香化酶转化的雌酮，转化的部位主要在肌肉和脂肪，肝、肾、脑等组织也可促使转化。雌酮在周围组织也与雌二醇互相转化，但与生育期女性相反，雌酮（$E_1$）水平高于雌二醇（$E_2$），形成 $E_1/E_2 > 1$。

**2. 孕酮** 绝经过渡期卵巢尚可有排卵功能，但因卵泡期延长，黄体功能不全，导致孕酮分泌减少。绝经后无孕酮分泌。

**3. 雄激素** 绝经后雄激素来源于卵巢间质细胞及肾上腺，总体雄激素水平下降。其中雄烯二酮主要来源于肾上腺，量约为绝经前的一半。卵巢主要产生睾酮，由于升高的 LH 对卵巢间质细胞的刺激增加，使睾酮水平较绝经前增高。

**4. 促性腺激素** 绝经过渡期 FSH 水平升高，呈波动型，LH 仍可在正常范围，但 FSH/LH 仍 <1。绝经后由于雌激素水平下降，诱导下丘脑分泌促性腺激素释放激素增加，进而刺激垂体释放 FSH 和 LH 增加；同时，由于卵泡产生抑制素减少，使 FSH 和 LH 水平升高，其中 FSH 升高较 LH 更显著，FSH/LH >1，绝经后 2～3 年达最高水平，约持续 10 年，然后下降。

## 二、临床表现

围绝经期女性表现为月经紊乱及一系列雌激素下降引起的相关症状。

### （一）月经紊乱

月经紊乱是绝经过渡期的常见症状，半数以上女性出现 2～8 年无排卵性月经，表现为月经周期不规则、持续时间长及月经量增加。此期由于卵巢无排卵，雌激素水平波动，易发生子宫内膜癌及其癌前病变，因而对围绝经期出现异常出血者，应取子宫内膜活检以排除恶性病变。

### （二）雌激素下降相关症状

**1. 血管舒缩症状** 主要表现为潮热，是雌激素下降的特征性症状。其特点是反复出现短暂的面部和颈部皮肤发红，伴有烘热，继之出汗。持续时间一般不超过 1～3 分钟，症状轻者每日发作数次，重者十余次或更多，夜间或应激状态易促发。此种血管功能不稳定可历时 1 年，有时长达 5 年或更长。自然绝经者潮热发生率超过 50%，人工绝经者发生率更高。

**2. 精神神经症状** 主要包括情绪、记忆及认知功能症状。围绝经期女性往往出现激动易怒、焦虑不安或情绪低落、抑郁寡欢、不能自我控制等情绪症状。记忆力减退及注意力不集中也较常见。雌激素缺乏对发生阿尔茨海默病（AD）可能有潜在危险，AD 患者表现为老年痴呆、记忆丧失、失语失认、定向计算判断障碍及性格行为情绪改变。

**3. 泌尿生殖道症状** 主要表现为泌尿生殖道萎缩症状，出现阴道干燥、性交困难及反复发生的阴道炎，排尿困难、尿急及反复发生的尿路感染。患者尿道缩短，黏膜变薄，括约肌松弛，常有压力性尿失禁。

**4. 心血管疾病** 包括冠状动脉及脑血管病变。雌激素对女性心血管系统有保护作用，雌激素通过对脂代谢的良性作用改善心血管功能并可抑制动脉粥样硬化，研究表明绝经后血胆固醇水平升高，各种脂蛋白增加，而高密度脂蛋白/低密度脂蛋白比率降低。绝经后妇女易发生动脉粥样硬化、心肌缺血、心肌梗死、高血压和脑出血，冠心病的发生率及并发心肌梗死的死亡率也随年龄增加而升高。

**5. 骨矿含量改变及骨质疏松**　雌激素具有保护骨矿含量的作用，是女性一生维持骨矿含量的关键激素，其机制主要与雌激素对骨生成的直接作用及对抗甲状旁腺的骨吸收作用有关。绝经后女性雌激素下降，骨质吸收速度快于骨质生成，促使骨质丢失变疏松，围绝经期约25%女性患有骨质疏松。骨质疏松可引起骨骼压缩、身材变矮，严重者可致骨折，常见于桡骨远端、股骨颈、椎体等部位。

## 三、诊　　断

根据病史及临床表现，不难诊断。实验室检查有助于诊断。

**1. FSH值测定**　绝经过渡期血FSH＞10U/L，提示卵巢储备功能下降。FSH＞40U/L提示卵巢功能衰竭。

**2. 氯米芬兴奋试验**　月经第5日起服用氯米芬，每日50mg，共5日，停药第1日测定血FSH，若FSH＞12U/L，提示卵巢储备功能下降。

## 四、治　　疗

### （一）一般治疗

围绝经期精神神经症状可因神经类型不稳定或精神状态不健全而加剧，故应进行心理治疗。必要时可选用适量的镇静药以助睡眠，如夜晚服用艾司唑仑2.5mg。谷维素有助于调节自主神经功能，具体用量为20mg口服，每日3次。老年女性应坚持体格锻炼，增加日晒时间，摄入足量蛋白质及含钙丰富食物。

### （二）绝经过渡期

处理重点是预防和排除子宫内膜恶性病变，以及采用药物治疗控制月经紊乱症状，详见本章第一节"功能失调性子宫出血"。

### （三）绝经及绝经后期

**1. 激素替代治疗（HRT）**　此治疗以补充雌激素最关键。雌激素受体分布于全身各重要器官，应用雌激素可控制和预防围绝经期各种症状及相关疾病。目前大多数学者认为，只要合理用药并定期监测可将雌激素的有害因素降低到最低限度。激素替代治疗的有益作用超过其潜在的有害作用。

（1）适应证：主要包括因雌激素缺乏所致各种症状，预防存在高危因素的骨质疏松及心血管疾病等，并排除禁忌证。

（2）禁忌证：①绝对禁忌证有妊娠、不明原因子宫出血、血栓性静脉炎、胆囊疾病及肝脏疾病；②相对禁忌证有乳腺癌病史、复发性血栓性静脉炎病史或血栓、血管栓塞性疾病。

（3）制剂及剂量的选择：主要药物为雌激素，常同时使用孕激素。对有子宫者，标准的激素替代治疗应同时使用雌激素及孕激素，单纯雌激素治疗仅适用于子宫已切除者。剂量应个体化，以最小有效量为佳。

1）雌激素制剂：按化学结构可分为天然雌激素和合成雌激素，原则上应选择天然制剂。天然雌激素主要包括雌酮、雌二醇和二者各自的结合型及妊马雌酮。合成雌激素主要包括炔雌醇、炔雌醚及尼尔雌醇。我国应用较多的是国产尼尔雌醇，为长效雌三醇衍生物。用量为每半个月服1～2mg或每月服2～5mg。国外常用的制剂：①妊马雌酮：为天然雌激素，剂量为每日口服0.625～1.25mg；②微粒化雌二醇：是天然雌激素，用量为每日口服1～2mg；③7-甲异炔诺酮：其在体内可与雌、孕激素及雄激素受体结合，故具有这三种激素弱的活性，用量为每日或隔日口服2.5mg。

2）孕激素制剂中最常用的是甲羟孕酮，每日口服 2.5～5mg；其他药物有炔诺酮，每日口服 5mg；炔诺孕酮，每日口服 0.15mg；微粒化孕酮，每日口服 100～300mg。

（4）用药途径及方案

1）口服：主要优点是血药浓度稳定，改善血脂。口服法方案：①雌激素+周期性孕激素：雌激素每周期应用 21～25 日，后 12～14 日加用孕激素，每周期停用 6～8 日（用药 21～25 日后有周期性出血，出血期间不用药）。模拟自然月经周期，可预测撤药性出血。②雌激素+连续性孕激素：每日同时口服雌激素及孕激素。不发生撤药性出血，但可发生不规则淋漓出血。适用于绝经多年的女性。③无对抗单一雌激素治疗：适用于子宫已切除的女性。

2）胃肠道外途径：能解除潮热，防止骨质疏松，但尚未证明能否降低心血管疾病发生率。①经阴道给药：常用药物有妊马雌酮，0.3～0.625mg，每周 2～7 次；17β-雌二醇，1.0mg，每周 1～3 次。主要用于治疗下泌尿生殖道局部低雌激素症状。②经皮肤给药：包括皮肤贴膜及涂胶，主要药物为 17β-雌二醇，每周使用 1～2 次。可提供恒定的雌激素水平，方法简便。③皮下埋植：皮下埋植剂的主要成分为雌二醇，作用维持 3～6 个月，需要停药时难以去除是其缺点。

（5）用药时间

1）短期用药：用药目的主要是解除围绝经期症状，待症状消失后即可停药。

2）长期用药：用于防治骨质疏松，有人主张激素替代治疗应至少持续 5～10 年。

（6）副作用及危险性

1）子宫出血：多为突破性出血所致，但必须高度重视，查明原因，必要时作诊断性刮宫以排除子宫内膜病变。

2）性激素副作用：①雌激素：剂量过大时可引起乳房肿胀、白带多、头痛、水肿、色素沉着等，应酌情减量或改用雌三醇。②孕激素：副作用包括抑郁、易怒、乳房疼痛和水肿，患者常不易耐受。③雄激素：有发生高血脂、动脉粥样硬化、血栓栓塞性疾病危险，大量应用可出现体重增加、多毛及痤疮，口服时影响肝功能。

3）子宫内膜癌：单一雌激素的长期应用，可使子宫内膜异常增生和子宫内膜癌危险性增加，此种危险性依赖于用药持续时间长短及用药剂量的大小。目前对有保留子宫者强调雌、孕激素联合使用，可降低风险。

4）乳腺癌：据流行病学研究，雌激素替代治疗短于 5 年者，并不增加乳腺癌危险性；长期用药 10～15 年，是否增加乳腺癌的危险性尚无定论。

**2. 非激素类药物**

（1）钙剂：可减缓骨质丢失，如氨基酸螯合钙胶囊，每日口服 1 粒（含 1g）。

（2）维生素 D：适用于围绝经期女性缺少户外活动者，每日口服 400～500U，与钙剂合用有利于钙的吸收完全。

（3）降钙素：是作用很强的骨吸收抑制剂，用于治疗骨质疏松症。有效制剂为鲑降钙素。用法：100U 肌内或皮下注射，每日或隔日一次，2 周后改为 50U，皮下注射，每月 2～3 次。

（4）双磷酸盐类：可抑制破骨细胞，有较强的抗骨吸收作用，用于治疗骨质疏松症。常用氯甲双磷酸盐，每日口服 400～800mg，间断或连续服用。

# 第八章 子宫内膜异位症和子宫腺肌病

子宫内膜异位症（endometriosis，简称内异症）和子宫腺肌病（adenomyosis）两者都是由于具有生长功能的子宫内膜异位于子宫腔以外所致的疾病，临床上两者常可并存，但是在发病机制及组织发生学上不尽相同，临床表现及对卵巢激素敏感性也略有不同。

## 第一节 子宫内膜异位症

**病案**

患者王××，女性，31 岁，因"继发性渐进性痛经 1 年余，发现右侧盆腔肿块 7 天"于 2005 年 8 月 21 日入院。近一年来出现痛经，经期第 1~2 天尤其明显，月经前后 2~3 天点滴状出血，伴肛门坠胀，大便次数增加。近 3 个月经加重，需服用止痛药（具体不详），伴有性交痛，7 天前在本院盆腔 B 超检查发现"右侧盆腔囊性肿块"。月经 13 岁初潮，周期 26~28 日，持续 5~6 日，量中，无痛经。结婚两年余，孕 1 产 0，两年前人工流产一次，随后无避孕，一直未再孕，既往史及家族史无特殊。

全身体检：未发现异常。

妇科检查：外阴发育正常，无炎症；阴道通畅，分泌物色清，未见结节；宫颈光滑，肥大，可见一直径约 0.2cm 的腺体囊肿；宫体后位固定，略大，质正常，无压痛，活动差，后壁下方有触痛性结节，如黄豆大，双侧宫骶韧带增粗，触痛（+）；右侧附件区可以触及直径 5cm 的囊性肿块，与子宫右后侧粘连固定，活动差，触痛明显。左侧附件无增厚，无压痛，未及肿块。

B 超显示：子宫后倾、正常大，子宫内膜厚 0.36cm，子宫壁回声欠均匀，于后壁探及一约 1.2cm×1.0cm×1.0cm 低回声，右卵巢 4.1cm×5.0cm×4.5cm 囊性肿块，有分隔，囊性，于子宫颈后方左侧探及一约 1.8cm×1.4cm×1.1cm 囊性肿块，子宫后壁血流信号丰富。提示：①子宫肌瘤；②右卵巢囊性肿块；③左子宫颈后方囊性暗区。

问题：1. 对这位患者我们应如何诊断？为什么她不能怀孕？

2. 还需要做什么检查来证实诊断？

3. 应该选用何种方法对她进行治疗？

内异症是指具有生长功能的子宫内膜组织在子宫腔以外的部位出现、生长、浸润、周期性出血，或引发疼痛、不孕及结节肿块等。异位的子宫内膜可以侵犯全身任何部位（图 8-1），但绝大多数位于盆腔内，以宫骶韧带、直肠子宫陷凹及卵巢为最常见的发病部位，其次为子宫浆膜、输卵管、乙状结肠、腹膜脏面、直肠阴道隔等。异位的子宫内膜也可出现在身体的其他部位，如脐、膀胱、肾、输尿管、肺、胸膜、乳腺、淋巴结等。

内异症的发生近年来有明显增高趋势。高发年龄段在 25~45 岁育龄期女性，发病

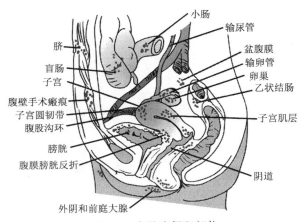

图 8-1 内异症侵犯部位

率为 10%～15%。由于该症可引起继发性痛经、慢性盆腔疼痛和不孕，治疗后反复复发，是困扰患者和妇科医生的难题之一。

# 一、病　　因

早在 1860 年 Von Rokitansky 首先描述了子宫内膜异位症，但是本病的发病机制至今尚未完全阐明。关于异位子宫内膜的来源，目前主要有以下几种学说：

**1. 种植学说**　此学说由 Sampson 在 1921 年首次提出，该学说目前仍是主导的学说之一。认为内异症是由于子宫内膜随经血逆流，通过输卵管进入盆腔而种植于卵巢或盆腔其他部位引起的疾病。临床上也发现医源性种植现象，如剖宫手术后所形成的腹壁瘢痕部位的内异症。但是种植学说不能解释盆腔以外的内异症，也无法解释多数的经血逆流女性并不发生内异症的现象。

**2. 体腔上皮化生学说**　此学说认为卵巢表面上皮、盆腔腹膜均来源于具有高度化生潜能的体腔上皮，在卵巢激素、经血及慢性炎症刺激下，这些上皮可被激活而转化成内膜组织，形成内异症病灶。

**3. 诱导学说**　虽然经血逆流是发生内异症的重要原因，但并不是所有经血逆流的人都会发生内异症，提示可能还有其他原因。该学说认为种植的内膜组织可能释放某种未知物质诱导未分化的间充质形成内膜组织。近年来，郎景和等提出"在位内膜决定论"，认为是病变的在位内膜经逆流进入盆、腹腔，经过黏附、侵蚀和血管形成三部曲，使得内异症得以发生、发展。

**4. 免疫学说**　1980 年 Weed 等报道，异位内膜周围有淋巴细胞、浆细胞浸润，巨噬细胞内有含铁血黄素沉着及不同程度的纤维化。他们认为患者免疫力低下，不能识别和清除盆腔内异位的、有活性的子宫内膜，从而导致内异症的发生发展。此外，内异症的发生也可能与免疫耐受有关，机体把异位子宫内膜当成自体组织而不进行清除。

**5. 遗传因素**　患者一级亲属发病风险是无家族史的 7 倍；内异症患者孪生姐妹的发病率达75%；可能是多基因与多因素遗传的影响。

不论异位子宫内膜来源如何，其生长均与卵巢内分泌有关，为雌激素依赖性疾病。此病多发生在生育期女性（30～50 岁占 80%以上），常伴有卵巢功能失调。切除卵巢后，则异位内膜萎缩。妊娠期孕激素分泌较多，异位内膜即受到抑制。长期口服合成孕激素如炔诺酮，亦可使异位内膜萎缩。

# 二、病 理 改 变

内异症的主要病理变化为异位种植的子宫内膜随卵巢激素的变化而发生周期性出血，病灶局部反复出血和缓慢吸收导致周围纤维组织增生、粘连，出现紫褐色斑点或小疱，最后发展为大小不等的实质性瘢痕结节或形成囊肿。

## （一）病理类型

绝大多数内异症发生在盆腔，根据发生的部位不同，大体病理分为以下类型：

**1. 腹膜型或腹膜内异症**　本病指盆腔腹膜的各种内异症种植灶，包括红色病变（早期病变）、棕色病变（典型病变）及白色病变（陈旧病变）；又根据浸润的深度分为表浅型及深部浸润型。

**2. 卵巢型或卵巢内异症**　卵巢内异症囊肿大小不一，一般直径在 5～6cm 以下，但最大直径可达 25cm 左右。表面呈灰蓝色。囊肿张力大，囊壁厚薄不均，易反复发生小的破裂，流出的囊内液刺激局部腹膜及卵巢发生炎性反应，导致破裂处与周围组织粘连。粘连多发生在子宫后方、阔韧带后叶及盆腔侧壁，使子宫、卵巢固定在盆腔内，活动受限。如果较大的囊肿因外力或自发形成较大破口，大量的囊内容物流入盆、腹腔，则可出现腹膜刺激症状，引发急腹症。

**3. 直肠阴道隔型或直肠阴道内异症**　本病病灶位于直肠阴道之间，在腹腔镜下直肠阴道陷凹无粘连或仅有轻度变形，腹腔镜对其诊断意义有限。

**4. 其他型或其他部位的内异症**　有肠道型、泌尿道型、肺型及瘢痕型。

### （二）镜检

内异症组织在显微镜下可见到 4 种成分，分别为子宫内膜腺体、子宫内膜间质、纤维素和红细胞内有含铁血黄素。之前病理学家要求腺体和间质都存在并伴有月经周期的证据才能作出诊断。现在认为确诊需要有 2 种以上的成分即可。但典型的组织结构会因异位内膜反复出血被破坏，难以发现，常会出现临床所见与病理报告不一致现象。内异症显微镜下诊断要点如下：

（1）子宫腔及肌层以外发现子宫内膜腺体或间质，或两者都存在，伴或不伴有含铁血黄素的巨噬细胞。

（2）见到内膜间质细胞有时较见到腺体更具有确诊意义。

（3）卵巢表面的异位内膜组织见到腺体组织。

（4）卵巢内膜异位囊肿除典型者外，由于囊壁受压严重，内层上皮结构常被破坏，因而最不易获得组织学证据，甚至镜下看不到内膜上皮及间质，仅见到含铁血黄素细胞，此时也应考虑为内膜异位囊肿。

（5）肉眼未见正常的盆腔腹膜，在镜下发现子宫内膜的腺体和间质称为镜下内异症。其在内异症的发生和治疗后复发方面起重要作用。

（6）异位内膜极少发生恶变，临床仅有不到 1% 的恶变率。

## 三、临 床 表 现

### （一）症状

患者常见症状有痛经或慢性盆腔痛、性交痛、月经异常和不孕。

**1. 痛经或慢性盆腔痛**　内异症最典型的症状为继发性痛经，随病变的进展而渐进性加重。痛经多于月经前 1～2 日开始，月经第一天最剧烈，以后逐渐减轻，可持续至整个月经期。随月经结束，痛经症状则消失。疼痛部位主要是下腹深部和腰骶部，同时可向会阴、肛门、大腿放射，部分患者伴有直肠刺激症状。疼痛程度与病灶大小不一定成正比。有的患者长期下腹痛，可形成慢性盆腔痛，经期加重。但约 25% 内异症患者无痛经症状。

**2. 性交痛**　约 30% 患者可出现性交痛。此症状多见于直肠阴道隔型内异症及子宫后倾固定的患者，往往因性交时碰撞及子宫收缩所致，且月经前期性感不快加重。

**3. 月经异常**　15%～30% 患者有月经量增多、经期延长或经前点滴出血。月经异常可能与内异症造成卵巢组织的破坏、黄体功能不全或同时合并子宫腺肌病或子宫肌瘤有关。

**4. 不孕**　内异症患者常伴有不孕，原因可能与下列因素有关：①盆腔内膜异位症常可引起输卵管周围粘连，影响卵母细胞的捡拾或导致管腔堵塞。②盆、腹腔内环境改变：内异症患者腹水中含有异常物质可能引起不孕。③免疫功能异常：异位的内膜被体内的免疫系统识别为"异物"，激活体内免疫系统，产生抗原抗体反应，激活补体系统，细胞因子增多。④腹水中前列腺素升高影响卵泡的发育；另外，未破裂卵泡黄素化综合征（luteinized unruptured follicle syndrome，LUFS）发生率高。

**5. 急腹症**　卵巢内膜异位囊肿常会发生破裂。若破裂口小，破裂后很快被周围组织粘连而造成一过性下腹部或盆腔深部疼痛。若破裂口大，大量的囊内液流入盆腔会引发剧烈的腹痛，伴恶心、呕吐和肛门坠胀。破裂多发生在经期前后、经期及排卵期。它是妇科急腹症之一。

**6. 盆腔以外内异症的临床表现**　出现病变局部周期性疼痛、出血、肿块的相应症状。①肠道内异症：患者可出现腹痛、腹泻、便秘或周期性少量便血，严重者出现直肠阴道瘘。②泌尿系统内异症：病变发生在膀胱，会引起经期尿痛、尿频等，侵犯膀胱黏膜时，则可发生周期性血尿。盆腔的内异症病灶和瘢痕会导致输尿管狭窄或慢性阻塞，严重者可能引发肾盂积水、继发性肾萎缩。③手术后腹壁瘢痕内异症：手术后数月或者数年出现周期性瘢痕疼痛和逐渐增大。④身体其他部位如肺、四肢、脑组织的内异症病灶也会出现相应的症状。

## （二）体征

本病患者子宫常后倾固定，典型的病例可在直肠子宫陷凹或子宫骶韧带触及一个或多个切性结节，如绿豆或黄豆大小，有明显触痛。在子宫的一侧或双侧可扪及与子宫粘连的肿块，囊性，不活动，往往有轻压痛。三合诊更为明显。偶尔可在阴道穹后部见到黑紫色大出血点或结节。如直肠有较多病变时，可触及一硬块，可能被误诊为直肠癌。腹壁瘢痕内异症病灶可在切口瘢痕内触及结节状肿块。

## 四、诊　断

### （一）腹腔镜检及开腹探查术

腹腔镜检及开腹探查术是诊断的准确方法。确诊依据主要基于腹腔镜下病灶的形态及病理学检查。

### （二）非手术诊断指标

非手术诊断指标包括疼痛（痛经、慢性盆腔痛、性交痛）、不孕、盆腔检查、超声波检查及血清 CA125 检测 5 项，任何 3 项指标阳性都有很高的阳性预测值。

**1. 病史**　重点询问患者月经史、孕产史、家族史及手术史。特别注意疼痛或痛经的发生发展与月经和剖宫产、人工流产、输卵管检查及手术的关系。

**2. 妇科检查**　该检查可见患者子宫多呈后位，活动不良或固定，子宫骶韧带或子宫颈后壁可触及结节，触痛明显。卵巢内膜样囊肿存在时，双合诊可触及一侧或双侧囊性或囊实性肿块，一般直径在 10cm 以内，与周围有粘连感。应常规作三合诊检查，发现子宫后壁或直肠阴道隔的异位病灶。

**3. 腹腔镜检查**　腹腔镜是诊断内异症的最佳方法。镜检所见最新鲜的种植灶为黄色小水疱；生物活性最强的为火焰状出血灶；多数散在病灶可融合成咖啡色斑块，并向深部植入；骶韧带增粗、硬化、缩短；盆底腹膜瘢痕形成，使直肠子宫陷凹变浅或完全封闭；一侧或双侧卵巢巧克力囊肿，表面呈灰蓝色，倒向直肠子宫陷凹，与子宫、直肠及周围组织广泛粘连。

**4. 辅助检查**

（1）B超检查：阴道和腹部 B 超检查是鉴别卵巢子宫内膜样囊肿和直肠阴道隔内异症的重要手段。此检查可以确定囊肿的位置、大小、形态和囊肿内容物。囊肿一般有明确的界线，呈圆形或椭圆形，囊肿可为多房或单房，囊内声像图呈颗粒状细小回声。囊肿壁厚且粗糙不平，囊肿大小随月经周期变化。阴道超声对盆腔肿块性质的鉴别有其优越性，可确定肿块性质及来源，还可在超声指导下穿刺抽取囊液或活检，以明确诊断。

（2）CA125 值测定：中、重度内异症患者血清 CA125 值会升高，一般为轻度升高，多低于 100U/ml。但 CA125 的特异性和敏感性都有局限性，而且与多种疾病有交叉阳性反应，不能单独用做诊断或鉴别诊断。

（3）抗子宫内膜抗体（EMAb）：是内异症的标志抗体，其靶抗原是子宫内膜腺体细胞中一种孕激素依赖性糖蛋白，特异性在 90%～100%。在患者血液、宫颈黏液、阴道分泌物中和子宫内膜处含有 EMAb。内异症患者血液测出 EMAb，说明体内有异位内膜刺激及其体内免疫内环境改变。但是该测定方法烦琐，敏感性不高。

## 五、鉴别诊断

**1. 卵巢恶性肿瘤**　本病患者早期无症状，病情发展迅速，可出现持续性腹痛、腹胀，盆腔触及肿块，伴有腹水，直肠陷凹触及较粗大结节，肿瘤为实性或囊实性。B 超可见实性或囊实性肿块，血流丰富。CA125 升高，往往大于 100U/ml。腹腔镜检或剖腹探查可确诊。

**2. 盆腔炎性肿块** 本病患者多有急性盆腔感染史或反复感染发作史。子宫活动差，双附件区可有囊性肿块。可伴有发热、白细胞增高，抗炎治疗有效。

**3. 子宫腺肌病** 本病患者痛经症状与内异症相似，但更严重。子宫均匀增大，质较硬。经期子宫增大明显。CA125 可轻度升高。

六、 治 疗

治疗的目的：消灭和缩小病灶，减轻和消除疼痛，改善和促进生育，减少和避免复发。治疗的基本考虑：①年龄；②生育要求；③症状的严重性；④既往治疗史；⑤病变范围；⑥患者的意愿。治疗措施应个体化。对盆腔疼痛、不孕及盆腔肿块的治疗要分别对待。治疗方法：手术治疗、药物治疗、介入治疗、中药治疗及辅助治疗如辅助生育治疗等。

### （一）手术治疗

**1. 手术目的** ①切除病灶；②恢复解剖结构。

**2. 手术种类及选择原则**

（1）保守性手术：手术目的是保留患者的生育功能，手术尽量切净病灶及分离粘连。适合年龄较小、病情较轻或需要保留生育功能者。

（2）根治性手术：手术目的为切除全子宫及双侧附件和所有病灶。适合年龄较大、无生育要求、症状重或复发经保守手术或药物治疗无效者。

（3）半保守手术：手术目的为切除子宫，保留卵巢。适合无生育要求、症状重或复发经保守手术或药物治疗无效、但年龄较轻希望保留卵巢内分泌功能者。

（4）辅助性手术：如宫骶韧带切除术（LU-NA）及骶前神经切除术（PSN），适合中线部位疼痛的患者。

### （二）药物治疗

**1. 治疗的目的** 抑制卵巢功能，阻止内异症的生长，减少内异症病灶的活性以及减少粘连的形成。

**2. 选择原则** 应用于基本确诊的病例，不主张长期"试验性治疗"；各种方案疗效基本相同，但是不良反应不同，所以选择药物要考虑不良反应、患者意愿及经济能力。

**3. 可供选择的药物** 药物种类主要有口服避孕药、高效孕激素、雄激素衍生物及 GnRHa 四大类。

**4. 常用的药物治疗方案、作用机制及不良反应**

（1）口服避孕药。①用法：连续或周期性用药，共 6 个月。②作用机制：抑制排卵。③不良反应：较少，偶有消化道症状或肝功能异常。

（2）甲羟孕酮（安宫黄体酮）。①用法：20～30mg/d，分 2～3 次口服，连服 6 个月。②作用机制：合成高效孕激素，引起内膜蜕膜样变，最终导致萎缩，同时反馈性抑制下丘脑-垂体-卵巢轴。③不良反应：主要是突破性出血、乳房胀痛、体重增加、消化道症状及肝功能异常。

（3）达那唑。①用法：400～600mg/d，分次口服，共 6 个月。②作用机制：是一种雄激素甾体衍生物，可抑制月经中期黄体生成素（LH）峰从而抑制排卵；增加血液中游离睾酮水平。③不良反应：男性化表现如毛发增多，情绪改变、声音变粗，可能引起脂蛋白代谢、肝功能损害及体重增加等。

（4）孕三烯酮，即三烯炔诺酮（$R_{2323}$）。①用法：2.5mg，2～3 次/周，共 6 个月。②作用机制：为合成的 19-去甲睾酮衍生物，是抗孕激素的甾体激素。减少雌孕激素受体浓度、降低血中雌激素水平，降低性激素结合蛋白水平。③不良反应：基本同达那唑。

（5）促性腺激素释放激素激动剂（GnRHa）。①用法：依不同的制剂有皮下注射或肌内注射两种制式，每 28 日注射一次，共 3～6 个月。②作用机制：下调垂体功能，造成药物暂时性去势。

③不良反应：低雌激素血症引起的围绝经期症状如潮热、阴道干燥、头痛、性欲减退、失眠及抑郁等。长期应用有增加骨质丢失的可能。

**病案分析：**

对该患者的治疗选择：因为她需要尽快怀孕，我们最好选择腹腔镜，既可以明确诊断，同时又可以兼顾治疗，如去除右侧卵巢囊肿，分离盆腔内粘连，在输卵管通液检查下了解双侧输卵管通畅情况，手术后尽快指导她受孕。

## 七、预　　防

根据目前公认的病因，预防子宫内膜异位症的发生应注意下列几点：

1. 避免在临近月经期及经期进行不必要的、重复的或过于粗暴的妇科双合诊及妇科手术操作，如放置或取出宫内节育器、输卵管通畅试验（通气或通液）、输卵管造影和宫腔镜检查等，以免将子宫内膜挤入输卵管，引起腹腔种植。

2. 及时矫正过度后屈子宫及子宫颈管狭窄，使经血引流通畅，避免淤滞，引起倒流。

# 第二节　子宫腺肌病

子宫腺肌病，又称内在性子宫内膜异位症，为子宫内膜侵入子宫肌壁层，属于内异症的一种特殊型，可以和盆腔内异症同时存在。子宫内膜可以通过两种形式侵入子宫肌壁层，即弥漫型和局限型。前者为异位内膜侵入整个子宫的肌壁内，在不同部位其侵入范围和深浅可不同；后者为异位内膜在子宫肌层局限性生长形成结节或团块。形同子宫肌瘤，但其与周围正常组织并无分界。

## 一、病　　因

该病多发于30～40岁女性,病因不清。多数学者认为子宫腺肌病是子宫基底层内膜细胞增生、侵入到子宫肌层间质的结果。可能与下列因素有关：①高雌激素水平持续刺激；②高催乳素水平的影响；③子宫基底层损伤；④遗传因素。

## 二、病 理 改 变

子宫大体观：病变在子宫肌层呈弥漫性生长，子宫均匀性增大，前后径增大，呈球形。少数腺肌病病灶呈局限性生长，形成结节或团块，类似肌壁间肌瘤，故称腺肌瘤，但是与周围正常子宫肌层无明显界线，手术时难以剥离。病变子宫剖面见子宫肌层明显增厚，达3～5cm且很硬，病变处呈现交错的粗条状肌纤维带和纤维带，组织切片可见在子宫肌层内有岛状分布的异位内膜腺体和间质。肌层内的内膜是不成熟内膜，只对雌激素起反应，对孕激素无反应，腺体呈增生期改变。病灶可能达到浆膜面，甚至穿透子宫与直肠粘连。

## 三、临 床 表 现

**1. 继发性、进行性加重的痛经**　痛经发生在年龄较长女性，即年近40岁时，痛经逐渐加重，往往呈痉挛性，以致不能坚持日常工作。

**2. 月经异常**　患者常表现为月经量增多，经期延长，少数可有月经前后点滴出血，这是由于子宫体积增大，子宫腔内膜面积增加，以及子宫肌壁间异位子宫内膜影响子宫肌纤维收缩的缘故。

**3. 其他症状**　本病合并子宫肌瘤时，增大子宫对膀胱刺激和压迫可出现尿频；瘤体在子宫后壁时压迫直肠可出现里急后重、便秘等；70%患者性欲减退。

## 四、诊　　断

本病患者病史中有典型的继发性、进行性加重的痛经、月经过多史。双合诊往往发现子宫呈一致性增大或局限性隆起，有触痛，质地硬。B 超检查可见子宫增大，边界清楚，肌层增厚，肌层回声不均。

## 五、治　　疗

**1. 药物治疗**　目前还没有根治本病的有效药物。对年轻、有生育要求、近绝经期及症状较轻的患者可以试用 GnRHa 治疗，使疼痛缓解或者消失、子宫缩小，但停药后症状复现，子宫会重新增大。

**2. 手术治疗**　症状严重、年龄偏大无生育要求或药物治疗无效者可行全子宫切除术，是否保留卵巢应根据卵巢有无病变和患者年龄选择。对腺肌瘤的年轻患者或有生育要求者可行病灶切除术，但是术后易复发。也可行腹腔镜下骶前神经和骶骨神经切除术来治疗痛经。

# 第九章 女性生殖器官发育异常

女性生殖器官在形成、分化过程中，由于某些内源性因素（生殖细胞染色体不分离，嵌合体，核型异常等）或外源性因素（使用性激素药物）的影响，原始性腺的分化和发育、内生殖器始基的融合、管道腔化和发育及外生殖器的衍变可能发生改变，导致各种发育异常。主要包括：①正常管道形成受阻所致异常；②副中肾管衍生物发育不全所致异常；③副中肾管衍生物融合障碍所致异常。

由于女性生殖器官与泌尿器官在起源上相同，都起源于体腔上皮、内胚层和外胚层。故泌尿器官的发育也可以影响生殖器官的发育，约10%泌尿器官异常的新生儿伴有生殖器官异常。因此，在诊断生殖器官异常的同时，也要考虑是否伴有泌尿器官异常。

## 第一节 女性生殖器官的发生

虽然在受精时已决定了性别，但在胚胎期两性的生殖系统才开始分化。女性生殖系统的发育分三部分：原始性腺形成、生殖管道的发生、外生殖器的发生。

### 一、原始性腺形成

胚胎发育第3~4周时，在卵黄囊处的内胚层内，出现许多个较体细胞大的生殖细胞，称为原始生殖细胞。胚胎发育第4~5周时，体腔背面肠系膜基底部两侧各出现2个由体腔上皮增生所形成的隆起，称泌尿生殖嵴。外侧隆起为中肾，内侧隆起为生殖嵴。在胚胎发育第4~6周末，原始生殖细胞沿肠系膜迁移到生殖嵴，并被性索包围，形成原始生殖腺。原始生殖腺具有向睾丸或卵巢分化的双向潜能，其进一步分化取决于有无睾丸决定因子（TDF）。目前研究认为Y染色体短臂性决定区即是睾丸决定因子所在。如无TDF，在胚胎发育第8周时，原始生殖腺即分化为卵巢，故卵巢及其生殖细胞的发育和形成不是由于存在两条X染色体，而是由于缺乏Y染色体短臂上性决定区基因。从性染色体为XY的女性患者中发现有Y染色体短臂性决定区的突变或缺失，和从性染色体为XX的男性患者中发现有Y染色体短臂性决定区基因的存在，均证实Y染色体短臂性决定区在生殖腺分化中起关键作用。

### 二、生殖管道的发生

生殖嵴外侧中肾有两对纵行管道，一对为中肾管，为男性生殖管道的始基；另一对为副中肾管，为女性生殖管道始基。若生殖腺发育为睾丸，在HCG刺激下，间质细胞产生睾酮促使同侧胚胎中肾管发育为附睾、输精管和精囊；而睾丸中的支持细胞则分泌副中肾管抑制因子抑制同侧副中肾管的发育，使生殖管道向男性分化。若生殖腺发育为卵巢，中肾管退化，两侧副中肾管的头段形成两侧输卵管，两侧中段和尾段开始并合，构成子宫及阴道上段。初并合时保持有中隔，分为两个腔，约在胎儿12周末中隔消失，成为单一内腔。副中肾管最尾端与泌尿生殖窦相连，并同时分裂增殖，形成实质圆柱状体称阴道板。随后阴道板由上向下穿通，形成阴道腔。阴道腔与尿生殖窦之间有一层薄膜称为处女膜。

### 三、外生殖器的发生

胚胎发育第5周，原始的泄殖腔分化为后方的直肠与前方的尿生殖窦。尿生殖窦两侧隆起为泌尿生殖褶。褶的前方左右相会合成结节形隆起，称生殖结节，以后长大称初阴；褶外侧隆起为左右阴唇阴囊隆起。若生殖腺为卵巢，约在第12周末生殖结节发育成阴蒂，两侧的尿生殖褶不合并，形成小阴唇，左右阴唇阴囊隆起发育成大阴唇。尿生殖沟扩展，并与尿生殖窦下段共同形成阴道前庭。若生殖腺为睾丸，在雄激素作用下，初阴伸长形成阴茎，两侧的尿生殖褶沿阴茎的腹侧面，从后向前合并成管，形成尿道海绵体部，左右阴唇阴囊隆起，移向尾侧，并相互靠拢，在中线处连接构成阴囊。

外生殖器的分化虽受性染色体支配，但若在其分化前切除胚胎生殖腺，则胚胎不受睾丸或卵巢所产生的激素影响，其外生殖器必然向雌性分化；反之，若给予雄激素，则向雄性分化，说明外生殖器向雌性分化是胚胎发育的自然规律，它不需雌激素的作用，而向雄性方向分化则必须有雄激素即睾酮的作用。虽然外生殖器向雄性分化依赖睾酮的存在，但睾酮还必须通过外阴局部靶器官组织中 5α-还原酶的作用，衍化为二氢睾酮，并再与外阴细胞中相应的二氢睾酮受体相结合后，才能使外阴向雄性分化。因此，即使睾丸分泌睾酮，但外阴局部组织中缺乏 5α-还原酶或无二氢睾酮受体存在，外生殖器仍将向女性转化，表现为两性畸形。

## 第二节　女性生殖器官发育异常的情况

女性生殖器官发育异常很少在青春期前发现。常是在青春期因原发性闭经、腹痛或婚后因性生活困难、流产或早产就医时方被确诊。

### 一、外生殖器发育异常

女性外生殖器发育异常中较常见的是处女膜闭锁及外生殖器男性化。

#### （一）处女膜闭锁

处女膜闭锁是泌尿生殖窦组织未腔化所致。在青春期后会因经血潴留而出现周期性的腹痛。检查第二性征发育正常，可见阴道口处无孔的处女膜，如有经血潴留，并且量较多时，无孔的处女膜明显突出且带淡蓝色，图 9-1 为扩张的阴道形成的囊性肿物。

本病患者临床常表现为原发性闭经，伴有周期性腹痛，并进行性加重，阴道积血可引起肛门或阴道胀痛，妇科检查发现处女膜膨出，表面呈紫蓝色；肛诊可扪及阴道膨隆，凸向直肠；如扪及盆腔肿块，用手指按压肿块见处女膜向外膨隆更明显；本病还要考虑是否有宫腔积血或伴输卵管积血。确诊后应立即手术治疗。先用粗针穿刺处女膜膨隆部，抽出积血后将处女膜作 X 形切开直到阴道壁，常规检查宫颈是否正常，切除多余的处女膜瓣，修剪处女膜，用可吸收缝线缝合边缘，使开口成圆形。术后给予抗感染药物。

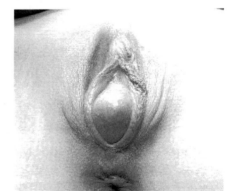

图 9-1　处女膜闭锁

#### （二）外生殖器男性化

外生殖器男性化是外生殖器分化发育过程中受到了大量的雄激素影响所引起。常见于真两性畸形、先天性肾上腺皮质增生和外在因素。

**1. 真两性畸形**　染色体核型多为 46，XX 或 46，XX/46，XY 嵌合体。46，XY 少见。患者体内同时存在睾丸和卵巢两种性腺组织。较多见的是性腺内含有卵巢与睾丸组织，又称卵睾；也可能是一侧卵巢，另一侧是睾丸。外生殖器形态不一致，多数是阴蒂肥大或阴茎偏小。

**2. 先天性肾上腺皮质增生**　为常染色体隐性遗传性疾病，系胎儿肾上腺皮质合成皮质酮或皮质醇的酶（21-羟化酶、11β-羟化酶、3β-羟类固醇脱氢酶）缺乏，不能将 17α-羟孕酮羟化为皮质醇或不能将孕酮转化为皮质酮，因此其前质积聚，并向雄激素转化，产生大量的雄激素。

**3. 外在因素**　影响生殖器官的药物主要是激素类药物。雄激素与合成的孕激素都有雄激素作用，对泌尿生殖窦最敏感，会使女性外生殖器男性化。如果在妊娠早期服用雄激素类药物，可出现女性胎儿阴道下段发育不全、阴蒂肥大及阴唇融合等发育异常；妊娠晚期服用雄激素可致阴蒂肥大。

### （三）临床表现

患者常表现为阴蒂肥大，有时显著增大似男性阴茎。严重者伴有阴唇融合，两侧大阴唇肥厚有皱褶，并有不同程度的融合，类似阴囊。

### （四）诊断

询问患者母亲在妊娠早期是否用过具有雄激素作用的药物治疗，家族中有无类似畸形患者。检查时应注意阴蒂大小，尿道口和阴道口的位置，有无阴道和子宫。同时检查腹股沟与大阴唇，了解有无异位睾丸。疑有真两性畸形或先天性肾上腺皮质增生时，应检查染色体核型。前者染色体核型多样，后者为 46，XX，血中雄激素水平较高，并伴有血清 17α-羟孕酮值、尿 17-酮及 17-羟含量增加。必要时可以作性腺活检，确诊是否为真两性畸形。

### （五）治疗

本病的治疗多采取肥大阴蒂部分切除术，使保留的阴蒂接近正常女性阴蒂大小。同时手术矫正外阴部其他畸形。真两性畸形者取决于外生殖器的功能状态，将不必要的性腺切除，保留与外生殖器适应的性腺，并且以此性别养育。对于先天性肾上腺皮质增生患者，先给予肾上腺皮质激素治疗，减少血清睾酮含量直至接近正常水平，再做阴蒂整形术及其他畸形矫正术。

## 二、阴道发育异常

临床上常见下列阴道发育异常。

### （一）先天性无阴道

先天性无阴道是双侧副中肾管发育不全或双侧副中肾管尾端发育不良所致。目前认为，该病不是单基因异常，也不是致癌物质影响所致。发病率为 1/5000～1/4000，多合并无子宫或仅有始基子宫，输卵管细小，卵巢发育及功能正常。

**1. 临床表现**　原发性闭经及性生活困难。极少数子宫发育正常的患者因经血倒流，可出现周期性腹痛。检查可见患者体格、第二性征及外阴发育正常，但是无阴道口，在正常阴道口部位仅有完全闭锁的阴道前庭黏膜，无阴道痕迹。亦有部分患者在阴道前庭部有浅浅的凹陷，个别具有短于 3cm 的盲端阴道。常同时伴有其他畸形：如子宫发育不良（无子宫或始基子宫）、45%～50%患者有泌尿道异常、10%患者有脊柱异常。

**2. 治疗**

（1）模具顶压法：用木质或塑料阴道模具压迫阴道凹陷，使其扩张并延伸至接近正常阴道长度。适用于无子宫且阴道凹陷组织松弛者。

（2）阴道成形术：有多种方法，主要是在尿道膀胱与直肠之间分离，形成人工腔道，应用不同的方法寻找一个适当的腔穴创面覆盖物，重建阴道，如乙状结肠代阴道术、盆腔腹膜阴道成形术、皮瓣阴道成形术、羊膜阴道成形术。

### （二）阴道闭锁

阴道闭锁是指泌尿生殖窦未参与形成阴道下段。闭锁位于阴道下段，长 2～3cm，在其上部为正常阴道。临床表现：患者多表现为青春期发生周期性下腹部坠痛，呈进行性加重。严重者可引起肛门或阴道胀痛及尿频症状。肛诊可以扪及凸向直肠的肿块，位置高于处女膜闭锁者。治疗：应尽早手术。先用粗针穿刺阴道黏膜，抽出积血后切开闭锁阴道，排出积血，检查宫颈是否正常，切除多余闭锁纤维结缔组织，利用已游离的阴道黏膜覆盖创面，术后定期扩张阴道以防挛缩。

### （三）阴道纵隔

阴道纵隔为双侧副中肾管会合后，尾端中隔未消失或部分消失所致，分为完全纵隔、不全纵隔两种（图 9-2）。完全纵隔形成双阴道，常合并双宫颈、双子宫。有时纵隔偏一侧形成斜隔，可完全闭锁也可有小孔。

**1. 临床表现**　绝大多数为完全纵隔阴道，多无症状，对性生活和阴道分娩无影响。部分患者因经血潴留在斜隔内，经血沿着小孔滴出，月经淋漓不尽而就诊。不全纵隔者会有性生活困难或不适，分娩时胎头下降可能受到阻力。检查可见阴道被一纵行黏膜分成两条纵行通道，黏膜壁上端近宫颈。完全纵隔常合并双子宫。斜隔与宫颈间留有空间，经血可滞留其中，形成囊肿。

**2. 治疗**　如纵隔影响性生活或进行阴道分娩，应将纵隔切除，创面应缝合、防止粘连。如在阴道分娩时发现纵隔，可当先露下降压迫纵隔时先切断纵隔的中部，待胎儿娩出后再切除纵隔。斜隔者，用 7、8 号针穿刺或由斜隔小孔定位，剪开斜隔，并切除部分斜隔组织使切口呈菱形，后再进行缝合或电凝止血。

### （四）阴道横隔

阴道横隔为阴道板未腔化所致。横隔由纤维肌组织组成，外覆鳞状上皮。厚薄不一，一般为 1cm 左右。阴道横隔无孔称完全横隔；隔有小孔称不全横隔。横隔可以位于阴道任何部位。位于阴道上端的横隔多为不全横隔；阴道下部的横隔多为完全横隔（图 9-2）。

**1. 临床表现**　位于上部的不全横隔多无症状，位置偏低者会影响性生活。此外，阴道分娩时影响胎儿先露部下降。完全横隔有原发性闭经伴周期性腹痛，并呈进行性加剧。妇科检查见阴道较短或仅见盲端，横隔中部可见小孔。肛诊时可扪及子宫颈及子宫体。完全横隔由于经血潴留，可在横隔上方部位触及肿物。

**2. 治疗**　本病治疗一般行横隔放射状切开，切除横隔，缝合止血。术后放置阴道模型，定期更换，直到上皮愈合。也可先用粗针穿刺定位，抽出积血后再切开。切除

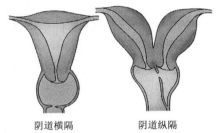

阴道横隔　　　　阴道纵隔
图 9-2　阴道发育异常

横隔后，可将横隔上方阴道黏膜部分分离拉到下方，覆盖横隔的残端，与隔下方阴道黏膜缝合。分娩时，横隔薄者可于胎先露部下降压迫横隔时切开横隔，胎儿娩出后再切除横隔；横隔厚者应行剖宫产。横隔切除后要注意创面的愈合和横隔残端挛缩。

## 三、宫颈及子宫发育异常

### （一）先天性宫颈闭锁

先天性宫颈闭锁临床上非常少见。如果患者子宫内膜有功能，青春期后可发生子宫腔积血而导致周期性腹痛，经血会通过输卵管逆流进入腹腔，引起盆腔子宫内膜异位症。治疗可选用手术穿通子宫颈，建立人工子宫阴道通道或行子宫切除术。

### （二）子宫发育异常

子宫发育异常多是副中肾管子宫段发育及融合异常所致。主要异常如下：

**1. 子宫未发育或发育不良**

（1）先天性无子宫：两侧副中肾管向中线横行伸延而会合，如未到中线前即停止发育，则无子宫形成。先天性无子宫常合并先天性无阴道，但可有正常的输卵管与卵巢。肛诊时在相当于子宫颈、子宫体部位，触不到子宫而只扪到腹膜褶。

（2）始基子宫：如两侧副中肾管向中线横行延伸会合后不久即停止发育，则这种子宫很小，仅长 1～3cm。多无子宫腔或虽有子宫腔而无内膜生长，因此亦无月经来潮。卵巢发育正常。

（3）幼稚子宫：妊娠晚期或胎儿出生后到青春期以前的任何时期，子宫停止发育，可出现各种不同程度的子宫发育不全。

先天性无子宫或始基子宫患者常无症状。常因青春期后无月经来就诊，妇科检查时发现本病。幼稚子宫患者月经稀少，初潮延迟，常伴痛经。检查可发现子宫体小，子宫颈相对较长。子宫可

呈极度前屈或后屈。前屈者往往子宫前壁发育不全，后屈者则往往子宫后壁发育不全。先天性无子宫或始基子宫一般不予处理。幼稚子宫主张用雌、孕激素作周期序贯治疗。

**2. 两侧副中肾管会合受阻** 这种类型最为常见，亦具有重要的临床意义。由于其会合受阻的时期及程度不同，可有如下表现（图9-3）：

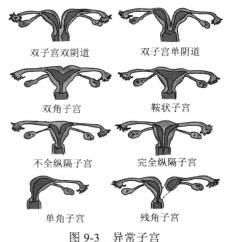

双子宫双阴道　双子宫单阴道

双角子宫　鞍状子宫

不全纵隔子宫　完全纵隔子宫

单角子宫　残角子宫

图 9-3　异常子宫

（1）单角子宫：本病患者一侧副中肾管发育完好，形成一侧发育较好的单角子宫伴有一侧发育正常的输卵管。对侧副中肾管发育完全停止，常同时有未发育侧的肾缺如。单角子宫的功能可能正常。如患者妊娠，则妊娠及分娩经过可正常，但亦可能引起流产或难产。单角子宫无症状。检查可发现单角子宫偏小、梭形、偏离中线。伴有残角子宫者可在子宫一侧扪及较子宫小的硬块，易误诊为卵巢肿瘤。B超检查、磁共振显像及子宫输卵管碘油造影有助于诊断。

（2）残角子宫：本病患者因一侧副中肾管发育正常，另一侧在发育过程中发生停滞，而形成不同程度的残角子宫，有正常的输卵管和卵巢，常伴有同侧泌尿器官发育畸形。残角子宫患者如内膜有功能，而且子宫腔与单角子宫腔不相通，会因为经血倒流或子宫腔积血出现痛经，也可能发生子宫内膜异位症。若残角子宫积血则可扪及肿块，有触痛。B超检查、磁共振显像及子宫输卵管碘油造影有助于诊断。非孕期残角子宫确诊后应切除。早、中期妊娠诊断明确，及时切除妊娠的残角子宫，避免子宫破裂。晚期妊娠行剖宫产后，应注意胎盘粘连或植入。切除残角子宫时应将同侧输卵管切除，避免输卵管妊娠的发生，圆韧带应固定在发育侧宫角部位。

（3）盲角子宫：本病患者两侧副中肾管发育均较好，但一侧子宫角未与阴道沟通，形成盲角子宫。本病患者青春期后月经来潮，有周期性下腹痛，且日渐严重，长期不被发现。经血潴留，可造成子宫积血、输卵管积血，甚至经血可经输卵管伞端开口流入腹腔。检查时可在下腹部触及日益增大的肿块。有的盲角子宫本身具有发育不完全的阴道，但不与正常阴道相通，形成阴道积血后可误诊为阴道囊肿。处理办法：通过矫形手术将盲角子宫与对侧子宫腔或阴道腔沟通。

（4）双子宫或重复子宫（对称型）：这两种畸形极相似。前者系由于副中肾管发育后完全没有会合，各具一套输卵管、子宫、子宫颈及阴道，这种情况比较少见。后者亦称双角双颈型双子宫，系副中肾管完全会合，但中隔未被吸收。两者区别仅在于，前者两子宫的间隙较后者宽大。双子宫可有或可无阴道纵隔。

患者临床多无自觉症状。伴有阴道纵隔者会有性生活不适；伴有阴道无孔斜隔时可出现痛经；伴有孔斜隔者在月经来潮后有阴道少量出血，为陈旧性且淋漓不尽，或有少量褐色分泌物。妇科检查可扪及子宫呈分叉状。宫腔探查或子宫输卵管碘油造影可见两个宫腔。伴阴道纵隔或斜隔时，检查可发现相应的异常，一般不予治疗。当反复流产时，需要除外染色体、黄体及免疫等因素后行矫形手术。伴阴道纵隔或斜隔时应作隔切除术。

（5）双角子宫：本病患者两侧副中肾管尾端已大部会合，末端中隔已吸收，故有一个子宫颈及一个阴道；但由于子宫底部会合不全，导致子宫两侧各有一角突出，称双角子宫。患者临床多无症状。有时会出现月经量较多，伴有不同程度的痛经。妇科检查可扪及宫底部有凹陷。B超检查、磁共振显像及子宫输卵管碘油造影有助于诊断。一般不予治疗。如出现反复流产，可行子宫整形术。

（6）纵隔子宫：两侧副中肾管会合后，纵隔未被吸收，将子宫体分为两半，但子宫外形完全正常。本病分为①完全纵隔子宫（纵隔由宫底至宫颈外口或内口）；②不全纵隔子宫（纵隔终止于宫颈内口之上）。患者临床一般无症状。纵隔子宫可致不孕、早产和胎位异常。若胎盘粘连在隔上，可出现产后胎盘滞留。检查可发现完全纵隔者宫颈外口有一隔膜。B 超检查、子宫输卵管碘油造影及磁共振显像可辅助诊断。对于反复流产或不孕的纵隔子宫患者，应联合宫、腹腔镜检查能够明确诊断，同时行宫腔镜下纵隔切除术。

（7）鞍状子宫：本病患者宫底部发育不良，中间凹陷，子宫壁略向宫腔突出。患者多无临床症状。妇科检查可扪及子宫底部有凹陷；B 超检查、磁共振显像及子宫输卵管碘油造影可帮助诊断。一般不予治疗。如出现反复流产，应做子宫整形术。

## 四、输卵管发育异常

输卵管发育异常临床罕见，是副中肾管头段发育受阻，常与子宫发育异常同时存在。

**1. 输卵管缺失或痕迹**　输卵管痕迹或单侧输卵管缺失为同侧副中肾管未发育所致。常伴有该侧输尿管和肾脏发育异常。未见单独双侧输卵管缺失，多伴发其他内脏严重畸形，胎儿不能存活。

**2. 输卵管发育不全**　是比较常见的生殖器官发育异常。输卵管细长弯曲，可有不同程度的发育不全，无管腔或部分管腔不通畅可造成不孕，有憩室或副口是异位妊娠的原因之一。

**3. 副输卵管**　本病患者单侧或双侧输卵管之上附有一段稍小但有伞端的输卵管。有的与输卵管之间有交通，有的不通。

**4.** 单侧或双侧有两条发育正常的输卵管，均与子宫腔相通。

**治疗**：如果不影响妊娠，不需要处理。

## 五、卵巢发育异常

卵巢发育异常因原始生殖细胞迁移受阻或性腺形成移位所致。有下列几种情况：

**1. 卵巢未发育或发育不良**　单侧或双侧发育不良卵巢外观色白，呈细长索状，又称条索状卵巢。切面仅见纤维组织，无卵泡。患者临床表现为原发性闭经或初潮延迟，月经稀少，第二性征发育不良。常伴内生殖或泌尿器官异常。临床多见于特纳综合征患者。B 超检查、腹腔镜检查有助于诊断，必要时行活组织检查和染色体核型检查。

**2. 异位卵巢**　本病患者卵巢形成后仍停留在原生殖嵴部位，未下降至盆腔内。卵巢发育正常者无症状。

**3. 副卵巢**　本病临床罕见。一般远离正常卵巢部位，可出现在腹膜后。患者无症状，多在其他疾病手术时发现。

**治疗**：如果条索状卵巢患者染色体核型为 XY，则卵巢发生恶变的概率比较高，确诊后应予切除。

# 第十章 女性生殖器官损伤性疾病

子宫正常位置：在站立时，子宫位于骨盆中部，呈前倾略前屈位，子宫颈外口位于坐骨棘水平以上。当女性盆底肌肉和盆底筋膜及子宫韧带遭受损伤或因其他原因导致支持组织薄弱时，子宫及其相邻的膀胱和直肠均可发生移位，临床上分别称为子宫脱垂、阴道前壁脱垂、阴道后壁脱垂。女性生殖道损伤同时累及相邻的泌尿道或肠道时，则形成尿瘘或粪瘘。

各种女性生殖器官损伤性疾病的病因主要与分娩损伤相关，各种损伤的病因有其共性，概括如下：

**1. 分娩损伤** 多产及分娩时的损伤为女性生殖道损伤最主要的病因。分娩时，尤其是第二产程延长或经阴道手术助产者，盆底肌、筋膜及子宫韧带可能会发生过度伸展或撕裂。加上产后过早参加体力劳动，特别是重体力劳动，可导致子宫脱垂和（或）阴道前、后壁脱垂。

**2. 长时间腹压增加** 长期慢性咳嗽、直肠狭窄致排便困难、经常超重负荷（肩挑、举重、蹲位等）、盆腔内巨大肿瘤或大量腹水等，可使长时间的腹内压力增加，并直接作用于子宫，迫使子宫及邻近器官向下移位，导致子宫脱垂。

**3. 盆底组织发育不良或退行性变** 先天性盆底组织发育不良或老年女性盆底组织萎缩退化，盆底支持组织薄弱，导致子宫脱垂或器官脱垂的程度加重。

## 第一节 阴道脱垂

### 一、阴道前壁脱垂

阴道前壁向阴道腔内或阴道口突出称阴道前壁脱垂。由于膀胱底部和尿道紧贴阴道前壁，故常伴有膀胱膨出和尿道膨出，其中以膀胱膨出为主。阴道前壁脱垂可以单独存在，也可同时合并阴道后壁脱垂和子宫脱垂。

#### （一）病理及分度

阴道前壁主要由耻骨膀胱宫颈筋膜及泌尿生殖膈的深筋膜支持。阴道周围的筋膜向上与围绕子宫颈的筋膜连接且与主韧带相会合。子宫颈两侧的膀胱宫颈韧带对维持膀胱的正常位置也起重要作用。由于产伤导致膀胱及与其紧连的阴道前壁上 2/3 段向下膨出，形成膀胱膨出。当支持尿道的耻骨膀胱宫颈筋膜前段受损时，尿道及与其紧邻的阴道前壁下 1/3 段则以尿道外口为固定点，向后旋转和下降，则形成尿道膨出。

阴道前壁脱垂的分级：膨出的膀胱随同阴道前壁向下脱出，但仍位于阴道内，称Ⅰ度脱垂；部分阴道前壁脱出于阴道口外称Ⅱ度脱垂；阴道前壁完全脱出于阴道口外，称Ⅲ度脱垂，Ⅲ度脱垂者均合并有尿道膨出（图 10-1）。

#### （二）临床表现

轻者可无明显症状。重者自觉有下坠感、腰酸，并有块状物由阴道脱出。长久站立、剧烈活动后或腹压增加时症状加重，块状物增大。若阴道前壁合并膀胱重度膨出时，尿道膀胱后角变锐，常导致排尿困难，出现尿潴留，甚至继发泌尿路感染。若同时出现阴道前壁下 1/3 段的缺陷，合并尿道膨出时，在患者咳嗽、用力屏气等增加腹压时有尿液溢出，称压力性尿失禁。

#### （三）诊断

患者有上述明显自觉症状。阴道检查时，阴道口松弛常伴有陈旧性会阴撕裂。阴道前壁呈半球形隆起，触之柔软，该处黏膜变薄透亮，皱襞消失。当患者用力屏气时，阴道前壁脱垂明显加重，若同时见尿液溢出，表明患者同时有尿道膨出或尿道括约肌功能不全。

### （四）处理

无症状的轻度患者不需治疗。有自觉症状但因其他慢性疾病不宜手术者，可放置子宫托以缓解症状，需日间放置、夜间取出，以免因异物长期压迫引起尿瘘、粪瘘。自觉症状明显的重度患者应行阴道前壁修补术；对于老年患者，因组织严重缺损，结缔组织薄弱，可行阴道前壁补片（Mesh）修补术。

### （五）预防

**1. 减少分娩造成的盆底组织损伤**　宫口未开全时产妇避免向下屏气用力；会阴体紧或弹性差者，在子宫口已开全后应及时行会阴侧切术，必要时手术助产，以免导致第二产程延长；发生会阴撕裂应立即修复；凡胎儿头盆不称者应及早行剖宫产术。

**2. 产后保健**　产后避免过早参加重体力劳动，产后保健操有助于骨盆底肌肉及筋膜张力的恢复。

## 二、阴道后壁脱垂

阴道后壁脱垂常伴有直肠膨出。可以单独存在，也可合并阴道前壁脱垂。

**1. 病理**　阴道分娩时，可因第二产程延长，直肠阴道间筋膜及耻骨尾骨肌纤维长时间受压而过度伸展或撕裂，导致直肠前壁缺损，使之以盲袋状向阴道后壁凸出，成为伴有直肠膨出的阴道后壁脱垂。若损伤发生在较高处的耻骨尾骨肌纤维，可引起直肠子宫陷凹疝，疝囊内往往有肠管，故又名肠膨出。

**2. 临床表现**　轻者多无不适。重者自觉下坠、腰痛及排便困难，有时需用手指还纳膨出的阴道后壁才能排出粪便。

**3. 诊断**　本病患者检查时见阴道后壁有半球块状物膨出，肛查时指端向前可进入凸向阴道的盲袋内。患者多伴有陈旧性会阴撕裂，体征：双侧小阴唇后联合分离，舟状窝消失，会阴体变短。

**4. 预防**　同阴道前壁脱垂。

**5. 治疗**　轻者不需治疗，重者多伴有阴道前壁脱垂，应行阴道前后壁修补术及会阴体重建术。

## 第二节　子宫脱垂

子宫从正常位置沿阴道下降，子宫颈外口达坐骨棘水平以下，甚至子宫全部脱出于阴道口以外，称子宫脱垂（图10-1）。子宫脱垂常伴发阴道前壁和后壁脱垂。

### （一）临床分度

我国根据1981年全国部分省、市、自治区"两病"科研协作组的意见，以患者平卧用力向下屏气时子宫下降的程度，将子宫脱垂分为3度（图10-2）：

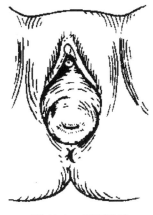

图 10-1　子宫脱垂

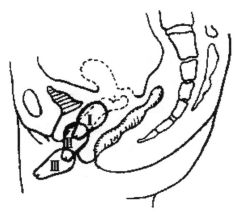

图 10-2　子宫脱垂分度

Ⅰ度：轻型为宫颈外口距处女膜缘＜4cm，未达处女膜缘；重型为宫颈外口已达处女膜缘，未超出该缘，检查时在阴道口可见到宫颈。

Ⅱ度：轻型为宫颈已脱出阴道口，宫体仍在阴道内；重型为宫颈及部分宫体已脱出阴道口。

Ⅲ度：宫颈及宫体全部脱出至阴道口外。

根据 1996 年国际尿控协会（International Continence Society）公布的 POP-Q（the pelvic organ prolapse quantitative examination）评分标准。POP-Q 以处女膜为参照（0 点），以阴道前壁、后壁和顶部的 6 个点为指示点（前壁两点 Aa、Ba，后壁两点 Ap、Bp，顶部两点 C、D），以 6 个相对于处女膜的位置变化为尺度（指示点位于处女膜缘内侧记为负数，位于处女膜缘外侧记为正数），对子宫脱垂作出量化。同时记录阴道全长、生殖道裂孔长度、会阴体长度（图 10-3，表 10-1 和表 10-2）。

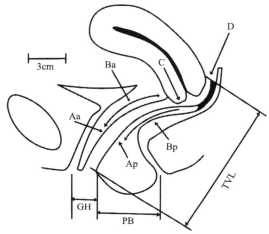

图 10-3　POP-Q 分类法盆腔脏器脱垂评估指示点

**表 10-1　盆腔脏器脱垂评估指示点及范围（POP-Q 分类法）**

| 指示点 | 内容描述 | 范围 |
| --- | --- | --- |
| Aa | 阴道前壁中线距处女膜缘 3cm 处 | −3，+3 |
| Ba | 阴道穹前部的反褶或阴道残端距离 Aa 点最远处 | −3，+TVL |
| C | 宫颈外口或阴道残端最远处 | ±TVL |
| D | 阴道穹后部或直肠子宫陷凹的位置 | ±TVL，或空缺 |
| Ap | 阴道后壁中线距处女膜缘 3cm 处 | −3，+3 |
| Bp | 阴道穹后部的反褶或阴道残端距离 Ap 点最远处 | −3，+TVL |

**表 10-2　盆腔器官脱垂分度（POP-Q 分类法）**

| 分度 | 内容 |
| --- | --- |
| 0 | 无脱垂。Aa、Ap、Ba、Bp 均在−3cm 处，C 点或 D 点位置在−TVL～−TVL+2cm |
| Ⅰ | 脱垂的最远端在处女膜缘内侧，距处女膜缘＞1cm |
| Ⅱ | 脱垂的最远端在处女膜缘内侧或外侧，距处女膜缘 1cm |
| Ⅲ | 脱垂的最远端在处女膜缘外侧，距处女膜缘＞1cm，但＜TVL−2cm |
| Ⅳ | 全部脱出，脱垂的最远端距处女膜缘≥TVL−2cm |

## （二）临床表现

子宫脱垂Ⅰ度患者多无自觉症状。在行走、劳动、下蹲或排便等活动导致腹压增加时，有肿物自阴道口脱出，轻者肿物经平卧休息后可变小或消失。重者休息后肿物仍不能自行回缩，通常需徒手向上推送才能将其回纳至阴道内，常有程度不等的腰骶部疼痛或下坠感。若脱出的子宫及阴道黏膜高度水肿，难以徒手回纳肿物。肿物长时间脱出于阴道口外，在外阴部摩擦可导致宫颈或阴道壁溃疡，甚至出血。当溃疡继发感染时，可有脓血分泌物渗出。Ⅲ度子宫脱垂患者多伴有重度阴道前壁脱垂，容易出现尿潴留；也可发生压力性尿失禁，但重度的子宫脱垂往往会使原有的尿失禁症状减轻或消失。

检查见Ⅱ、Ⅲ度子宫脱垂患者的宫颈及阴道黏膜多明显增厚，宫颈肥大，较多的患者合并宫颈延长。

## （三）诊断

根据病史和妇科检查基本可确诊。妇科检查时需判断患者子宫脱垂程度并予以分度，同时了解阴道前、后壁脱垂及会阴陈旧性撕裂程度。还应判断有无合并压力性尿失禁。

## （四）鉴别诊断

**1. 阴道前壁脱垂**　患者常将阴道前壁脱垂误认为子宫脱垂，重点在于了解子宫颈的位置，检查时不难确诊。

**2. 阴道壁囊肿**　本病病变多位于侧壁，壁薄，呈囊性，囊肿界线清楚，位置固定不变，不能移动。

**3. 子宫黏膜下肌瘤**　本病病变为阴道内鲜红球块状物，质硬，表面找不到子宫颈口，但在其周围或一侧可扪及扩张变薄的子宫颈边缘。

**4. 宫颈延长**　本病患者子宫颈尚未外露者应行阴道指诊，测量子宫颈距阴道口距离，以厘米计算。还应注意子宫颈是否延长，用子宫探针探测至子宫颈内口距离，即可确诊。子宫颈延长患者子宫体位置多无明显下移。

## （五）预防

（1）提倡晚婚晚育，防止生育过多、过密。

（2）正确处理产程，避免滞产和第二产程延长，提高阴道助产技术，减少会阴撕裂伤，必要时行会阴斜切开术；有产科指征者应及时行剖宫产终止妊娠。

（3）产妇产后要注意休息，避免重体力劳动，提倡做产后保健操。

（4）积极治疗慢性咳嗽、习惯性便秘。

## （六）治疗

**1. 支持疗法**　加强营养，适当安排休息和工作，避免重体力劳动，经常保持大便通畅，积极治疗慢性咳嗽。

**2. 非手术疗法**　目前较普遍采用子宫托。子宫托是一种支持子宫和阴道壁维持在阴道内的工具。常用的有喇叭形、环形和球形3种，适用于各度子宫脱垂和阴道前、后壁脱垂者，但重度子宫脱垂伴盆底肌明显萎缩及宫颈或阴道壁有炎症和溃疡者均不宜使用，经期和妊娠期停用。下面介绍喇叭形子宫托的使用方法及注意事项（图10-4）。

（1）放置方法：操作者将手洗净，嘱患者蹲下，两腿分开，一手握托柄，使托盘呈倾斜位进入阴道口内，然后将托柄边向内

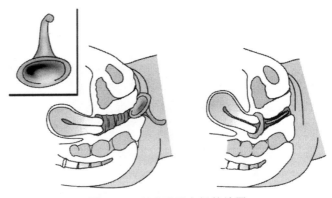

图10-4　喇叭形子宫托的放置

推、边向前旋转，直至托盘达子宫颈。放妥后，托柄弯度朝前，对正耻骨弓后面。取托时以手指捏住托柄，上、下、左、右轻轻摇动，待负压消除后，向后外方向牵拉，即可自阴道内滑出。

（2）注意事项：①子宫托的大小应适宜，放置后不脱出也无不适感。②子宫托应在每晨起床后放入，每晚睡前取出，并洗净放置于清洁杯内备用。久置不取可发生子宫托嵌顿，甚至引起压迫坏死性尿瘘和粪瘘。③放托后应每 3～6 个月复查一次。

另外，中药补中益气汤（丸）和物理治疗也有一定的效果。

**3. 手术治疗** 根据患者年龄、生育要求及全身健康情况选择不同的手术方式。

（1）阴道前后壁修补术：此术式适用于 Ⅱ、Ⅲ度阴道前后壁脱垂的患者。

（2）阴道前后壁修补、主韧带缩短及宫颈部分切除术：此术式又称 Manchester 手术，适用于年龄较小及宫颈延长的 Ⅱ、Ⅲ度子宫脱垂患者。

（3）经阴道子宫全切除及阴道前后壁修补术：此术式适用于 Ⅱ、Ⅲ度子宫脱垂伴阴道前后壁脱垂、年龄较大、无需考虑生育功能的患者。近年对于年龄大、盆底支持组织薄弱者加用补片修补阴道前壁后壁，可明显减少术后复发率。

（4）阴道纵隔形成术：又称 Le Fort 手术。该术式将阴道前后壁各切除相等大小的黏膜瓣，然后将阴道前后壁剥离创面相对缝合以封闭大部分阴道。由于术后失去性交功能，故仅适用于年老体弱不能耐受较大手术者。

# 第三节　压力性尿失禁

尿失禁指客观存在的不自主的尿液排出，并对社会活动和卫生造成不良影响。尿失禁的发生率随着女性年龄增加而升高。常见的女性尿失禁类型有压力性尿失禁、急迫性尿失禁和混合性尿失禁，其中以压力性尿失禁最常见，约占 70%。

女性压力性尿失禁是指当腹腔压力增高时，尿液不自主地从尿道内溢出。

## 一、病　　因

1. 分娩、产伤造成膀胱颈、尿道肌肉及筋膜组织完整性受破坏，尿道周围结缔组织损伤和松弛，尿道活动度过大。患者常同时合并有阴道前壁脱垂和尿道膨出。

2. 老年女性，结缔组织弹性下降，尿道内括约肌功能缺陷或创伤等，导致尿道不能正常关闭。

## 二、临床表现

轻者在咳嗽、大笑、打喷嚏或举重物时有尿液溢出，症状加重时，可表现为步行时溢尿，严重者在休息时也有尿液溢出，甚至长期需用尿垫。检查时嘱患者不解小便，取膀胱截石位或站立位，观察咳嗽时有无尿液自尿道口溢出，若有尿液溢出，则为诱发试验阳性。再行膀胱颈抬举试验：检查者将中指和示指放入阴道前壁的尿道两旁，指尖位于膀胱与尿道交界处，向前上方将膀胱颈抬高，再嘱患者咳嗽，若尿液不再溢出，则膀胱颈抬举试验阳性，提示患者有压力性尿失禁。

## 三、诊　　断

根据病史、患者对尿失禁症状特点的描述及特殊检查项目可作出初步诊断。在诊断压力性尿失禁前应注意排除急迫性尿失禁或混合性尿失禁。注意排除尿瘘。若需排除有无尿道括约肌功能缺陷，鉴别急迫性尿失禁，手术前确定患者膀胱功能状态，则应行尿动力学检查。

## 四、治　　疗

### （一）非手术治疗

**1. 盆底肌锻炼** 通过自主的反复盆底肌群收缩和舒张，增强支持尿道、膀胱、子宫和直肠的盆底肌张力，达到预防和治疗女性压力性尿失禁和生殖器官脱垂的目的。患者行收缩尿道、肛门和会阴的动作，避免使用腹压，每次收缩 5～10 秒后放松，每次间隔 5～10 秒，连续 5 分钟，每日 3 次。训练强度和时间可以逐渐增加。也可以阴道内放置压力感受器，指导患者正确的训练方法。

**2. 生物反馈治疗**　通过生物反馈仪器测定表面肌电信号对盆底肌肉收缩和舒张的功能状况进行精确测量和分析，再以声音或视觉信号反馈告知医生和患者，指导患者进行正确的盆底肌锻炼，建议每周 2 次，连续 6～8 周。

**3. 阴道锤**　用大小相同但重量不同（20～70g）的阴道锤，插入阴道后，锻炼至能保留在阴道 10 分钟以上，在咳嗽、大笑、跑步等情况下仍不会脱出。阴道锤的重量从轻逐渐加重，直到 70g 为止。经过 3 个月以上的锻炼，约 80%患者能改善症状。

**4. 电刺激治疗**　电刺激是一种被动性盆底康复方法，通过不同强度和不同脉冲频率的电流经皮或经阴道刺激，可刺激尿道括约肌收缩，加强控尿能力；还可刺激阴部神经，使盆底肌肉收缩，增强盆底肌力。用于伴有或不伴有压力性尿失禁的盆底肌薄弱者和尿道括约肌功能缺陷者。

**5. 药物治疗**　多选用肾上腺素 α 受体药物，它能刺激尿道和膀胱颈部的平滑肌收缩，增大尿道出口阻力，提高控尿能力。该药物的副作用是使血压升高。故高血压、甲状腺功能亢进及哮喘患者禁用。常用药物有丙咪嗪、麻黄碱等。雌激素治疗主观症状的改善率为 64%～75%，但其确切疗效存在争议。另外，经膀胱镜直视下在尿道旁注射硬化剂，可使尿道腔变窄，以提高尿道阻力，但价格昂贵，且需多次注射。

### （二）手术治疗

手术治疗适用于中、重度压力性尿失禁患者，或同时合并尿道括约肌功能缺陷、非手术治疗无效者。手术方法有多种，目前常用的手术方式有四类。

**1. 泌尿生殖膈成形术**　包括阴道前壁修补术和尿道折叠术，但手术远期有效率为 35%～65%。由于远期复发率较高，故已不成为治疗压力性尿失禁的主要式式。

**2. 耻骨后膀胱尿道悬吊术**　包括将尿道旁组织固定于耻骨联合后方的 MMK（Marshall-Marchetti-Krantz）术和尿道旁组织固定于 Cooper 韧带上的 Burch 术。可经剖腹或腹腔镜下手术，远期有效率为 70%～90%。

**3. 尿道中段吊带悬吊术**　用复合医用材料聚丙烯吊带，经阴道前壁尿道后方 1.5cm 处切开约 1.5cm 小切口，利用穿刺针穿过耻骨后间隙或闭孔膜，引出吊带，将吊带放置在尿道中段。手术远期有效率为 85%～95%。目前已是公认的女性压力性尿失禁手术的金标准。

**4. 其他悬吊术**　可取患者自身组织如阔筋膜、腹直肌筋膜或圆韧带等，经阴道用长针将膀胱颈和尿道固定在腹前壁筋膜或其他支持组织，将尿道悬吊。

## 第四节　生殖器官瘘

生殖器官瘘是指生殖道与其邻近器官间有异常通道，临床上以尿瘘最多见，其次为粪瘘。此外尚有子宫腹壁瘘，极罕见。本节仅介绍尿瘘和粪瘘。

### 一、尿　瘘

尿瘘是指生殖道与泌尿道之间形成的异常通道。根据尿瘘的发生部位，可分为膀胱阴道瘘、膀胱宫颈瘘、尿道阴道瘘、膀胱尿道阴道瘘、膀胱宫颈阴道瘘（图 10-5）及输尿管阴道瘘。临床上以膀胱阴道瘘最多见，有时两种类型尿瘘同时并存。

#### （一）病因

尿瘘以产伤和妇科手术损伤为主。

**1. 产伤**　产伤引起尿瘘以往在我国农村最常见。1981 年国内资料显示：90%以上尿瘘的原因是产伤，产伤所致的尿瘘均为难产处理不当所致。随着农村医疗条件的不断改善，因产伤引起的尿瘘病例明显减少。产伤引起的尿瘘分坏死型和创伤型两类。①坏死型尿瘘：本病为骨盆狭窄或

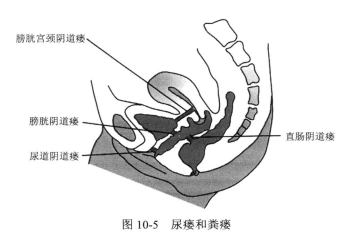

膀胱宫颈阴道瘘

膀胱阴道瘘

尿道阴道瘘

直肠阴道瘘

图 10-5　尿瘘和粪瘘

轻度头盆不称，产程过长，阴道前壁、膀胱、尿道长时间受胎先露部挤压，引起局部组织缺血、坏死脱落导致的尿瘘；②创伤型尿瘘：本病为产科助产手术或剖宫产手术时操作不当直接损伤导致的尿瘘。

**2. 妇科手术损伤**　常见原因：①手术时盆腔组织粘连误伤输尿管；②输尿管末端游离过度，局部缺血坏死，导致输尿管阴道瘘；③因分离膀胱时误伤膀胱造成膀胱阴道瘘；④阴道手术时误伤膀胱或尿道导致膀胱阴道瘘或尿道阴道瘘。

**3. 其他**　膀胱结核、生殖器放射治疗后、晚期生殖道或膀胱癌肿、长期放置子宫托、膀胱结石及先天性输尿管口异位畸形等，均能导致尿瘘，但并不多见。

### （二）临床表现

**1. 漏尿**　漏尿出现的时间因导致尿瘘的原因不同而有区别。分娩时压迫及手术时组织剥离过度所致坏死型尿瘘，多在产后或手术后 3～7 日开始漏尿。手术时直接损伤者多在术后立即出现漏尿。瘘孔部位不同，漏尿的表现形式各异，如膀胱阴道瘘通常不能控制排尿，尿液均由阴道流出；尿道阴道瘘仅在膀胱充盈时才漏尿；一侧性输尿管阴道瘘因健侧尿液仍可进入膀胱，在发生漏尿同时仍可自主排尿；膀胱内瘘孔极小或瘘管曲折迂回者漏尿与体位直接相关。

**2. 外阴皮炎**　由于长期尿液浸渍刺激，外阴部甚至臀部及大腿内侧常出现皮炎，范围较大，继发感染后，患者感外阴灼痛，行动不便。

**3. 尿路感染**　伴有膀胱结石者多有尿路感染，可出现尿痛、尿急症状。

**4. 闭经**　不少患者长期闭经或月经稀发，其原因尚不清楚，可能与精神创伤有关。

### （三）诊断

通过询问患者病史，可追溯导致尿瘘的原因，在妇科检查时着重了解瘘孔的部位、大小及其周围瘢痕情况，还应了解有无合并阴道狭窄、尿道是否通畅及膀胱容积大小等，制订相应的治疗方案。对特殊病例需进行下列辅助检查：

**1. 亚甲蓝试验**　目的在于鉴别膀胱阴道瘘、膀胱宫颈瘘或输尿管阴道瘘，并可协助辨认位置不明的极小瘘孔。方法：将 200ml 稀释亚甲蓝溶液经尿道注入膀胱，见到有蓝色液体经阴道壁小孔溢出者为膀胱阴道瘘；蓝色液体自宫颈外口流出者为膀胱宫颈瘘；阴道内流出清亮尿液，说明流出的尿液来自肾脏，则属输尿管阴道瘘。

**2. 靛胭脂试验**　亚甲蓝试验瘘孔流出清亮液的患者，应进一步行靛胭脂试验。静脉注射靛胭脂 5ml，10 分钟内见到瘘孔流出蓝色尿液，则可确诊为输尿管阴道瘘。

**3. 膀胱镜、输尿管镜检查**　该检查可了解膀胱内情况，排除有无炎症、结石、憩室；明确瘘孔位置和数目。必要时行双侧输尿管逆行插管或输尿管镜检查，明确输尿管瘘的位置。

**4. 静脉肾盂及尿路造影**　该检查方法为在限制饮水 12 小时及肠道充分准备下，静脉注射 76% 泛影葡胺 20ml，分别于注射后 5、15、30、45 分钟摄片，以了解双侧肾功能及输尿管有无异常，用于诊断输尿管阴道瘘、结核性尿瘘和先天性输尿管异位。

**5. 肾显像**　该检查能了解双侧肾功能和上尿路通畅情况。若初步诊断为输尿管阴道瘘，肾显像可显示患侧肾功能减退和上尿路排泄迟缓。

## （四）预防

绝大多数尿瘘是可以预防的，重点在于预防产伤所致的尿瘘。

1. 正确处理异常分娩，防止第二产程延长和滞产。行阴道助产手术时，术前必先导尿，避免术中损伤膀胱。术后常规检查生殖泌尿道有无损伤。

2. 对产程长、膀胱及阴道受压过久、疑有损伤可能者，产后应留置导尿管持续开放 10～14 日，保持膀胱空虚，这有利于改善局部血运和防止尿瘘形成。

3. 妇科手术损伤所致的尿瘘多系子宫全切除术时损伤输尿管，对于盆腔广泛粘连的患者应先充分暴露输尿管，明确解剖关系后再行切除术，以免伤及输尿管。若术时发现有输尿管或膀胱损伤，应及时修补以防尿瘘形成。

## （五）治疗

尿瘘患者均需手术治疗。但对结核、癌肿所致者，应先针对病因进行治疗。产后和妇科手术后 7 日内发生的尿瘘，经放置膀胱内保留导尿管和（或）输尿管导管后，偶有自行愈合的可能。年老体弱不能耐受手术者，考虑采用尿收集器保守治疗。

**1. 手术时间的选择**　术中发现的器械损伤所致瘘孔一经发现立即手术修补。坏死型尿瘘或瘘孔伴感染应等 3～6 个月，待炎症消除、瘢痕软化、局部血供恢复正常后再行手术。瘘管修补失败后至少应等待 3 个月再行手术。膀胱内有结石伴炎症者，应在控制炎症后行取石和修补术。对月经定期来潮者，应在月经净后 3～7 日内手术。

**2. 手术途径的选择**　手术有经阴道、经腹和经阴道腹部联合途径之分。原则上应根据瘘孔类型和部位选择不同途径。绝大多数膀胱阴道瘘和尿道阴道瘘经阴道手术，输尿管阴道瘘多需经腹手术。

**3. 术前准备**　术前准备的目的是为手术创造有利条件，促进伤口愈合。①术前 3～5 日用 1：5000 高锰酸钾液坐浴。有外阴湿疹者在坐浴后局部涂擦氧化锌油膏，待痊愈后再行手术。②老年女性或闭经患者，术前应口服雌激素制剂半个月，促进阴道上皮增生，有利于伤口愈合。③常规尿液检查，有尿路感染者应先控制感染，再行手术。④术前数小时开始应用抗生素预防感染。⑤必要时术前给予地塞米松，促使瘢痕软化。

**4. 术后护理**　是手术成败的重要环节。术后留置导尿管或耻骨上膀胱造瘘，应保证膀胱引流持续通畅，发现阻塞必须及时处理。留置导尿管 7～14 日不等。术后每日进液量不应少于 3000ml，用大量尿液冲洗膀胱，防止发生尿路感染。外阴部应每日擦洗干净。术后继续给予广谱抗生素预防感染。已服用雌激素制剂者，术后继续服用 1 个月。

## 二、粪　　瘘

粪瘘是指人体肠道与生殖道之间有异常沟通，致使粪便由阴道后壁排出，以直肠阴道瘘居多（图 10-5）。

### （一）病因

（1）分娩时胎头停滞在阴道内时间过长，压迫阴道后壁及直肠，造成缺血坏死而形成粪瘘是最常见的病因。

（2）会阴切开缝合时，缝线穿透直肠黏膜未被发现，或Ⅲ度会阴撕裂，修补后直肠未愈合，均可导致直肠阴道瘘。

（3）长期放置子宫托不取出；生殖道癌肿晚期破溃或放疗不当，均可发生粪瘘。

（4）新生儿先天性直肠阴道瘘常合并肛门闭锁。

### （二）临床表现

直肠阴道瘘孔较大者，可有大量粪便经阴道排出，稀便时粪便持续外流，无法控制。瘘孔极小者，当粪便成形时，阴道内可无粪便污染，若为稀粪则由阴道流出。阴道内可时有阵发性排气现象。

## （三）诊断

详细的病史询问，多能找到明确的病因。大的直肠阴道瘘在阴道窥器检查时能直接观察瘘孔。瘘孔极小者往往在阴道后壁只见到一颜色鲜红的小肉芽样组织，若从此处用探针探测，同时用另一手示指放入直肠内能直接接触到探针即可确诊。小肠或结肠阴道瘘需经钡剂灌肠方能确诊。

## （四）预防

产时注意缩短第二产程，避免第二产程延长；杜绝会阴Ⅲ度撕裂伤的发生；缝合会阴切口后常规作肛查，发现有缝线穿透直肠黏膜，应立即拆除重缝。避免长期放置子宫托不取。生殖道癌肿放射治疗时，应注意控制放射剂量和掌握操作技术，防止放射性损伤引起的粪瘘。

## （五）治疗

压迫坏死造成的粪瘘，应等待 3~6 个月炎症完全消退后再行手术。术前 3 日进少渣饮食，每日用 1∶5000 高锰酸钾液坐浴 1~2 次。口服诺氟沙星或链霉素、庆大霉素、甲硝唑控制肠道细菌。术前清洁灌肠。术后应保持局部清洁；进少渣饮食 4 日，控制 4~5 日不排便。术后第 5 日口服缓泻剂。通常于排便后拆线。

# 第十一章　不孕症与辅助生殖技术

## 第一节　不　孕　症

凡婚后有正常性生活未避孕，同居 1 年未受孕者称不孕症。世界卫生组织 1995 编印的《不育夫妇标准检查与诊断手册》中不孕症的临床标准定为 1 年。据 1989 年资料统计显示，婚后 1 年初孕率为 87.7%，婚后 2 年初孕率为 94.6%，婚后未避孕、正常性生活 1 年而未妊娠者称原发不孕；曾有过妊娠而后未避孕连续 1 年不孕者称继发不孕。

在育龄期约有 8% 对夫妇有不育问题，以此推算，全世界有 5000 万～8000 万人有不能生育的问题。不孕症虽不是致命性疾病，但可造成个人痛苦、夫妇感情破裂、家庭不和，是全世界的一个主要的医学和社会问题。解决不孕、推行节育是我国计划生育和人口控制政策中的不可分割的两个方面，应当引起足够的重视。

### 一、原　　因

自然妊娠必备的条件：正常的姓生活；卵巢产生卵子；足够数量和质量好的精子；完善的精卵相遇通道；胚胎着床和生长的环境。以上任何一个环节异常都有可能导致不孕。阻碍受孕的因素可能在女方、男方或男女双方。国际妇产科联合会 1990 年估计，由于男性因素造成不育占 8%～22%，女性因素占 25%～37%，双方因素为 21%～38%。

#### （一）女性不孕因素

女性不孕因素以排卵障碍和输卵管因素居多。

**1. 排卵障碍**　占 20%～40%。导致持续不排卵的因素有：①下丘脑-垂体-卵巢轴功能紊乱，包括下丘脑性和垂体性无排卵；②卵巢病变，如先天性卵巢发育不全、多囊卵巢综合征、卵巢早衰、卵巢功能性肿瘤、卵巢对促性腺激素不敏感综合征等；③肾上腺及甲状腺功能异常也能影响卵巢功能导致不排卵。

**2. 输卵管因素**　占女性不孕因素的 1/3。任何影响输卵管结构和功能的因素，如输卵管炎症（淋菌、结核菌、沙眼衣原体等）引起输卵管伞端闭锁或黏膜破坏时，输卵管闭塞或通而不畅，可导致不孕；输卵管发育不全、盆腔粘连等也可导致不孕。

**3. 子宫内膜异位症**　30%～58% 的不孕症患者合并子宫内膜异位症，子宫内膜异位症患者中不孕症的发病率可高达 40%。引起不孕的原因复杂，如盆腔环境改变影响精子和卵子的结合，重者由于盆腔、输卵管、卵巢的粘连等可影响受精卵或胚胎的输送。

**4. 子宫、宫颈和阴道因素**　子宫先天畸形、子宫黏膜下肌瘤、子宫内膜炎、子宫内膜结核、子宫内膜息肉、宫腔粘连等影响受精卵着床；宫颈黏液功能异常、宫颈炎及宫颈免疫学功能异常，影响精子进入宫腔；阴道损伤后形成的粘连瘢痕性狭窄，或先天性外阴阴道发育异常、外阴阴道炎等均可影响受孕。

#### （二）男性不育因素

男性不育因素主要有以下几种。

**1. 精液异常**　由于先天性或后天性原因导致精液异常，如无精子或精子数过少，活力减弱，形态异常或精液液化不全等。

**2. 性功能异常**　外生殖器发育不良或阳萎、早泄等致性交困难，使精子不能正常排入阴道内。

**3. 免疫因素**　精子、精浆在体内产生对抗自身精子的抗体，即抗精子抗体（AsAb），使射出的精液产生凝集而不能穿过宫颈黏液。

### （三）男女双方因素

**1.** 缺乏性生活的基本知识。

**2.** 男女双方盼孕心切造成的精神过度紧张。

**3. 免疫因素** 近年来对免疫因素的研究，认为有两种免疫情况影响受孕。①同种免疫：精子、精浆或受精卵是抗原物质，被阴道及子宫内膜吸收后，通过免疫反应产生抗体物质，使精子与卵子不能结合或受精卵不能着床。②自身免疫：认为不孕妇女血清中存在透明带自身抗体，与透明带起反应后可阻止精子穿透卵子，因而影响受精。

## 二、检查步骤与诊断

通过男女双方全面检查找出原因，这是诊断不孕症的关键。

### （一）男方检查

询问既往有无慢性疾病，如结核、腮腺炎等；了解性生活情况，有无性交困难。除全身检查外，重点应检查外生殖器有无畸形或病变，尤其是精液常规检查。正常精液量为2~6ml，平均为3ml，异常者＜1.5ml；pH为7.0~7.8，在室温中放置5~30分钟内完全液化，精子浓度≥$15×10^6$，精子活率≥40%，正常形态精子≥4%。另外还有血化验抗精子抗体检查。

### （二）女方检查

**1. 询问病史** 结婚年龄，是否两地分居，性生活情况，是否采用避孕措施。月经史，既往史（有无结核病、内分泌疾病），家族史。对继发不孕，应了解以往流产或分娩经过，有无盆腔感染史等。

**2. 体格检查** 注意第二性征及内外生殖器的发育情况，有无畸形、炎症、肿块及乳房泌乳等。

**3. 女性不孕特殊检查**

（1）卵巢功能检查：具体包括B超监测卵泡发育及排卵、基础体温测定、阴道脱落细胞涂片、宫颈黏液检查、月经来潮前子宫内膜活组织检查、女性激素测定等。

（2）输卵管通畅试验：常用方法有输卵管通液术、子宫输卵管碘油造影（图11-1）或超声造影。输卵管通液术准确性差，但可分离轻度管腔粘连，有一定治疗作用。子宫输卵管造影可明确阻塞部位和有无子宫畸形及黏膜下肌瘤、子宫内膜或输卵管结核等病变。

（3）宫腔镜检查：该检查目的是了解子宫腔内膜情况，能发现子宫腔粘连、黏膜下肌瘤、内膜息肉、子宫畸形等。

（4）腹腔镜检查：上述检查均未见异常者，可作腹腔镜了解盆腔情况，直接观察子宫、输卵管、卵巢有无病变或粘连，并可结合输卵管注亚甲蓝液，确定输卵管是否通畅（图11-2），必要时在病变处取活检。约有20%患者通过腹腔镜可发现术前未能诊断的病变，同时行盆腔粘连分离术和输卵管造口术。

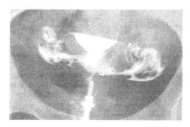

图11-1 子宫输卵管碘油造影（示正常）

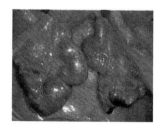

图11-2 腹腔镜下注亚甲蓝液示双侧输卵管伞端阻塞

（5）性交后试验：该试验选择在预测的排卵期进行。在试验前3日禁止性交，避免阴道用药或冲洗。受试者在性交后 2~8 小时就诊检查。先取阴道穹后部黏液检查有无活动精子，有精子证明性交成功。再取宫颈黏液，若宫颈黏液拉丝长，玻片干燥后形成典型的羊齿植物叶状结晶，表明试验时间选择恰当。用聚乙烯细导管吸取宫颈管黏液，涂于玻片上检查，若每高倍视野有 20 个活动精子则为正常。若宫颈管有炎症，黏液黏稠并有白细胞时，不宜做此试验。若精子穿过黏液能力差或精子不活动，应疑有免疫问题。

（6）血抗精子抗体检查：理想的检测方法应该是既可能确定免疫球蛋白类型，又可对客体定量和判断抗体在精子上的结合部位，因为根据免疫球蛋白类型可有不同的治疗方法。抗体滴度越高或结合有抗体的精子百分率越高，对生育的损害越大。

# 三、女性不孕的治疗

引起不孕的原因虽很多，但首先要改善全身状况，增强体质和增进健康；戒烟、不酗酒；积极治疗内科疾病；掌握性知识、学会预测排卵期，排卵前 2~3 日或排卵后 24 小时内，性交次数适度，以增加受孕机会。

## （一）治疗生殖器器质性疾病

1. 输卵管慢性炎症及阻塞的治疗

（1）输卵管内注药：用地塞米松磷酸钠注射液 5mg，庆大霉素 4 万 U，加于 20ml 生理盐水中，在 150mmHg 压力下，以每分钟 1ml 速度缓慢注入，有减轻局部充血、水肿，抑制纤维组织形成，达到溶解或软化粘连的目的。应于月经干净后第 2~3 日开始，每周 2 次，直到排卵期前。可连用 2~3 个周期。

（2）输卵管成形术：对不同部位输卵管阻塞可行造口术、吻合术及输卵管子宫移植术等，应用显微外科技术和微创技术达到输卵管再通的目的。

2. 肿瘤、炎症、结核、子宫内膜异位症等按相应疾病治疗。

## （二）诱发排卵

用于无排卵的患者。

**1. 氯米芬**　为首选促排卵药，适用于体内有一定雌激素水平者。服用时间从月经周期第 5 日起，每日口服 50mg（最大剂量达 200mg），连用 5 天，3 个周期为一疗程。排卵率高达 80%，但受孕率仅为 30%~40%，可能与其抗雌激素作用有关，若用药后有排卵但黄体功能不全，可加用黄体支持。

**2. 人绒毛膜促性腺激素（HCG）**　具有类似 LH 作用，常与氯米芬合用。于氯米芬停药 7 日加用 HCG 5000~10 000 U 一次肌内注射。

**3. 尿促性素（HMG）**　含有 FSH 和 LH 各 75U，促使卵泡生长发育成熟。用药时间于月经周期第 6 日起，每日肌内注射 HMG 一支，共 7 日。用药期间需检查宫颈黏液，测血雌激素水平及 B 超监测卵泡发育，一旦卵泡发育成熟则停用 HMG，停药后 24~36 小时加用 HCG 5000~10 000U 一次肌内注射，促进排卵及黄体形成。

**4. 溴隐亭**　本药属多巴胺受体激动剂，能抑制垂体分泌催乳素。适用于无排卵伴有高催乳素血症者。从小剂量（1.25mg/d）开始，如无反应，一周后改为 2.5mg/d，分 2 次口服。一般连续用药 3~4 周直至血催乳素降至正常范围，排卵率为 75%~85%，妊娠率为 60%。

## （三）补充黄体

本治疗适用于黄体功能不全患者。排卵后应用孕激素制剂 10~14 天。

## （四）改善宫颈黏液

于月经周期第 5 日起，应用雌激素，使宫颈黏液稀薄，有利于精子穿过。

### （五）免疫性不孕的治疗

抗精子抗体阳性的患者，性生活时使用避孕套 6～12 个月，此法可使部分患者的抗精子抗体水平下降，或加用免疫抑制治疗。

### （六）辅助生殖技术

见本章第二节。

## 第二节　辅助生殖技术

辅助生殖技术（ART）包括人工授精、体外受精-胚胎移植、配子移植技术等。

### 一、人 工 授 精

人工授精（AI）是将精子通过非性交方式放入女性生殖道内，使其受孕的一种技术。精液来源分为两类：①丈夫精液人工授精：适用于男方性功能障碍和女方宫颈管狭窄、宫颈黏液异常、抗精子抗体阳性等。②供精者精液人工授精：适用于男方无精症、不良遗传基因携带者等。

目前常用的人工授精方法：将精液洗涤处理后，去除精浆，取 0.3～0.5ml 精子悬液，在女方排卵期间并培养 3～5 日，通过插入宫腔的导管注入宫腔内授精。

### 二、体外受精-胚胎移植

体外受精即试管婴儿（图 11-3），指从女性体内取出卵子，在体外培养阶段与精子受精，再将发育卵裂球期或囊胚期阶段的胚胎移植到宫腔内，使其着床发育成胎儿的全过程。1978 年世界第一例试管婴儿在英国诞生。我国第一例试管婴儿于 1988 年在北京诞生。

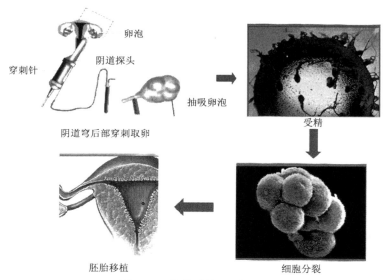

图 11-3　体外受精-胚胎移植

试管婴儿主要适用于输卵管性不孕、原因不明的不孕症、子宫内膜异位症、排卵异常、宫颈因素、男性因素不育症等。

试管婴儿的主要步骤：①促进与监测卵泡发育：用药物诱发排卵以获取较多的卵母细胞。采用 B 超测量卵泡直径及测定血 $E_2$、LH 水平，监测卵泡发育。②取卵：于卵泡发育成熟尚未破裂时，B 超指引下经阴道穹穿刺，抽取卵泡液找出卵母细胞。③体外受精：将卵母细胞放入培养液中培养，使卵子进一步成熟，达到与排卵时相近状态，与经过处理的精子混合在一起，培养一段时间后取出，用显微镜观察如有两个原核，即表示卵子已受精。④胚胎移植：受精卵发育到 8～

16 个细胞时，将胚泡以导管注入宫底部。⑤移植后处理：黄体支持。

1992 年 Palermo 等将精子直接注射到卵泡浆内，结果发现被注射的卵子受精，且卵裂正常，由此诞生了人类首例卵母细胞质内单精子注射法（ICSI）试管婴儿，主要用于治疗男性不育和多次体外受精-胚胎移植周期失败的不明原因的不孕症。

胚胎植入前遗传学诊断（PGD）是指从体外受精的胚胎中取部分细胞进行基因检测，排除带致病基因的胚胎后才移植。这种方法主要是解决带有严重遗传性疾病基因的夫妇的优生问题。

胞质置换技术是通过显微镜技术将患者卵子内的卵母细胞质同另一健康女性的卵母细胞质置换，以增强卵子活力，提高试管婴儿的成功率。置换后的卵子再同丈夫的精子在体外受精，发育成受精卵后植入子宫。主要适用于有排卵功能，但因健康状况差或年龄大而卵子质量不高、活力差的女性。

## 三、配子移植技术

配子是指男性的精子和女性的卵子。将精子和卵子移植入女性体内的技术称为配子移植技术。根据配子移植途径和部位的不同，配子移植技术包括：配子输卵管内移植（GIFT）、配子腹腔内移植（POST）、配子宫腔内移植（GIUT）、配子经阴道输卵管内移植（TV-GIFT）。适用于至少一侧输卵管正常的女性。此法免除了体外受精和培养及受精卵植入的复杂环节，方法简单。

# 第十二章 计划生育

实行计划生育是我国的一项基本国策，其基本内容就是科学地控制人口数量、提高人口素质。我国坚持推行以避孕为主的节育措施，在控制人口数量方面取得了显著成绩。提高人口素质亟待解决的是围生儿出生缺陷。我国人口检测调查显示全国总出生缺陷发生率为 13.07‰，可见计划生育任务还很艰巨。

计划生育工作的具体内容：①晚婚：按法定年龄推迟 3 年以上结婚为晚婚；②晚育：按法定年龄推迟 3 年以上生育为晚育；③节育：育龄妇女应及时了解并采取节育措施；④提高人口素质：优生优育，避免先天性缺陷代代相传，防止后天因素影响后天发育。

计划生育措施包括避孕、绝育和人工流产。避孕是一种不妨碍正常性生活与身体健康且能暂时阻止受孕的科学方法，主要通过以下环节达到避孕目的：①干扰受精卵着床，使子宫内环境不适宜孕卵生长发育，如宫内节育器；②阻止卵子与精子相遇，如使用避孕套、阴道隔膜或输卵管结扎术等；③抑制排卵，如避孕药物的使用；④改变阴道内环境，不利于精子生存和获能，如使用外用杀精剂等。绝育是永久性的节育措施。人工流产是人为地采取措施终止妊娠，可作为避孕失败的补救措施。

## 第一节 工具避孕

### 一、宫内节育器

宫内节育器（IUD）是一种相对安全、有效、简便、经济的可逆性节育方法。IUD 一次放置于子宫腔，可避孕多年，目前已成为我国育龄女性的主要避孕措施，使用率占世界 IUD 避孕总人数的 80%，是世界上使用 IUD 最多的国家。

为了提高避孕效果，对 IUD 的形状、大小、材料等进行了多次改进，全世界已有数十种 IUD。目前我国将 TCu200、TCu200 C、TCu380 A、MLCu375（母体乐铜 375）及孕酮铜（曼月乐）5 种列为推荐的 IUD。

#### （一）宫内节育器的种类

IUD 大致可分为两大类（图 12-1）。

**1. 惰性宫内节育器** 为第一代 IUD，由惰性原料如金属、硅胶、塑料或尼龙等制成。国外主要为 Lippes 蛇形和 Dukon 盾形节育器。我国主要为不锈钢圆环及其改良品。不锈钢圆环因脱落率及带器妊娠率高，现已少用。

**2. 活性宫内节育器** 为第二代 IUD，其内含有活性物质如金属、激素、药物及磁性物质等，可以提高避孕效果，减少副作用。

（1）带铜 IUD：主要有 T 形 IUD（TCu-IUD）和 V 形 IUD（VCu-IUD）：带铜 TCu-IUD 按宫腔形态设计而成，以塑料为支架，支架上绕铜丝或套以铜管。根据铜暴露于宫腔的面积不同而分为不同类型，如铜的总面积为 200mm² 时称 TCu200；TCu380 A 的铜表面积为 380mm²。VCu-IUD 的形状更接近宫腔，横壁及斜壁铜丝或铜套的面积为 200mm²，用不锈钢作支架，外套硅橡胶管。带铜 IUD 在子宫内持续释放具有生物活性的铜离子，而铜离子具有较强的抗生育作用，避孕效果随着铜的表面积增大而增强，但表面积过大时，副作用也相应增多。带铜 IUD 还有：带铜宫形 IUD、TCu220 C、MLCu375 等。

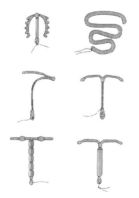

图 12-1　各种宫内节育器

（2）药物缓释 IUD

1）含孕激素 TCu-TUD（如曼月乐）：此类节育器采用 T 形支架，孕激素储存在纵杆药管中，管外包有聚二甲基硅氧烷膜，控制药物释放。孕激素使子宫肌肉松弛，故脱落率低；子宫内膜的变化不利于受精卵着床，带器妊娠率低；孕激素使子宫内膜萎缩，月经量减少，但易出现突破出血，尤其多见于上环后的半年内。目前研制出用左旋炔诺酮代替孕酮，并以中等量释放（20μg/d），有效期估计为 10～15 年，主要副作用为闭经和点滴出血，取器后不影响月经和妊娠。

2）含其他活性物的 IUD：如含锌、磁、前列腺素合成酶抑制剂及抗纤溶药物等的节育器。

**3. 第三代节育器**　目前正在研制。主要致力于降低脱落率和其他并发症。其体积偏小，质地柔韧和容易放置，并能减少出血、疼痛等副作用。如比利时的锚式固定式 IUD、产褥期应用铬肠线作固定锚的 IUD 和 V 形聚乙烯制支架绕上铜丝的 IUD 等。

## （二）宫内节育器的避孕原理

大量研究认为 IUD 的抗生育作用是多方面的，主要为：①子宫内膜长期受异物刺激而引起一种无菌性炎性反应，白细胞及巨噬细胞增多，子宫液组成随之改变，可能有吞噬精子和毒害胚胎的作用，影响受精和受精卵着床。②异物反应可损伤子宫内膜而产生前列腺素，前列腺素又可改变输卵管蠕动，使受精卵的运行与子宫内膜发育不同步，从而影响着床。③子宫内膜受压缺血，激活纤溶酶原，局部纤溶活性增强，致使囊胚溶解吸收。④对抗机体囊胚着床的免疫耐受性，是囊胚崩解，有免疫性抗着床作用。

带铜 IUD 所致异物反应更严重。铜的长期缓慢释放，并被子宫内膜吸收，局部浓度增高后改变内膜酶系统活性，并影响 DNA 合成、糖原代谢及雌激素的摄入，使子宫内膜的细胞代谢受到干扰，不利于受精卵着床及囊胚发育。铜还可能影响精子获能，从而达到增强避孕的效果。

含孕激素 IUD 可释放的孕酮，主要引起子宫内膜腺体萎缩和间质蜕膜化，不利于受精卵着床，同时使宫颈黏液变稠，使精子运行受到阻碍，还可影响精子的代谢如氧的摄取及葡萄糖的利用。

## （三）宫内节育器的放置

凡育龄女性要求放置 IUD 而无禁忌证者均可放置。

**1. 禁忌证**　①妊娠或可疑妊娠者；②生殖道急性炎症；③生殖器官肿瘤；④子宫畸形；⑤宫颈过松、重度陈旧性宫颈裂伤或子宫脱垂；⑥严重全身性疾病。

对于月经过多过频和部分血液系统疾病者，过去认为不可放置 IUD，但目前含孕激素 IUD 具有治疗作用，可在医生指导下使用。

**2. 放置时间**　常规放置时间为经后无性生活，月经干净后 3～7 天放置。人工流产后立即放置，但术后子宫腔深度应<10cm；顺产于产后 42 天恶露已干净、子宫恢复时；剖宫产于产后半年；含孕激素 IUD 在月经第 3 日放置。哺乳期放置应先排除早孕。

**3. 节育器大小选择**　TCu-IUD 依其横臂宽度（mm）分为 26、28、30 号 3 种。子宫腔深度>7cm 者用 28 号，<7cm 者用 26 号。

**4. 放置方法**　外阴、阴道部常规消毒铺巾，双合诊复查子宫大小、位置及附件情况。阴道窥器暴露子宫颈后，再次消毒，以宫颈钳夹持子宫颈前唇，用探针探测子宫腔深度。一般不需扩张子宫颈管，子宫颈管较紧者可用宫颈扩张器依顺序扩至 6 号。用放置器将节育器推送入子宫腔，IUD 的上缘必须抵达子宫底部，带有尾丝者在距宫口 2cm 处剪断。观察无出血即可取出宫颈钳及阴道窥器。

**5. 术后注意事项**　术后休息 3 日，2 周内忌性交及盆浴，3 个月内每次经期或大便时注意有无 IUD 脱落，定期进行随访。

## （四）宫内节育器的取出

**1. 取器适应证**　①因副作用治疗无效或出现并发症者；②改用其他避孕措施或绝育者；③带

器妊娠者；④计划再生育者；⑤放置期限已满需更换者；⑥绝经 1 年者。

**2. 取器时间** 一般以经后 3～7 日为宜；因子宫出血而需取器者，随时可取；带器早期妊娠者在人工流产术同时取器。取器前通过子宫颈口尾丝或 B 超、X 线检查确定子宫腔内是否存在节育器及其类型。

**3. 取器方法** 有尾丝者，用血管钳夹住后轻轻牵引取出。无尾丝者，先用子宫探针查清 IUD 位置，再以长钳伸入子宫颈管内夹住 IUD 纵杆牵引取出；金属单环，以取环钩钩住环下缘牵引取出。取器困难者可在 B 超监视下操作或借助宫腔镜取出。

### （五）宫内节育器的副作用

**1. 出血** 常发生在放置节育器后 1 年内，尤其最初 3 个月内。患者表现为经量过多、经期延长或周期中点滴出血。月经过多者应补充铁剂，并选用①抑制前列腺素合成剂：吲哚美辛 25～50mg，每日 3 次口服；②抗纤溶蛋白制剂：氨基己酸 2～4g，每日 3 次口服；③云南白药 0.4g，每日 3 次口服。若治疗 2～3 个周期无效，应考虑更换节育器，或取出改用其他节育措施。

**2. 腰酸腹坠** 为 IUD 与宫腔大小或形态不符，引起子宫频繁收缩所致。

### （六）宫内节育器的并发症

**1. 子宫穿孔、节育器异位** 出现该情况的原因：①子宫位置检查错误，易从子宫峡部穿孔；子宫大小检查错误，易发生子宫角部穿孔。②哺乳期子宫薄而软，术中易穿孔。穿孔后可致节育器异位。确诊节育器异位后，应根据其所在部位，经剖腹或腹腔镜下或经阴道将节育器取出。

**2. 节育器嵌顿** 由于节育器放置过程损伤子宫壁，或节育器过大或节育器成角其尖端部分在放置时引起的损伤，致部分节育器嵌入子宫肌壁。一经诊断应及时取出，若取出困难应在 B 超下或在宫腔镜直视下取出，以减少子宫穿孔机会。

**3. 感染** 因放置时无菌操作不严或节育器尾丝可导致上行性感染。若生殖道本身存在感染灶，更易因放置节育器促使感染急性或亚急性发作。病原体除一般细菌外，厌氧菌、衣原体尤其放线菌感染较多见。一旦发生感染，应立即取出节育器，并用抗生素积极治疗。

**4. 节育器脱落** 脱落原因为放器时操作不规范，IUD 未放至子宫底部，或节育器与子宫腔大小、形状不符，引起子宫收缩。节育器制作材料的支撑力过小也易脱落。多发生于带器后第一年，尤其在前 3 个月，节育器常与经血一起排出而未被察觉，直到妊娠后方发现，因此放器一年内应定期随访。

**5. 带器妊娠** 节育器移位或异位于盆腔或腹腔；双子宫时，节育器只放入一侧子宫腔等情况，均可导致带器妊娠。发现后应人工终止妊娠。

## 二、阴 茎 套

阴茎套也称避孕套，为筒状薄型乳胶制品，顶端呈小囊状，筒径规格有 29mm、31mm、33mm、35mm 四种。排精时精液潴留于小囊内，不能进入子宫腔内达到避孕目的。此工具必须在每次性交时男方使用，射精后阴茎尚未软缩时，即捏住套口和阴茎一起取出，正确使用时避孕有效率可达 93%～95%。阴茎套还有防止性传播疾病的作用，故应用广泛。

## 三、女用避孕套

女用避孕套又称阴道套，是由聚氨酯（或乳胶）所制成的宽松、柔软的袋状物，长 15～17cm，开口处连接直径为 7cm 的柔韧的外环，套内游离直径为 6.5cm 的内环，也具有防止性传播疾病的作用（图 12-2）。

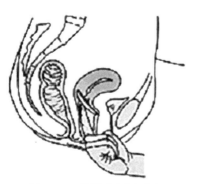

图 12-2 放置女用避孕套

# 第二节　药物避孕

1956 年 Pincus 等首先在临床上应用人工合成的甾体激素避孕，1963 年我国开始应用。目前常用的几乎全是女用避孕药，大多由雌激素和孕激素配伍而成，也有一些为非甾体类药物，如离子表面活性剂、醇醚类等。

## 一、避孕原理

**1. 抑制排卵**　药物抑制下丘脑释放 GnRH，使垂体分泌 FSH 和 LH 减少，同时直接影响垂体对 GnRH 的反应，从而不形成排卵前 LH 峰，故抑制排卵。此类药物多为雌激素和孕激素配伍的复方制剂。

**2. 阻碍受精**　药物改变宫颈黏液性状，使宫颈黏液量变少而黏稠度增加，拉丝度减小，不利于精子穿透；杀死精子或影响精子功能、阻碍受精。此类药物有低剂量孕激素、外用杀精制剂等。

**3. 阻碍着床**　药物改变子宫内膜形态与功能，使腺体及间质提早发生类分泌期变化，抑制子宫内膜增殖变化，使子宫内膜分泌不良，不适于受精卵着床。强效孕激素及其他事后避孕药均属此类避孕药。

## 二、适应证

健康的生育年龄无禁忌证女性。

## 三、禁忌证

（1）严重心血管疾病，因孕激素对血脂蛋白代谢有影响，可加速冠状动脉粥样硬化发展；雌激素使凝血功能亢进，以致冠状动脉硬化者易并发心肌梗死。雌激素还可增加血浆肾素活性，使血压升高，高血压患者脑出血发生率较未服用者高 2 倍。

（2）急慢性肝炎或肾炎。因药物在肝脏代谢、肾脏排泄。

（3）血液病或血栓性疾病。

（4）内分泌疾病如糖尿病需用胰岛素控制者、甲状腺功能亢进者。

（5）恶性肿瘤、癌前期病变、子宫病变或乳房肿块者。

（6）哺乳期，因避孕药抑制乳汁分泌，并使其蛋白质、脂肪含量下降。

（7）产后未满半年或月经未来潮者。

（8）月经稀少或年龄＞45 岁者。

（9）年龄＞35 岁的吸烟妇女不宜长期服用，以免卵巢功能早衰。

（10）精神病生活不能自理者。

## 四、药物副作用

**1. 类早孕反应**　雌激素刺激胃黏膜引起头晕、乏力、食欲不振以至恶心呕吐。轻症不需处理，数日后可减轻或消失；重症 1～3 周方可消失，可服用维生素 $B_6$、维生素 C 等。

**2. 月经影响**　避孕药可抑制性腺轴，改由甾体避孕药替代性激素对子宫内膜发生作用，一般月经变规则，经期缩短，经量减少，痛经消失。若出现闭经，提示避孕药对性腺轴抑制过度，应停药改用人工周期疗法或加用促排卵药物，仍无效应进一步检查闭经原因。

服药期间若发生不规则少量出血，称突破出血。多发生在漏服药物后，少数人虽未漏服药也能发生。若前半周期发生出血，为雌激素不足以维持内膜的完整性所致，可每晚增服炔雌醇 0.005～0.015mg，与避孕药同时服至第 22 日停药。若在服药后半周期出血，多为孕激素不足引起，可每晚加服避孕药 1/2～1 片，同服至第 22 日停药。若出血量多如月经，应停药，出血第 5 日再开始下一周期用药。

**3. 体重增加**　避孕药中的孕激素有弱雄激素活性，能促进机体合成代谢，也可因雌激素使水钠潴留所致。新型避孕药应用新的孕激素，减少了这方面的副作用。

**4. 色素沉着**　少数女性的颜面部皮肤出现淡褐色色素沉着，停药后不一定都能自然消退。

**5. 其他影响**　长期服避孕药在停药 6 个月后妊娠者，随访胎儿无异常发现，为避免避孕药影响，长期服用者以停药 6 个月后再受孕为妥；短期服用者例外。据国内外的资料表明，长期服用避孕药不增加生殖器恶性肿瘤的发生率，还可减少子宫内膜癌、卵巢上皮性肿瘤的发生。机体代谢的某些改变是暂时的，停药后可恢复。因此，长期应用甾体避孕药是安全的。

## 五、避孕药的种类

我国常用的和国外较新的避孕药种类见表 12-1。

**表 12-1 我国常用的和国外较新的避孕药种类**

| 种类 | | 名称 | 雌激素（mg） | 孕激素（mg） | 备注 |
|---|---|---|---|---|---|
| 口服避孕药 | 短效片 | 避孕药 1 号 | 炔雌醇（0.035） | 炔诺酮（0.6） | 国产 |
| | | 避孕药 2 号 | 炔雌醇（0.035） | 甲地孕酮（1.0） | 国产 |
| | | 避孕药 0 号 | 炔雌醇（0.035） | 炔诺酮（0.3） | |
| | | | | 甲地孕酮（0.5） | 国产 |
| | | 复方 18 甲 | 炔雌醇（0.030） | 炔诺酮（0.3） | 国产 |
| | | 复方左旋 18 甲 | 炔雌醇（0.030） | 左炔诺孕酮（0.15） | 国产 |
| | | 妈富隆（marvelon） | 炔雌醇（0.030） | 去氧孕烯（0.15） | 进口 |
| | | 达英-35 | 炔雌醇（0.035） | 环丙孕酮（1.0） | 进口 |
| | | 去氧孕烯双相片（ovidol） | | | |
| | | 第一相（1~7 片） | 炔雌醇（0.040） | 去氧孕烯（0.05） | |
| | | 第二相（8~21 片） | 炔雌醇（0.030） | 去氧孕烯（0.125） | 国外 |
| | | 左炔诺孕酮三相片 | | | |
| | | 第一相（1~6 片） | 炔雌醇（0.030） | 左炔诺孕酮（0.05） | |
| | | 第二相（7~11 片） | 炔雌醇（0.040） | 左炔诺孕酮（0.075） | |
| | | 第三相（12~21 片） | 炔雌醇（0.030） | 左炔诺孕酮（0.125） | 国产 |
| | | 左炔诺孕酮三相片 | | | |
| | | 第一相（1~6 片） | 炔雌醇（0.030） | 左炔诺孕酮（0.05） | |
| | | 第二相（7~11 片） | 炔雌醇（0.040） | 左炔诺孕酮（0.75） | |
| | | 第三相（12~21 片） | 炔雌醇（0.030） | 左炔诺孕酮（0.125） | 国产 |
| | 长效片 | 复方 18 甲长效避孕片 | 炔雌醚（3.0） | 炔诺孕酮（12.0） | |
| | | 复方左旋 18 甲长效避孕片 | 炔雌醚（3.0） | 左旋炔诺孕酮（6.0） | |
| | | 三合一炔雌醚长效避孕片 | 炔雌醚（3.0） | 炔诺孕酮（6.0） | |
| | | | | 氯地孕酮（6.0） | 国产 |
| | 探亲避孕药 | 炔诺酮探亲片 | | 炔诺酮（5.0） | 国产 |
| | | 甲地孕酮探亲避孕片 | | 甲地孕酮（2.0） | 国产 |
| | | 炔诺孕酮探亲避孕片 | | 炔诺孕酮（3.0） | 国产 |
| | | 甲醚抗孕丸 | | 甲地孕酮（0.55） | 国产 |
| | | | | 醋炔醚（0.88） | |
| | | 53 号抗孕片 | | 双炔失碳酯（7.5） | 国产 |
| 长效避孕针 | 单方 | 醋酸甲羟孕酮 | | 醋酸甲羟孕酮（150.0） | 进口 |
| | | 庚炔诺酮注射液 | | 庚炔诺酮（200.0） | 国产 |
| | 复方 | 复方己酸羟孕酮注射液 | 戊酸雌二醇（5.0） | 己酸羟孕酮（250.0） | 国产 |
| | | 美尔伊避孕注射液 | 雌二醇（3.5） | 甲地孕酮（25.0） | 国产 |

续表

| 种类 | | 名称 | 雌激素（mg） | 孕激素（mg） | 备注 |
|---|---|---|---|---|---|
| 缓释避孕药 | 皮下埋植剂 | 左旋炔诺孕酮埋植剂Ⅰ型（Norplant Ⅰ） | | 左旋炔诺孕酮（36.0×6） | 进口、国产 |
| | | 左旋炔诺孕酮埋植剂Ⅱ型（Norplant Ⅱ） | | 左旋炔诺孕酮（70.0×2） | 进口、国产 |
| | 阴道避孕环 | 甲硅环 | | 甲地孕酮（200.0/250.0） | 国产 |
| | | Varlevo 阴道避孕环 | | 左旋炔诺孕酮（6.0） | 国外 |

## （一）短效口服避孕药

**1. 组成**　此类药大多由雌、孕激素配伍而成，在各类避孕药中问世最早且应用最广泛，只要按规定服用且无漏服，避孕成功率按国际女性年计算可达 99.95%。目前常用的有炔诺酮、甲地孕酮、炔诺孕酮、左旋炔诺孕酮等孕激素与炔雌醇组成的各种复方制剂，除一般的复方片（单相片）外，还有双相片和三相片。近年来的新药选用去氧孕烯、孕二烯酮、环丙孕酮等强效孕激素，较低或无雄激素活性，副作用相应减少。尤其是三相片模仿正常月经周期中内源性雌、孕激素水平变化，将 1 个周期分成 3 个阶段，各阶段中雌、孕激素剂量均不相同。三相片配方合理，避孕效果可靠，突破性出血和闭经率显著低于单相片，副作用少。

**2. 剂型**　此类药剂型分为 3 种，①糖衣片：糖衣内含药；②纸型片：可溶性纸上附有药物；③滴丸：药溶解在明胶液里，再滴凝成丸。

**3. 用法及注意事项**　一般雌、孕激素制剂用法基本相同，自月经周期第 5 天开始，每晚 1 片，连服 22 日，若漏服可于次晨补服 1 片。多在停药后 2~3 日发生撤退出血，如月经来潮，于月经第 5 天开始服用下一周期药物，若停药 7 日尚无经潮，则于第 8 天开始服用下一周期药物。若再次无月经出现，宜停药检查原因。糖衣片潮了，药物失效，不应服用。强效孕激素制剂为月经周期第 1 天开始，每晚 1 片，连服 21 日，停药 7 日，第 29 日开始服下一周期药物。

双相片用法同单相片。三相片第一周期从月经第 1 天开始服用，每日 1 片，按顺序服用，共 21 天。第二周期后改为第 3 天开始。若停药 7 日无月经来潮，则于第 8 天开始服下一周期药物。

## （二）长效口服避孕药

**1. 组成**　由长效雌激素和人工合成的孕激素配伍制成。这类药物主要是利用长效雌激素炔雌醇环戊醚（简称炔雌醚），从胃肠吸收后，储存于脂肪组织内缓慢释放，起长效避孕作用。服药 1 次可避孕 1 个月，避孕有效达 96%~98%。

**2. 用法**　在月经来潮第 5 日服第 1 片，第 10 日服第 2 片。以后按第 1 次服药日期每月服 1 片。长效口服避孕药停药时，为防止体内雌激素蓄积导致月经失调，应在月经周期第 5 天开始服用短效避孕药 3 个月，作为停用长效避孕药的过渡。

## （三）探亲避孕药

**1. 组成**　这类药物为甾体化合物，除双炔失碳酯外均为孕激素类制剂或雌、孕激素复合剂。

**2. 用法**　服用时间不受经期限制，适用于短期探亲夫妇。

（1）炔诺酮探亲片：于性交当晚及以后每晚口服 1 片，若已服 14 天而探亲未满，可改用 1 号或 2 号短效避孕药至探亲完。避孕率达 99.7%。停药后月经一般 7 日内来潮。

（2）甲地孕酮探亲避孕片：性交前 8 小时服 1 片，当晚再服 1 片，以后每晚服 1 片，直到探亲结束次晨加服 1 片。避孕率为 99.7%。

（3）炔诺孕酮探亲避孕片：房事前 1~2 日开始应用，服法同炔诺酮。

（4）甲醚抗孕丸：探亲当日中午含服 1 丸，以后在每次性交后服 1 丸。避孕率为 99.6%。

（5）53 号抗孕片：第一次性交后立即服一片，次晨加服一片，以后每日最多一片，每月不少于 12 片。若探亲结束未服够 12 片，需继续服用至满 12 片。

### （四）长效避孕针

**1. 组成** 长效避孕针有单纯孕激素类和雌、孕激素混合类。有效率为 98%。单纯孕激素类的优点是不含雌激素，可用于哺乳期避孕，但易并发月经紊乱，特别是用药的前 3 个月，可对症用止血药。本品采用具有生物降解作用的高分子化合物与甾体激素混合制成微球或微囊缓释制剂，可供注射，药物在体内的释放速度可以微球或微囊的大小载药的比重来调节，以最低的有效剂量维持较长的避孕作用，更具有安全性。

**2. 用法** 第 1 个月于月经周期第 5 日和第 12 日各肌内注射 1 支，以后在每次月经周期第 10～12 日肌内注射 1 支。一般于注射后 12～16 日月经来潮。微球或微囊缓释制剂，如醋酸甲羟孕酮每 3 个月皮下注射一次。

### （五）缓释系统避孕药

避孕药缓释系统是将避孕药（主要是孕激素）与具有缓慢释放性能的高分子化合物制成多种剂型，在体内持续恒定进行微量释放，起长效避孕作用。

**1. 皮下埋植剂** 此剂型是常用的一种缓释系统的避孕剂。第一代产品称 Norplant Ⅰ，有 6 个硅胶囊管，每根含左旋炔诺孕酮（LNG）36mg。第二代称 Norplant Ⅱ，只需 2 根硅胶囊管，每根含 LNG 70mg。用法：于周期第 7 日内在上臂内侧作皮下扇形插入。可避孕 5 年，有效率为 99% 以上。优点是不含雌激素，不影响乳汁质量，随时可取出，生育功能恢复快，使用方便。副作用：主要是不规则少量阴道出血，3～6 个月可减轻及消失，少数闭经。可用止血剂或雌激素治疗，常用炔雌醇 0.05～0.10mg，每日一次，连续数日，止血后停药。

**2. 缓释阴道避孕环** 本品为甲硅环，只含孕激素，有效期 1 年。月经期不需取出，有效率为 97.6%，脱落率为 2.9%，月经异常率为 2.01%。

**3. 透皮贴剂** 本品为美国研制成。药物由 3 块有效期为 7 日的贴剂构成。用药 3 周，停药 1 周后再用。此贴剂含雌激素和孕激素储存区，可从药膜中按一定量及比例释放，效果同口服避孕药，可接受性比口服避孕药大得多。

### （六）外用避孕药

由阴道给药，以杀精或改变精子功能达到避孕。目前常用的避孕药膜以壬苯醇醚为主药，聚乙烯醇为水溶性成膜材料制成。壬苯醇醚具有高效的杀精能力，最快者 5 秒内使精细胞膜产生不可逆改变；房事前 5 分钟将药膜揉成团置阴道深处，待其溶解后即可性交。正确使用的避孕效果可达 95% 以上，一般对局部黏膜无刺激或损害，少数女性感阴道灼热或分泌物增多。

## 第三节　其他避孕技术

### 一、紧　急　避　孕

紧急避孕是指在无防护措施性生活后或避孕失败后几小时或几日内，为防止非意愿性妊娠的发生而采用的避孕方法，也称事后避孕。使用紧急避孕可降低人工流产率，避免不必要的痛苦和并发症。

#### （一）机制

阻止或延迟排卵，干扰受精或阻止着床。

#### （二）适应证

适用于：①在性生活中未使用任何避孕方法；②避孕失败，包括避孕套破裂、滑脱，体外排精未能做到，安全期计算错误，漏服避孕药，宫内节育环脱落；③遭到性暴力等情况。

#### （三）禁忌证

已确定怀孕的女性。要求紧急避孕但不能排除妊娠时，经解释后可以用药，但应说明可能无效。

## （四）方法

紧急避孕的方法为放置宫内节育器或口服紧急避孕药。

**1. 宫内节育器**　一般应在无防护性生活后 5 日（120 小时）之内放入带铜宫内节育器，其有效率可达 99% 以上。特别适合那些希望长期避孕而且符合放置者。

**2. 紧急避孕药**　有激素或非激素两类，适合于那些仅需临时避孕的女性。

（1）激素类：①复方炔诺孕酮事后避孕片（炔诺孕酮 0.5mg＋炔雌醇 0.05mg），首剂 2 片，12 小时后再服 2 片。②炔诺孕酮探亲避孕片，首剂半片，12 小时后再服半片。在无防护措施性生活后 3 日（72 小时）之内口服紧急避孕药，其有效率可达 98%。

（2）非激素类（米非司酮）：性生活后 5 日（120 小时）内一次服米非司酮 25mg 或 10mg，可预防 80% 以上的妊娠，副作用少。有希望成为安全、高效、不受性交时间及次数制约的新型紧急避孕方法。

## （五）副作用

可能出现恶心、呕吐、不规则阴道出血，但米非司酮的副作用少而轻，一般不需特殊处理。

## 二、安全期避孕法

安全期避孕法（自然避孕法），即在安全期内进行性生活而达到避孕目的。卵子排出后可存活 1～2 日，而受精能力最强时间是排卵后 24 小时内，精子进入女性生殖道可存活 2～3 日，因此，排卵前后 4～5 日内为易受孕期，其余时间不易受孕，故被称为安全期。

使用安全期避孕需事先确定排卵日期，可根据基础体温测定、宫颈黏液检查或月经周期规律来推算。多数女性月经周期为 28～30 日，预期在下次月经前 14 日排卵，排卵日及其前后 4～5 日以外的时间即为安全期。但女性的排卵可受情绪、健康状况或外界环境等影响而提前或推迟，还可发生额外排卵，因此，安全期避孕并不十分可靠，失败率达 20%。

## 三、其他类避孕

黄体生成素释放激素类似物避孕、免疫避孕法的导向药物和抗生育疫苗，通过阻碍卵泡的发育、排卵，抗着床，利用单抗药物导向受精卵或滋养层细胞，引起抗原抗体反应等而达到避孕的目的，是近年来有开发前景的避孕药，目前均在研究中。

# 第四节　输卵管绝育术

输卵管绝育术是通过切断、结扎、电凝、钳夹、环套输卵管或用药物粘堵、栓堵输卵管腔，使精子与卵细胞不能相遇而达到绝育目的，是一种比较安全、永久性的节育措施，且可逆性较高，要求复孕女性行输卵管吻合术的成功率达 80% 以上。手术可经腹壁或经阴道穿进入盆腔，也可经宫腔进行。

## 一、经腹输卵管结扎术

### （一）适应证

自愿接受绝育手术且无禁忌证者；患有严重全身疾病不宜生育者。

### （二）禁忌证

①各种疾病的急性期；②全身情况不良不能胜任手术者，如心力衰竭、产后出血等；③腹部皮肤感染或患急、慢性盆腔炎者；④患严重的神经症者；⑤24 小时内两次体温在 37.5℃或以上者。

### （三）手术时间

非孕女性月经干净后 3～4 日。人工流产或分娩后立即或在 48～72 小时内施术。哺乳期或闭经女性则应排除早孕后再行绝育术。

## （四）术前准备

与一般妇科腹部手术相同。

## （五）麻醉

采用局部浸润或硬膜外麻醉。

## （六）手术步骤

（1）术前排空膀胱，取仰卧臀高位，手术野按常规消毒、铺巾。

（2）取下腹正中耻骨联合上两横指（4cm）处作 2cm 长纵或横切口，产后女性则在宫底下 2cm 作纵切口。

（3）提取输卵管。术者左手示指伸入腹腔，沿宫底后方滑向一侧，到达卵巢或输卵管后，右手持卵圆钳将输卵管夹住，轻轻提至切口外，亦可用指板或吊钩法提取输卵管。用鼠齿钳夹持输卵管，再以两把无齿镊交替使用依次夹取输卵管直至暴露出伞端，证实为输卵管无误，并检查卵巢。

（4）采用抽心包埋法结扎输卵管。在输卵管峡部背侧浆膜下注入 0.5%利多卡因 1ml 使浆膜膨胀，用尖刀切开膨胀的浆膜层，再用弯蚊钳轻轻游离出该段输卵管，剪断其间 1cm 输卵管，两断端用 4 号丝线各作一道结扎，最后用 1 号丝线连续缝合浆膜层，将近端包埋于输卵管系膜内，远端留于系膜外。同法处理对侧输卵管。

## （七）并发症

此术式一般不易发生并发症，多系操作粗暴、未按常规进行所致。

（1）出血、血肿：可因过度牵拉、钳夹而损伤输卵管或其系膜造成，或因创面血管未结扎或结扎不紧而引起腹腔内积血或血肿。

（2）感染：为体内原有感染灶未行处理，如牙龈、鼻咽、盆腔器官等，致术后创面发生内源性感染。手术器械、敷料消毒不严或手术操作无菌观念不强，均可导致外源性感染。

（3）脏器损伤：如膀胱、肠管等损伤，损伤可因解剖关系辨认不清或操作粗暴所致。

（4）绝育失败：手术失败以致再孕可因绝育措施本身缺陷，也可因施术时技术误差引起。其结果多发生宫内妊娠，尚需警惕可能形成输卵管妊娠。

## 二、经腹腔镜输卵管绝育术

**1. 禁忌证** 主要为腹腔粘连、心肺功能不全、膈疝等，余同经腹输卵管结扎术。

**2. 术前准备** 同经腹输卵管结扎术，受术者应取头低臀高仰卧位。

**3. 手术步骤** 局麻、硬膜外麻醉或全身麻醉。脐孔下缘作 1cm 横弧形或纵切口，穿刺气腹针，充气（二氧化碳）至腹腔压力达到 12～14mmHg，然后置腹腔镜。在腹腔镜直观下将弹簧夹钳夹或硅胶环环套于输卵管峡部，以阻断输卵管通道。也可采用双极电凝烧灼输卵管峡部 1～2cm。有学者统计比较各种方法的绝育失败率，以电凝术最低，为 1.9‰，硅胶环为 3.3‰，弹簧夹高达 27.1‰，但机械性绝育术与电凝术相比，因毁损组织少，可提供更高的复孕概率。

**4. 术后处理** ①术后静卧数小时后可下床活动。②术后观察有无体温升高、腹痛、腹腔内出血或脏器损伤征象。

# 第十三章　妇科常用特殊检查

## 第一节　女性生殖道细胞学检查

女性生殖道细胞一般是指来自阴道、子宫颈、子宫和输卵管的上皮细胞，其中以阴道上段、宫颈阴道部的上皮细胞为主。受卵巢性激素的影响，阴道上皮细胞会出现周期性变化，因此检查女性生殖道脱落细胞既可对卵巢功能作出初步评估，还可协助诊断生殖道不同部位的恶性肿瘤，但生殖道脱落细胞检查找到恶性细胞并不能定位，只能作为初步筛选，需要进一步检查才能明确诊断。

## 一、正常女性生殖道细胞类型及其形态特征

### （一）鳞状细胞

阴道上皮细胞（包括宫颈阴道部上皮细胞），均为鳞状细胞，其结构、功能及细胞形态均极相似，分为表层、中层及底层，其周期性变化均受卵巢性激素调控。细胞由底层向表层逐渐成熟。这一过程具有以下特点：细胞由小逐渐变大；细胞形态由圆形变为舟形，再至多边形的大细胞，胞质巴氏染色由蓝染变为红染；胞质由厚变薄；胞核由大变小，由疏松变为致密（图 13-1）。

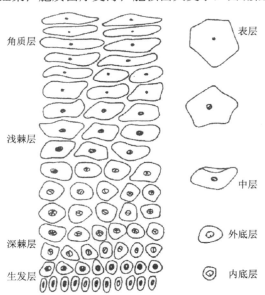

图 13-1　鳞状上皮组织学与细胞学对照模式图

**1. 底层细胞**　又分为内底层细胞和外底层细胞。

（1）内底层细胞：此层相当于组织学的生发层，只含一层基底细胞，是鳞状上皮再生的基础。其细胞学表现为：圆形或卵圆形，大小为中性多形核白细胞的 4～5 倍，核质比为 1:1，巴氏染色胞质蓝染。育龄女性的阴道细胞学涂片中无内底层细胞。仅在哺乳期、闭经后，阴道高度萎缩、糜烂、创伤时方能见到。

（2）外底层细胞：此层相当于组织学的深棘层，细胞呈圆形或椭圆形，细胞大于内底层细胞，为中性多形核白细胞的 8～10 倍，巴氏染色胞质呈淡蓝色，核质比例 1:4～1:2。卵巢功能正常时，涂片中很少出现。在雌激素低下或宫颈炎症状明显时可出现。

**2. 中层细胞** 此层相当于组织学的浅棘层，是鳞状上皮中最厚的一层，是底层逐渐向表层发育的移行层，此层细胞呈多边形镶嵌排列，核小，偏位，可有小空泡。胞质较丰富，巴氏染色呈淡蓝色，内含糖原。中层细胞由下而上趋于成熟，胞核逐渐略见缩小，胞质逐渐增多，细胞形态逐渐拉长，细胞极性逐渐向水平方向排列。在某些生理或病理的情况下，涂片中以中层细胞为主，如妊娠期、绝经期雌激素缺乏。

**3. 表层细胞** 表层相当于组织学的角质层。细胞大，为扁平多边形，胞质薄，透明；胞质巴氏染色呈粉色或淡蓝色，核居中、小、圆，致密。表层细胞是育龄女性宫颈涂片中最常见的细胞。

### （二）柱状上皮细胞

柱状上皮细胞又分为宫颈黏膜细胞及子宫内膜细胞。

**1. 宫颈黏膜细胞** 有黏液细胞和带纤毛细胞两种。黏液细胞呈高柱状或立方状，核圆形或卵圆形，居底部，染色质细颗粒状，分布均匀，有时可见小核仁。胞质内有空泡，易分解而留下裸核，细胞可排列成栅栏状或蜂窝状。带纤毛细胞呈细长形、立方形或矮柱状，带有纤毛，因细胞退化时纤毛首先消失，故一般见不到。涂片内纤毛柱状细胞常成群，很少重叠，排列整齐。多见于绝经后。

**2. 子宫内膜细胞** 子宫内膜的脱落细胞包括纤毛柱状细胞和黏液细胞。常成群脱落，互相重叠，形态大小一致。根据其雌激素水平可分为周期型和萎缩型2型。

（1）周期型：增生期脱落细胞呈扁平、低柱或高柱状。细胞边界清楚、呈嗜碱性。核居底部，呈卵圆形，形态、大小规则一致，染色质均匀致密，可见1～2个核仁。分泌期脱落细胞胞质透明，出现空泡。核仁大，核偏中位，圆形、较小，淡染透亮。间质细胞排列紧密成堆，胞质少，大小一致。

（2）萎缩型：涂片内细胞数量少，松散排列。胞核形态大小规则，淡染而呈嗜碱性。

### （三）非上皮成分

非上皮成分有吞噬细胞、白细胞、淋巴细胞、红细胞等。

## 二、女性生殖道脱落细胞内分泌检查指标

阴道鳞状细胞的成熟程度与体内雌激素水平成正比，雌激素水平越高，阴道上皮细胞分化越成熟。临床上表达细胞成熟的几种指数有：

### （一）成熟指数

成熟指数（MI）是阴道细胞学卵巢功能检查最常用的一种。计算方法是在低倍显微镜下观察计算300个鳞状细胞，求得各层细胞的百分率，并按底层/中层/表层顺序写出，如底层0、中层70、表层30，MI应写成0/70/30。若雌激素水平增高，表层细胞增多，则右侧数字增大，称为右移，若雌激素水平低落，左侧数字增大，即底层细胞增大，称为左移。一般有雌激素影响的涂片，基本上无底层细胞；如果三层细胞百分率相近，常提示有炎症，应治疗后重检。卵巢功能低落与影响的划分标准见表13-1及表13-2。

**表 13-1 卵巢雌激素水平与底层细胞计数划分标准**

| 雌激素水平 | 底层细胞数 |
| --- | --- |
| 高度低落 | 40%以上 |
| 中度低落 | 20%～40% |
| 轻度低落 | 20%以下 |

**表 13-2　卵巢雌激素水平与表层细胞计数划分标准**

| 雌激素水平 | 表层细胞数 |
| --- | --- |
| 轻度雌激素 | <20% |
| 中度雌激素 | 20%～60% |
| 高度雌激素 | >60% |

### （二）致密核细胞指数

致密核细胞指数（KI）即鳞状细胞中表层致密核细胞的百分率。从视野中数 100 个表层细胞，有 40 个致密核细胞，则 KI 为 40%。KI 越高，表明细胞越成熟，雌激素水平越高。

### （三）嗜伊红细胞指数

嗜伊红细胞指数（EI）即鳞状细胞中表层红染细胞的百分率。只有在雌激素影响时才出现红染表层细胞，故 EI 表示雌激素水平，指数越高，提示上皮细胞越成熟，雌激素水平越高。当阴道炎症时，红染细胞亦可增多。

### （四）角化指数

角化指数计算鳞状细胞中表层嗜伊红致密核细胞的百分率，即鳞状细胞中最成熟细胞的百分率，用以表示雌激素的水平。

上述四种衡量体内雌激素水平的指数是临床常用的指标。体内雌激素处在动态变化之中，阴道上皮细胞也随之变化，故阴道细胞学检查应是定期作连续观察，而不应是单次，并结合病史、查体、基础体温测定等，方能作出较正确的判断。

## 三、女性生殖道脱落细胞涂片检查

### （一）涂片种类及标本采集

**1. 注意事项**　采取标本前 1～2 天应禁止性生活、阴道灌洗、坐浴、阴道检查及阴道用药。阴道有炎症者应在治疗后检查。

**2. 检查方法**

（1）阴道涂片：此检查主要目的是了解卵巢或胎盘功能。对已婚女性，可从阴道侧壁上 1/3 处用干燥无菌小刮板轻轻刮取浅层细胞，薄而均匀地涂于玻片上；切勿用力，以免将深层细胞混入。对未婚、阴道分泌物极少的女性，可将卷紧的已消毒棉签先经生理盐水浸湿，然后伸入阴道，在其侧壁上 1/3 处轻轻卷取细胞，取出棉签，在玻片上向一个方向涂片。涂片置固定液内固定后于显微镜下观察。

（2）宫颈刮片：此检查是筛查早期宫颈癌的重要方法。用木质铲形小刮板绕宫颈外口鳞-柱状上皮交接处旋转 1～2 周，轻轻刮取宫颈细胞，取出刮板，在玻片上向一个方向涂片，涂片经固定液固定后镜检。注意应避免损伤组织引起出血而影响检查结果。若白带过多，应先用无菌干棉球轻轻擦净黏液，再刮取标本。因取材方法获取细胞数目不全面，故目前多推荐涂片法。

（3）宫颈管涂片：先将宫颈表面分泌物拭净，用小戟式刮板或塑料毛刷进入宫颈管内，轻刮一周作涂片，或塑料毛刷在宫颈管内旋转 360° 后作涂片。

近年问世的细胞制片新技术——液基薄层细胞学技术，是制片技术的重大改革，即去掉涂片上的杂质，直接制成观察清楚的薄层涂片，诊断准确性比传统法涂片高。目前有两种设施：①液基薄层细胞检测（TCT）系统：1996 年获美国 FDA 通过并应用于临床。主要方法：将刮取宫颈脱落细胞的刮片毛刷放入含有细胞保存液的特制小瓶中，在小瓶内搅动数十秒，再通过过滤器过滤，使标本中的杂质分离，将过滤后的上皮细胞制成直径为 20mm 的薄层细胞于载玻片上，用 95% 乙醇溶液固定，巴氏染色、封片。此方法一次只能处理一份标本。②autocyte prep cytologic test 系统，又称 liquid-based cytologic test（LCT）系统：1999 年获美国 FDA 通过并应用于临床。基本方法：将刮取宫颈脱落细胞的刮片毛刷取下，放在含有细胞保存液的小瓶中数小时，使毛刷中大部分细胞转移到保存液中，此法收集的细胞比前者多，将收集的细胞保存液通过比重液离心后，使标本中的黏液、血液及炎症细胞分离，收集余下的上皮细胞制成直径为13mm的超薄层细胞于载玻片上；此方法每次可同时处理48份标本，并在全自动制片过程中同时完成细胞染色，达到更高质量更高效率。

（4）子宫腔吸片：疑有子宫腔内恶性病变时，子宫腔吸片检查的阳性率较阴道涂片及诊刮高。具体操作：选用直径1~5mm不同型号塑料管，轻轻放入子宫腔直达宫底部，另一端连接无菌注射器，上、下、左、右移动塑料管，吸取标本制作成涂片。取出过程中经子宫颈管时停止抽吸，防止将子宫颈管内容物吸入。将取出的标本涂片、固定、染色。子宫腔吸片标本中可能含有输卵管、卵巢或盆腹腔上皮细胞成分。

（5）局部印片：用清洁玻片直接贴按病灶处作印片，经固定、染色后镜检。常用于外阴及阴道的可疑病灶。

## （二）染色方法

细胞学染色方法有巴氏染色法、邵氏染色法及其他改良染色法。巴氏染色法既可用于检查雌激素水平，也可用于查找癌细胞，我国多数医院常用此法。

## （三）辅助诊断技术

辅助诊断技术包括免疫组织化学、影像分析、原位杂交技术、流式细胞仪测量及自动筛选或人工智能系统协助诊断等。

# 四、阴道涂片在妇科疾病诊断中的应用

## （一）闭经

闭经者阴道涂片检查有正常周期性变化，提示患者卵巢具有正常排卵功能，闭经原因在子宫及其以下部位疾病，如子宫内膜结核、宫颈或宫腔粘连等；涂片中见中层和底层细胞，无表层细胞和周期性变化，提示患者卵巢功能低下；涂片无周期性变化，以中层细胞多，表层细胞极少，有时可见底、中、表层细胞，MI稍有波动但较恒定，提示患者无排卵，下丘脑-垂体调节功能紊乱。

## （二）功血

**1. 无排卵性功血** 此型涂片缺乏孕激素作用，以雌激素影响为主，或波动在低至中或中至高雌激素水平，无周期性变化，一旦雌激素水平降低则出现阴道出血。

**2. 排卵性功血** 此型涂片有周期性变化，部分患者MI右移明显，中期出现高度雌激素影响，EI可达90%左右。排卵后细胞堆积和皱褶不明显，EI有下降但仍高于正常周期值。

## （三）卵巢发育功能低下

卵巢发育不全、卵巢早衰、双侧卵巢切除后、放射治疗后、绝经后雌激素缺乏时，涂片以底层、中层细胞为主，仅有少量表层细胞。

## （四）流产

**1. 先兆流产** 由黄体功能不足引起的先兆流产涂片见细胞分散，MI右移。

**2. 稽留流产** EI升高，舟形细胞少，可出现圆形致密核细胞，较大的多边形细胞增多，且细胞分散。

## （五）生殖道感染性疾病

**1. 细菌性阴道病** 常见的病原体有球菌、嗜酸杆菌、加德纳菌和放线菌等。涂片中炎性阴道细胞表现为：核淡染或呈云雾状、豆状，核破碎和核溶解，核周有空晕，胞质内有空泡。

**2. 滴虫性阴道炎** 涂片内可见阴道滴虫，滴虫感染时，鳞状上皮的各层细胞都可脱落。绝经后患者涂片内可见较多的表层细胞；青年患者常可见底层细胞。细胞常常发生退化变性，细胞膜模糊不清。背景中有多量黏液和中性粒细胞。

**3. 衣原体性宫颈炎**　涂片上可见化生的细胞胞质内有散在型、帽形、桑葚形、堵塞型的包涵体，感染细胞肥大多核。

**4. 病毒性感染**　常见的有单纯疱疹病毒Ⅱ型（HSV-Ⅱ）和人乳头状瘤病毒（HPV）。

（1）HSV 感染：HSV 感染涂片早期细胞呈集结状，有多个胞核，核大，染色质变得很细，呈"水肿样"退变，散布在整个胞核中，呈淡的嗜碱性染色，均匀如毛玻璃状。晚期可见特征性的多核巨细胞或核内嗜酸性包涵体。

（2）HPV 感染：扁平上皮细胞被 HPV 感染后具有典型的细胞学改变。在涂片标本中见挖空细胞、角化不良细胞及湿疣外底层细胞。涂片内可见中层和表层成熟鳞状细胞，核周有大空泡，靠近细胞膜处胞质致密，常呈嗜双色性。有 1～2 个核，染色深，染色质致密，核内或胞质内无包涵体，看不到核仁。角化不良细胞胞质内有角化现象，巴氏染色呈橘黄色，细胞呈卵圆形或梭形，似小型角化细胞。核染色质深染致密。湿疣外底层细胞涂片内可见化生型外底层细胞。胞质呈嗜双色性。有 1～2 个核，染色质致密深染。

## 五、女性生殖脱落细胞在妇科肿瘤检查上的应用

阴道涂片中脱落的恶性细胞以鳞状细胞癌最常见。从阴道脱落细胞中找到恶性细胞是诊断癌的重要依据，但不能明确癌的部位，且脱落细胞容易变形，故最终确诊应以活组织病理学检查为依据。

### （一）癌细胞特征

癌细胞主要表现在细胞核、细胞形态及细胞间关系的改变。

**1. 细胞核的改变**　表现为核增大，一般比正常胞核增大 1～4 倍，少数可大十多倍，且出现胞核大小不等和极性消失。核染色质深染、粗糙，有的胞核深蓝色，呈墨水滴状。核畸形，可呈长形、方形、三角形，有时核凹陷成为不规则分叶状。核质比失常，可达 1：0.5 或以下。核仁增大，数目增多，可有 2～3 个核仁。核分裂增多及出现病理性核分裂，以及出现畸形裸核。

**2. 细胞形态的改变**　细胞形态各异，大小不等，失去极性。癌细胞繁殖快，互相挤压，呈堆叠状或镶嵌状。胞质减少，染色较浓，若发生变性则内有空泡或出现畸形。

**3. 细胞间关系的改变**　癌细胞可单独或成群出现，排列紊乱。涂片中常见较多红细胞和坏死组织，如继发感染，可见数量不等的中性粒细胞。

### （二）宫颈/阴道细胞学诊断的报告形式

宫颈/阴道细胞学诊断的报告形式主要有分级诊断及描述性诊断两种。目前我国多数医院仍采用分级诊断，临床常用巴氏 5 级分类法。近年来更推荐应用 TBS（the Bathesda system）分类法及其描述性诊断。

**1. 巴氏分级法**

巴氏Ⅰ级：为正常阴道细胞涂片。

巴氏Ⅱ级：发现不典型但无恶性特征细胞。

巴氏Ⅲ级：发现可疑恶性细胞，或性质不明。

巴氏Ⅳ级：发现不典型的癌细胞，待证实。

巴氏Ⅴ级：发现癌细胞，形态典型。

目前我国多数医院仍采用该分类法。

巴氏分级法的缺点：①以级别来表示细胞学改变的程度易造成假象，似乎每个级别之间有严格的区别，使临床医生仅根据分类级别来处理患者，实际 4 个级别之间的区别并无严格的客观标准，主观因素较多；②对癌前病变无明确规定，可疑癌是指可疑浸润癌还是 CINⅠ，尚不能明确，不典型细胞作为良性细胞学改变也不恰当，因为偶尔也见到 CINⅠ伴微小浸润癌的病例；③与病

理诊断无对应关系；④有较高的假阴性率。因此巴氏分级法正逐步被新的分类法所取代。

**2. TBS 分类法**　见表 13-3。除巴氏 5 级分类法外，FIGO 建议推广应用 TBS 分类法，TBS（2001 年版）包括三部分：标本质量评估、概述（总诊断范围）和描述性诊断。

表 13-3　TBS 分类法

标本质量评估
　满意
　大致满意，但有以下不足（描述其不足的原因）
　不满意（描述其原因）
概述（选择性）
　正常范围
　良性的细胞改变（见描述性诊断）
　上皮细胞异常（见描述性诊断）
描述性诊断
　良性的细胞改变（见描述性诊断）
　　感染
　　　滴虫性阴道炎
　　　霉菌、形态学拟似白念珠菌
　　　阴道菌群，主要为球菌
　　　形态学拟似放线菌
　　　单纯疱疹病毒所致的细胞学改变
　　　其他
　　反应性改变
　　　反应性细胞改变并发于：
　　　　炎症（包括典型的修复现象）
　　　　萎缩性改变及炎症（萎缩性阴道炎）
　　　　放射后改变
　　　　放置宫内节育器改变
　　　　其他
　上皮细胞异常
　　鳞状细胞
　　　意义不明确的不典型鳞状细胞（atypical squamous cells of undetermined signification，ASCUS）*
　　　低级别鳞状上皮内病变（low grade squamous intraepithelial lesion，LSIL），包括 HPV 感染、轻度非典型增生和 CIN I
　　　高级别鳞状上皮内病变（high grade squamous intraepithelial lesion，HSIL），包括中度及重度非典型增生、原位癌、CIN II 和 CIN III
　　　鳞状细胞癌（squamous cell carcinoma）
　　腺上皮异常
　　　内膜细胞，绝经期后妇女。细胞学显示为良性不典型腺上皮细胞，其意义尚未能确定（atypical glandular cells of undetermined signification，AGUS）
　　　宫颈管腺癌
　　　宫内膜腺癌
　　　子宫外的腺癌
　　　腺癌，来源不明
　　其他恶性肿瘤（标定其特征）
　　内分泌水平评估（只用于阴道细胞）
　　　内分泌水平与年龄及病史相符
　　　内分泌水平与年龄及病史不符（标定其特征）
　　　不能评估内分泌水平（标定其特征）

*对意义未明确的非典型鳞状上皮细胞应尽可能进一步定性，或倾向于反应性改变或癌前病变或癌

## （三）PAPNET 电脑涂片系统

PAPNET 电脑涂片系统即计算机辅助细胞检测系统（CCT），1995 年获美国 FDA 通过并应用于临床。CCT 的具体步骤：对宫颈涂片在全自动显微镜下进行电脑扫描，每例选出 128 幅含有相对异常细胞的图像，刻制在光盘上，供细胞病理学工作者阅读。假阴性涂片可通过 PAPNET 检测出来。CCT 提高了病理工作者的工作效率和准确性，缺点是费用较高。

# 第二节　女性内分泌激素测定

激素水平是诊断和内分泌有关的妇产科疾病的重要依据，也是观察疗效和估计预后的重要手段。女性生殖内分泌系统激素包括下丘脑、垂体、卵巢分泌的激素。激素水平的测定一般通过抽取外周血进行，常用方法包括酶标记免疫法、放射免疫测定法、气相色谱层析法、分光光度法、荧光显示法。近年来，无放射性同位素标记的免疫化学发光法正逐步得到广泛应用。

## 一、下丘脑促性腺激素释放激素

促性腺激素释放激素（GnRH）由下丘脑释放。GnRH 最主要的生理作用是促进垂体促性腺激素细胞合成和分泌 FSH 和 LH，FSH 和 LH 的分泌依赖于 GnRH 的脉冲分泌。由于 GnRH 在外周血中的量很少，且半衰期短，故测定有困难。为了解下丘脑、垂体的功能可以作 GnRH 兴奋试验与氯米芬试验。

### （一）GnRH 兴奋试验

【原理】

GnRH 对垂体促性腺激素有兴奋作用，给受试者注射外源性 GnRH 后在不同时相抽血测定促性腺激素含量，用以检测垂体 LH 及 FSH 的储备功能。若促性腺激素水平升高，提示垂体功能良好，反之，则反应性差。

【方法】

将 GnRH 100μg（10 肽）溶于 5ml 生理盐水中，静脉注射，于注射前和注射后的 15、30、60 和 90 分钟分别取静脉血 2ml，测定促性腺激素的含量。

【结果分析】

**1. 正常反应**　注药后 LH 值较注药前升高 2～3 倍，高峰出现在 15～30 分钟时。

**2. 活跃反应**　注药后 LH 在高峰值比注药前升高大于 5 倍。

**3. 延迟反应**　注药后高峰出现时间向后延迟，迟于正常反应出现的时间。

**4. 无反应或低弱反应**　注药后高峰值达不到正常限。

【临床意义】

**1. 判断内分泌异常的病变部位**　如静脉注射 GnRH 后出现正常反应，表明垂体功能正常，病变部位在下丘脑；如表现为延迟反应、无反应或低反应，表明病变部位不在下丘脑，而在垂体。

**2. 青春期延迟**　本病 GnRH 兴奋试验呈正常反应。

**3. 垂体功能减退**　如席汉综合征、垂体手术或放射治疗垂体组织遭到破坏时，GnRH 兴奋试验呈无反应或低弱反应。

**4. 下丘脑性闭经**　本病患者血雌激素水平低下，GnRH 兴奋试验可能出现延迟反应或正常反应。

**5. 卵巢功能不全**　本病 FSH、LH 基值均>30U/L，GnRH 兴奋试验呈现活跃反应。

**6. 多囊卵巢综合征**　本病 LH/FSH>3，GnRH 兴奋试验可以出现活跃反应。

### （二）氯米芬试验

【原理】

氯米芬又称克罗米芬，其化学结构与人工合成的己烯雌酚很相似，可与内源性雌激素竞争雌激素受体，具有弱的抗雌激素作用，可刺激 GnRH 及促性腺激素增多。氯米芬试验主要可评估闭经患者下丘脑功能，以鉴别下丘脑和垂体病变。

**【方法】**

受试者从月经第 5 天开始，口服氯米芬 50～100mg/d，连服 5 天，在服药前 1 天及服药第 3 天、第 5 天及停药后分别测血 FSH 和 LH 值，若用药后 FSH 和 LH 值较用药前升高数倍，诱发排卵，则为排卵反应，排卵一般出现在停药后的第 5～9 天。如果用药后 10 天内血 FSH 和 LH 不升高，则为无反应。

**【临床意义】**

**1. 下丘脑病变** GnRH 兴奋试验有反应而氯米芬试验无反应。

**2. 青春期延迟** 可通过 GnRH 兴奋试验判断青春期延迟病因是否为下丘脑、垂体因素所致。

## 二、垂体促性腺激素测定

**【来源及生理作用】**

腺垂体嗜碱性促性腺激素细胞合成和分泌的促性腺激素有 FSH 和 LH。FSH 的主要生理作用是促进卵泡成熟及分泌雌激素。LH 的生理作用主要是促进女性排卵和黄体生成，以促进黄体分泌雌、孕激素。FSH 和 LH 在育龄女性随月经周期出现周期性变化。

**【周期性变化】**

正常月经周期的卵泡期 FSH 和 LH 浓度分别波动在 10U/L 和 20U/L 以下，排卵前的短时间内，FSH 及 LH 有一个峰值分泌，即排卵峰；LH 上升的幅度约为卵泡期基础水平的 8 倍以上，呈陡峰，而 FSH 上升峰值很少超过 30U/L，明显低于 LH，24 小时后最高值骤降，黄体期 FSH 和 LH 处于低水平。

血 FSH、LH 的正常值见表 13-4。

**表 13-4 血 FSH、LH 的正常值**

| 血 FSH 正常值 | | 血 LH 正常值 | |
| --- | --- | --- | --- |
| 测定时间 | 正常值（U/L） | 测定时间 | 正常值（U/L） |
| 青春期 | ≤5 | 卵泡期 | 5～30 |
| 正常女性 | 5～20 | 排卵期 | 75～100 |
| 绝经后 | >40 | 黄体期 | 3～30 |
| | | 绝经期 | 30～130 |

**【临床应用】**

**1. 协助判断闭经原因** FSH 及 LH 水平低于正常值，提示闭经原因在垂体或下丘脑。FSH 及 LH 水平均高于正常，病变在卵巢。

**2. 测定 LH 峰值** LH 峰值可以估计排卵时间及了解排卵情况，有利于不孕症的诊治。

**3. 协助诊断多囊卵巢综合征** 测定 LH/FSH 值，如 LH/FSH>3 说明 LH 呈明显高值，FSH 呈低值，有助于诊断多囊卵巢综合征。

**4. 诊断性早熟** 有助于区分真性和假性性早熟。真性性早熟患者的血 FSH 值增高且出现周期性变化。假性性早熟患者的血 FSH 值水平较低且无周期性变化。

## 三、催乳素测定

**【来源及生理作用】**

催乳素（PRL）是腺垂体嗜酸性催乳素细胞合成和分泌的一种多肽蛋白激素，受下丘脑催乳素释放激素和催乳素抑制激素（主要是多巴胺）的双重调节。其主要生理作用是促进乳腺发育和乳汁分泌，与卵巢性激素共同作用促进分娩前乳腺导管及腺泡的发育，并参与机体多种功能，尤其是对生殖功能的调节。催乳素升高见于睡眠、进食、哺乳、性交、服用药物（如氯丙嗪、利舍平、避孕药、大剂量雌激素等）、应激等情况。不同时期血催乳素正常范围见表 13-5。

**表 13-5 不同时期血催乳素正常范围**

| 测定时间 | 正常范围（mmol/L） |
| --- | --- |
| 非妊娠期 | <1.1 |
| 妊娠早期 | <3.6 |
| 妊娠中期 | <7.3 |
| 妊娠晚期 | <18.2 |

【临床应用】

**1. 闭经、不孕、月经失调** 有上述症状的患者有无泌乳均应检测催乳素水平，以除外高催乳素血症。

**2. 垂体肿瘤患者伴催乳素异常增高** 此型患者应考虑为垂体催乳素瘤。

**3. 催乳素升高** 见于原发性甲状腺功能低下、卵巢早衰、黄体功能欠佳、长期哺乳、精神受刺激，某些药物如氯丙嗪、避孕药、大量雌激素、利舍平等作用。

**4. 催乳素降低** 见于垂体功能减退、单纯性催乳素分泌缺乏症。某些药物如左旋多巴、阿扑吗啡和溴隐亭等作用。

## 四、雌激素测定

【来源及生理作用】

雌激素（estrogen，E）主要由卵巢、胎盘产生，少量由肾上腺皮质产生。雌激素可分为雌酮（estrone，$E_1$）、雌二醇（estradiol，$E_2$）及雌三醇（estriol，$E_3$）。雌二醇活性最强，对维持女性生殖功能及第二性征有重要作用。绝经前雌激素主要来源于卵巢，分泌量取决于卵泡的发育和黄体功能。绝经后女性以雌酮为主，主要来自肾上腺皮质分泌的雄烯二酮，在外周经脂肪细胞芳香化酶转化而来，其雌二醇水平低于卵泡早期。雌三醇是雌酮和雌二醇的代谢产物。妊娠期间胎盘产生大量雌三醇，测其水平可反映胎儿胎盘功能状态。

【周期性变化】

成年女性在正常月经周期中，雌二醇随卵巢周期性变化而波动。卵泡早期雌激素水平最低，以后渐升高，排卵前达高峰，以后渐下降，排卵后达低点，以后渐上升，排卵后 8 日出现的第二个高峰峰值较第一个峰值低，以后迅速降至最低水平。绝经后女性的雌二醇水平低于卵泡期早期，以雌酮为主。血雌酮、雌二醇参考值见表 13-6。

**表 13-6 血雌酮、雌二醇参考值（pmol/L）**

| 测定时间 | 雌二醇正常值 | 雌酮正常值 |
| --- | --- | --- |
| 青春前期 | 18.3～110.1 | 62.9～162.8 |
| 卵泡期 | 91.7～275.2 | 125～377.4 |
| 排卵期 | 734.0～2202.0 | 125～377.4 |
| 黄体期 | 367～1101 | 125～377.4 |
| 绝经后 | 18.3～91.7 | — |

【临床应用】

雌激素测定主要用于检查卵巢功能及胎盘功能。

**1. 检测卵巢功能** 目前多测定血雌二醇或 24 小时尿总雌激素水平。

（1）诊断闭经病变部位：若闭经患者雌激素有正常的周期性变化，应考虑为子宫性闭经；雌激素水平偏低，闭经原因可能在卵巢、垂体或下丘脑。

（2）协助诊断无排卵：若患者雌激素无周期性变化，见于无排卵性功血、多囊卵巢综合征、绝经后子宫出血等。

（3）监测卵泡发育：用于药物诱导排卵及超促排卵时，测定血中雌二醇可作为卵泡发育、成熟及卵巢过度刺激的监测指标，以及选定 HCG 用药和确定收集卵子的时间。

（4）诊断女性性早熟：性早熟者雌激素明显高于正常值。血 $E_2$ 水平升高＞275pmol/L 为诊断性早熟的指标之一。

（5）协助诊断卵巢功能性肿瘤：卵巢功能性肿瘤（如颗粒细胞瘤、卵泡膜细胞瘤）可分泌大量雌激素，使血中雌二醇显著增加，有助于诊断。

（6）协助诊断排卵性月经失调：黄体功能不足时，卵泡发育缓慢，雌激素分泌减少，排卵后黄体功能不足，孕激素及雌激素水平均较低，有助于诊断。

**2. 监测胎儿-胎盘单位功能**　妊娠期间胎盘产生大量雌三醇，测定孕妇尿雌三醇含量可反映胎儿胎盘功能状态。正常妊娠 29 周尿雌三醇迅速增加，正常足月妊娠雌三醇尿排出量平均为88.7nmol/24h。妊娠 36 周后尿中雌三醇排出量连续多次均＜37nmol/24h，或骤减＞30%～40%，表明胎盘功能减退。若尿雌三醇＜22.2nmol/24 h，或骤减＞50%，表明胎盘功能显著减退。

# 五、孕激素测定

## 【来源及生理作用】

孕激素由卵巢、肾上腺皮质和妊娠时的胎盘产生。主要来源于卵巢的卵泡膜细胞和排卵后的黄体细胞，妊娠时血孕酮水平随时间增加而稳定上升，妊娠 6 周内，孕激素主要来自卵巢黄体，妊娠中晚期，孕激素主要由胎盘分泌。孕酮的主要作用是使子宫内膜进一步增厚，血管和腺体增生，有利于受精卵着床，防止子宫收缩，使子宫在分娩前处于静止状态，降低母体免疫排斥反应，促进乳腺腺泡发育，为泌乳做准备。孕酮缺乏时可引起早期流产。

## 【周期性变化】

成年女性在正常月经周期中，孕激素的含量存在周期性的变化，卵泡期孕激素水平最低，排卵后卵巢黄体产生大量孕酮，孕激素水平迅速上升，在中期 LH 陡直高峰后第 6～8 日，孕激素水平达高峰，月经前 4 日逐渐下降到卵泡期水平。血浆中的孕酮通过肝代谢，最后形成孕二醇，其 80%由尿液及粪便排出。血孕酮正常范围见表 13-7。

**表 13-7　血孕酮正常范围**

| 测定时间 | 正常范围（nmol/L） |
| --- | --- |
| 卵泡期 | ＜3.18 |
| 黄体期 | 9.5～89 |
| 妊娠早期 | 63.6～95.4 |
| 妊娠中期 | 159～318 |
| 妊娠晚期 | 318～1272 |
| 绝经后 | ＜3.18 |

## 【临床应用】

**1. 监测排卵**　月经周期后半期近月经来潮时，血孕酮水平＞15.9nmol/L，提示有排卵。使用促排卵药物时，可以血孕酮水平观察促排卵效果。

原发性或继发性闭经、无排卵性月经或无排卵性功血、多囊卵巢综合征、口服避孕药或长期使用 GnRH，可致孕酮水平下降。

**2. 了解黄体功能**　黄体期血孕酮水平低于正常值，提示黄体功能不足；月经来潮 4～5 日血孕酮仍高于正常水平，提示黄体萎缩不全。

**3. 了解妊娠状态**　妊娠期血孕酮水平下降，提示胎盘功能减退。异位妊娠，孕酮水平较低，如孕酮水平＞78.0nmol/L（25ng/ml），可除外异位妊娠。若单次血清孕酮水平≤15.6nmol/L（5ng/ml），提示为死胎。先兆流产时，孕酮值若呈下降趋势，提示有发生流产的可能。

**4. 孕酮替代疗法的监测**　早孕期切除黄体侧卵巢后应用天然孕酮替代疗法时应监测血浆孕酮水平。

**5.** 孕酮水平异常升高，提示可能存在肾上腺皮质功能亢进或肾上腺肿瘤。

# 六、雄激素测定

## 【来源及生理作用】

女性体内雄激素主要有睾酮及雄烯二酮，来自卵巢及肾上腺皮质。雄烯二酮 50% 来自卵巢，50% 来自肾上腺，睾酮主要由雄烯二酮转化而来。雄烯二酮生物活性介于活性很强的睾酮和活性很弱的脱氢表雄酮之间，血清中的脱氢表雄酮主要由肾上腺皮质产生。绝经前睾酮主要来自卵巢，绝经后雄激素主要来自肾上腺，血总睾酮正常范围见表 13-8。

## 【临床应用】

**1.** 产生雄激素的卵巢肿瘤（如支持细胞瘤、间质细胞瘤）、肾上腺皮质腺瘤，均能使血清睾酮值升高。

**2.** 多囊卵巢综合征患者血清雄激素可能正常，也可能升高。治疗前后的雄激素水平，可作为评价疗效的指标之一。

### 表 13-8　血总睾酮正常范围

| 测定时间 | 正常范围（nmol/L） |
| --- | --- |
| 卵泡期 | <1.4 |
| 排卵期 | <2.1 |
| 黄体期 | <1.7 |
| 绝经后 | <1.2 |

**3.** 肾上腺皮质增生或肿瘤时，血清雄激素异常升高。

**4. 两性畸形的鉴别**　男性假两性畸形及真两性畸形，睾酮水平在男性正常范围内；女性假两性畸形则在女性正常范围内。

**5.** 女性多毛症测血清睾酮水平正常时，多考虑毛囊对雄激素敏感所致。

**6.** 应用雄激素制剂和具有弱雌激素作用的内分泌药物，如达那唑，可使患者体内血睾酮值升高。

**7. 高催乳素血症**　本病患者有雄激素过高的症状和体征，雄激素测定在正常范围者，应测定血催乳素。

# 七、人绒毛膜促性腺激素相关分子测定

## 【来源及生理作用】

人绒毛膜促性腺激素（HCG）是一种糖蛋白激素，由 α 和 β 亚基以非共价键形式结合而成，对维持正常妊娠有重要意义。主要由胎盘合体滋养细胞产生，少数情况下肺、肾上腺及肝脏肿瘤也可产生 HCG。垂体的促性腺细胞正常情况下可产生微量的 HCG 和 HCG-β 核心片段（<0.5U/L）。偶尔出现正常月经女性及绝经后垂体肿瘤女性有垂体来源的 HCG 升高（>20U/L），在垂体组织中可分离到 HCG-β 核心片段。但是一般垂体来源的高 HCG 可被雌、孕激素抑制。

正常妊娠的受精卵着床时，即排卵后的第 6 日受精卵滋养层形成时开始产生 HCG，约 1 日后能测到血浆 HCG，以后每 1.7～2 日上升 1 倍，在排卵后 14 日约达 100U/L，妊娠 8～10 周达峰值（5000～10 000U/L），妊娠 12 周以后迅速下降，在妊娠中期和晚期，HCG 仅为峰值的 10%。分娩后，如无胎盘残留，血 HCG 可在产后 4 天消失。由于 HCG 分子中的 α 链与 LH 中的 α 链有相同结构，为避免与 LH 发生交叉反应，在测定其浓度时，常测定特异的 β-HCG 浓度。不同时期血清 β-HCG 浓度见表 13-9。

### 表 13-9　不同时期血清 β-HCG 浓度

| 时期 | β-HCG 浓度 |
| --- | --- |
| 非妊娠期 | <3.1μg/L |
| 妊娠 7～10 天 | >5.0U/L |
| 妊娠 30 天 | >100U/L |
| 妊娠 40 天 | >2000U/L |
| 滋养细胞疾病 | >100 000U/L |

## 【临床应用】

**1. 诊断早期妊娠** 血 HCG 定量免疫测定<3.1μg/L 时为妊娠阴性,血浓度>25U/L 为妊娠阳性。用于早孕诊断,优点是敏感、迅速、简便、价廉。

**2. 异位妊娠** 若被检查者血及尿 HCG 维持在低水平,间隔 2～3 天测定无成倍上升,应怀疑异位妊娠。

**3. 妊娠滋养细胞肿瘤的诊断和监测** HCG 试验可作为妊娠滋养细胞肿瘤的诊断、病情监测和随访的独立指标。葡萄胎,患者血和尿中 HCG 水平显著高于同孕期的正常妊娠,且随妊娠时间延长、子宫增大而逐渐升高,葡萄胎时血 β-HCG 多超过 100kU/L,常达 1500～2000kU/L,且持续不降。当葡萄胎组织清除后,血 β-HCG 呈进行性下降。葡萄胎清除 16 周后即不再能检出 HCG,若下降缓慢或下降后又上升,或 16 周未转阴者,排除宫腔内残留组织则可能为侵蚀性葡萄胎。当绒毛膜癌发生时,血中 HCG 浓度可异常升高,其癌瘤体积仅 1～5mm$^3$($10^6$～$10^7$ 个细胞)时,测定血中 HCG 即可诊断,每个癌细胞每天约产生 $10^{-5}$ U 的 HCG,其分泌量与癌细胞总数成正比。治疗中连续检测 HCG 的升高或降低,可反映病情的恶化与好转。

**4. 性早熟和肿瘤** 最常见的是下丘脑或松果体胚细胞的绒毛膜上皮瘤或肝胚细胞瘤以及卵巢无性细胞瘤、未成熟畸胎瘤分泌 HCG 导致性早熟。分泌 HCG 的肿瘤还见于肠癌、肝癌、肺癌、卵巢腺癌、胰腺癌、胃癌,在成年女性可导致月经紊乱。

## 八、人胎盘催乳素测定

### 【来源及生理作用】

人胎盘催乳素(HPL)是由胎盘合体滋养细胞产生、储存及释放的一种多肽类激素,有促进胎儿生长发育、促黄体生成、促进乳腺发育和泌乳及增强雌激素等作用。HPL 与人生长激素有共同的抗原决定簇,呈部分交叉免疫反应,与催乳素无交叉反应。HPL 自妊娠 5 周时即能从孕妇血中测出。随妊娠进展逐渐升高,于孕 39～40 周时达高峰,产后迅速下降。不同时期血 HPL 正常范围见表 13-10。

**表 13-10 不同时期血 HPL 正常范围**

| 时期 | 正常范围(mg/L) |
| --- | --- |
| 非妊娠期 | <0.5 |
| 妊娠 22 周 | 1.0～3.8 |
| 妊娠 30 周 | 2.8～5.8 |
| 妊娠 40 周 | 4.8～12.0 |

### 【临床应用】

**1. 监测胎盘功能** 妊娠晚期连续动态检测 HPL 可反映胎盘功能。妊娠 35 周后多次测定血清 HPL<4mg/L 或突然下降 50%以上,提示胎盘功能减退。

**2. 糖尿病合并妊娠** 糖尿病孕妇的胎盘较大,HPL 分泌增多,母血清 HPL 水平相应升高。

## 第三节 女性生殖器官活组织检查

生殖器官活组织检查是取生殖器官病变处或可疑部位小部分组织作病理学检查,以明确病变性质,简称活检。通常情况下活检是临床诊断最可靠的依据。常用的取材方法有局部活组织检查、诊断性宫颈锥切术、诊断性刮宫等。

# 一、局部活组织检查

## （一）外阴活组织检查

**【适应证】**

（1）外阴部赘生物或久治不愈的溃疡需明确病变性质者。

（2）外阴色素减退疾病需明确类型及除外恶变者。

（3）怀疑外阴结核、外阴尖锐湿疣、外阴阿米巴病等外阴特异性感染疾病，需明确诊断者。

**【禁忌证】**

（1）月经期。

（2）外阴急性化脓性感染。

（3）疑为恶性黑色素瘤者。

**【方法】**

患者排尿后取膀胱截石位，常规消毒、铺巾，取材部位以 0.5% 利多卡因作局部浸润麻醉。小赘生物可自蒂部剪下或用活检钳钳取，病灶面积大者行部分切除。止血方法为局部压迫止血，或电凝止血，或缝扎止血。标本置于 10% 甲醛溶液固定后送病理学检查。

## （二）阴道活组织检查

**【适应证】**

（1）阴道赘生物。

（2）阴道溃疡灶。

**【禁忌证】**

（1）急性外阴炎、阴道炎、宫颈炎、盆腔炎。

（2）月经期。

**【方法】**

患者排尿后取膀胱截石位。常规消毒铺巾，阴道窥器暴露活检部位再次消毒。活检钳咬取可疑部位组织，若病变处有坏死，应注意取至深层新鲜组织。可用无菌纱布压迫止血，或阴道内置无菌带尾纱布压迫止血，嘱患者 24 小时后自行取出。活检组织置于 10% 甲醛溶液固定后常规送病理学检查。

## （三）宫颈活组织检查

**【适应证】**

（1）宫颈脱落细胞涂片检查巴氏Ⅲ级或Ⅲ级以上，宫颈脱落细胞涂片检查巴氏Ⅱ级或治疗后仍为Ⅱ级；TBS 分类法检测鳞状细胞异常者。

（2）阴道镜检查发现宫颈异常图像者。

（3）疑有宫颈癌或慢性特异性炎症，需明确诊断者。

（4）判断宫颈癌有无早期浸润及湿疣有无恶变者。

（5）宫颈病变如不典型增生，经治疗后观察疗效者。

**【方法】**

（1）患者排尿后取膀胱截石位，常规消毒铺巾，用阴道窥器暴露子宫颈，用干棉球擦净子宫颈黏液及分泌物。局部消毒。

（2）在子宫颈外口鳞-柱交界处或肉眼见糜烂较深或特殊病变处用活检钳咬取组织。可疑癌者可选子宫颈 3、6、9、12 点取材。若宫颈癌诊断明确，为明确病理类型或浸润程度可单点取材。为提高取材准确性，可在阴道镜下可疑病变区或涂复方碘溶液不着色区取材。

（3）将取下组织放入 10% 甲醛或 95% 乙醇溶液中固定，若为多点活检则分别送检。

（4）子宫颈局部填带尾纱布压迫止血，嘱患者 24 小时后自行取出。

**【注意事项】**

（1）患有阴道炎症（阴道滴虫及真菌感染等）应治愈后再行活检。

（2）妊娠期慎做活检，以免发生流产、早产，但若高度怀疑子宫颈恶性病变者应在患者知情同意后进行检查。

（3）以月经干净后 3～7 天活检为佳，月经前期不宜做活检，以免经血与切口出血相混淆，月经来潮时切口未愈可增加内膜组织在切口种植的机会。

（4）病变典型者取材应包括病灶及周围组织，病变不典型者可选柱状上皮与扁平上皮交接部位，均应有一定深度，必须含有足够间质。

（5）疑有子宫颈管内病变或宫颈癌诊断明确，但不明确子宫颈管内是否累及，须同时做宫颈管搔刮术。

## 二、诊断性子宫颈锥切术

**【适应证】**

（1）子宫颈脱落细胞学检查多次找到癌细胞或可疑癌细胞，但子宫颈多处活检及分段诊刮病理学检查均未发现癌灶。

（2）子宫颈活检已明确有重度不典型增生者。

（3）子宫颈活检为原位癌或镜下早期浸润癌，而临床疑为浸润癌，为明确病变累及程度及确定手术范围。

**【禁忌证】**

（1）阴道、子宫颈、子宫及盆腔急性或亚急性炎症。

（2）月经期。

（3）有血液病等出血倾向者。

**【术前准备及注意事项】**

（1）血常规及凝血功能正常。

（2）阴道无明显炎症，无子宫颈、子宫及附件急性或亚急性炎症。

（3）术前连续 3 天阴道黏膜用 0.2%聚维酮碘溶液消毒，每日 1 次。

（4）手术应选择在月经干净后 3～7 日进行。用于临床诊断者，避免应用电刀或激光刀，以免组织破坏影响诊断。

（5）育龄女性移行带多位于子宫颈阴道部，锥切时不必过深，但底部应宽；绝经后女性底部不宽，但深底应增加。

**【方法】**

（1）在骶麻或腰麻下取膀胱截石位，常规消毒、铺巾，导尿后，阴道窥器暴露子宫颈并消毒阴道、宫颈、宫颈管。

（2）以宫颈钳钳夹子宫颈前唇向外牵引，用 Hegar 扩张器扩张子宫颈管并做宫颈管搔刮术。将刮出组织放入含 10%甲醛溶液中固定后送病理学检查。

（3）子宫颈涂碘液后在病灶外或碘不着色区外 0.5cm 处沿宫颈外周做环形切口，斜向宫颈管呈锥形，根据不同指征，可深入子宫颈管 1.0～2.5m，呈锥形切除。残端可行开放法（局部用止血药或纱布压迫止血）或缝合法（行子宫颈成形缝合或荷包缝合术缝合切口，术毕探查颈管）处理。行子宫切除者，手术最好在锥切术后 48 小时内进行，可行子宫颈前、后唇相对缝合封闭创面以止血。术毕探查子宫颈管。

（4）切除标本的 12 点位置以丝线标示便于定位，标本用 10%甲醛固定后送病理学检查。

**【术后处理】**

（1）术后注意有无阴道大量流血。阴道出血较多时应予处理。

（2）术后用广谱抗生素及甲硝唑预防感染。

（3）术后 2 个月内禁止性生活及盆浴。

（4）术后第 2 次月经干净后用 Hegar 扩张器扩张子宫颈管。

## 三、诊断性刮宫

诊断性刮宫简称"诊刮"，是诊断子宫腔疾病最常用的方法，其目的是获取子宫腔内容物作病理学检查协助诊断。当怀疑患者同时合并子宫颈管病变时，需对子宫颈管及子宫腔分两步进行诊断性刮宫，以明确病变部位，称分段诊断性刮宫，简称分段诊刮。

### （一）一般诊断性刮宫

【适应证】

**1. 月经异常者**　如功能失调性子宫出血或闭经，需了解子宫内膜状况及其对性激素的反应。

**2. 流产后出血**　子宫出血较多或持续时间较长者，证实或排除流产不全者，既有助于诊断，又有止血效果。

**3. 绝经后出血**　诊刮可查找出血原因，诊断或除外子宫内膜癌、宫颈癌等疾病。

**4. 不孕症**　需了解卵巢功能及子宫内膜状况。

**5. 子宫内膜病变**　诊刮可证实或排除子宫内膜炎、子宫内膜结核、子宫内膜增生、子宫内膜息肉、子宫内膜癌等。

【禁忌证】

（1）急性阴道炎，宫颈炎，急性或亚急性盆腔炎。

（2）急性严重全身性疾病。

（3）手术前体温＞37.5℃者。

（4）出、凝血功能异常。

【方法】

一般不需麻醉，对精神高度紧张或宫颈内口过紧者，酌情给予镇痛剂、局麻或静脉麻醉。

（1）患者排空膀胱后取膀胱截石位，常规消毒、铺巾，做双合诊了解子宫大小及位置。

（2）用阴道窥器暴露宫颈，再次消毒宫颈与宫颈管，钳夹宫颈前唇或后唇，以子宫探针探子宫方向并测宫腔深度，宫颈内口过紧者，可用 Hegar 扩张器扩张宫颈管至刮匙能进入。

（3）阴道穹后部放置消毒纱布一块，以收集刮出物。用刮匙由内向外沿宫腔四壁及两侧宫角有次序地将内膜刮除，应注意宫腔有无高低不平及变形。将刮出的全部组织固定于 10%甲醛溶液中送病理学检查。

### （二）分段诊断性刮宫

【适应证】

（1）有不规则阴道出血需证实或排除子宫内膜癌或宫颈管癌的患者。

（2）可疑子宫内膜癌累及子宫颈管的患者。

（3）老年女性子宫异常出血或大量阴道排液，原因待查者。

【方法】

先不探查子宫腔深度，用小刮匙自子宫颈管内口至外口顺时针刮取子宫颈管黏膜一周，将所刮取子宫颈管组织置于纱布上；用子宫探针探测子宫腔，明确子宫屈度和方向、深度后，刮匙进入子宫腔全面刮取子宫内膜组织并置于另一纱布上。刮出的宫颈管黏膜及宫腔内膜组织分别装瓶、固定于 10%甲醛溶液中送病理学检查。

若刮出物肉眼观察高度怀疑为癌组织时，不应继续刮宫，以防出血及癌组织扩散。若肉眼观察未见明显癌组织时，应全面刮宫以防漏诊。

## （三）诊刮时注意事项

（1）不孕症患者，应选在月经前或月经来潮 12 小时内刮宫，以了解有无排卵。

（2）功能失调性子宫出血，怀疑为子宫内膜增生症者，应于月经前 1～2 日或月经来潮 24 小时内刮宫；怀疑为排卵性月经失调的子宫内膜不规则脱落时，则应于月经第 5～7 日刮宫；不规则出血者随时可以刮宫。

（3）疑有子宫内膜癌者，随时可进行诊刮，应注意避免过度刮宫而造成子宫穿孔或癌症扩散。

（4）疑为子宫内膜结核者，应于经前 1 周或月经来潮 12 小时内诊刮，刮取子宫内膜前 3 日及术后 3 日每天肌内注射链霉素 0.75g 及异烟肼 0.3g 口服。以防诊刮操作引起结核病灶扩散。

（5）若为了解卵巢功能，术前至少 1 个月停用性激素，以免得出错误结论。

【并发症】

**1. 出血**　诊刮一般出血较少，有些疾病如葡萄胎、稽留流产及不全流产等可能导致刮宫时大出血，应术前检测患者凝血功能、输液、配血并做好开腹准备。

**2. 子宫穿孔**　是刮宫的主要并发症。哺乳期、绝经后子宫萎缩、子宫发育不良或畸形、子宫患有恶性肿瘤者容易发生子宫穿孔，均应谨慎小心操作，切忌粗暴过度刮宫，以防子宫穿孔。

**3. 感染**　长期有阴道出血者，子宫腔内常有感染，刮宫能促使感染扩散甚至发展成败血症。术中应注意严格无菌操作，术前术后应给予抗生素。若感染性流产或已有子宫腔感染者，应先控制感染，纠正一般情况后再刮宫。刮宫患者术后 2 周内禁止性生活及盆浴，以防感染。

**4. 宫颈管或宫腔粘连**　术者在操作时唯恐不彻底，反复刮宫致子宫颈管内膜或子宫腔内膜基底层甚至子宫肌层损伤，从而造成子宫颈管粘连或子宫腔粘连，导致闭经，应注意避免此情况发生。

# 第四节　输卵管通畅检查

输卵管通畅检查包括输卵管通气术、输卵管通液术、子宫输卵管造影术、腹腔镜直视下输卵管通液检查、宫腔镜下经输卵管口插管通液试验和腹腔镜联合检查等方法。其主要目的是检查输卵管是否畅通，在女性不孕症的诊断和治疗中有重要的作用。其中输卵管通气术因有发生气栓的潜在危险，且准确率仅为 45%～50%，故临床上已逐渐被其他方法所取代。

## 一、输卵管通液术

【适应证】

（1）对原发或继发不孕症患者明确输卵管是否通畅。

（2）检验和评价输卵管绝育术、输卵管再通术或输卵管成形术的效果。

（3）治疗输卵管黏膜轻度粘连。

【禁忌证】

（1）内外生殖器急性或亚急性炎症。

（2）月经期或有阴道出血者。

（3）可疑妊娠者。

（4）严重的全身性疾病不能耐受手术者。

（5）体温高于 37.5℃者。

【术前准备】

（1）月经干净 3～7 日，禁止性生活 3 日。

（2）术前半小时肌内注射阿托品 0.5mg，以减少输卵管痉挛。

（3）患者排空膀胱。

【方法】

（1）患者取膀胱截石位，常规消毒外阴、阴道及子宫颈，铺无菌巾，双合诊查清子宫的位置及大小。

（2）放置阴道窥器充分暴露子宫颈，再次消毒阴道及宫颈，以宫颈钳钳夹宫颈前唇。沿宫腔方向置入子宫气囊导管，使气囊下端超过宫颈内口水平，于气囊内注入生理盐水 2～3ml 并向外牵拉，堵塞整个宫颈管，防止液体外漏。

（3）将含有生理盐水或抗生素溶液（庆大霉素 8 万 U、地塞米松 5mg、透明质酸酶 1500U，生理盐水 20ml）的注射器与子宫气囊导管相连，缓慢推注液体，以每分钟进入 5ml 为宜。观察推注时阻力大小、经宫腔注入液体是否回流、患者下腹部是否疼痛等。

（4）术毕取出子宫气囊导管，再次消毒宫颈、阴道，取出阴道窥器。

【结果评定】

**1. 输卵管通畅**　注液无阻力或开始稍有阻力，随后阻力消失，无液体回流，患者也无下腹疼痛，提示输卵管通畅。

**2. 输卵管阻塞**　注入液体 5ml 后有阻力感，且有液体自注射器回流或自子宫颈口外溢，同时患者诉下腹部疼痛，提示输卵管阻塞。

**3. 输卵管通而不畅**　注入液体有阻力，或开始注入有较大阻力，随后阻力变小，有少量液体反流，患者有轻微腹痛，提示输卵管通而不畅。

【注意事项】

（1）所用无菌生理盐水温度应接近体温，避免液体过冷造成输卵管痉挛。

（2）术后 2 周内禁止盆浴及性生活，酌情给予抗生素预防感染。

## 二、子宫输卵管造影

子宫输卵管造影（HSG）是通过导管向宫腔及输卵管注入造影剂，行 X 线下盆腔透视及摄片，根据造影剂在宫腔、输卵管腔及盆腔内的显影情况了解输卵管是否通畅、宫腔形态有无变形。此项检查能对阻塞部位作出诊断。

【适应证】

（1）原发或继发不孕症，了解输卵管是否通畅及其形态、阻塞部位。

（2）输卵管疏通治疗后的疗效观察。

（3）确定生殖道畸形的类别，明确有无宫腔粘连、子宫黏膜下肌瘤及异物等。

（4）内生殖器结核非活动期。

（5）原因不明的习惯性流产，明确宫颈内口是否松弛、宫颈及子宫有无畸形。

【禁忌证】

（1）内、外生殖器急性或亚急性炎症。

（2）严重的全身性疾病不能耐受手术者。

（3）月经期或有阴道出血者。

（4）可疑妊娠者。

（5）碘过敏者。

（6）体温高于 37.5℃者。

（7）流产、刮宫或产后 6 周内。

【术前准备】

（1）造影时间以月经干净 3～7 日为宜，术前 3 日内禁止性生活。

（2）碘过敏试验阴性者方可造影。

（3）术前半小时肌内注射阿托品 0.5mg 解痉。

（4）排空大小便，便秘者应提前应用泻药或灌肠，清除肠道内容物，以保证摄片清晰。

【方法】

**1. 设备及器械**　X 线放射诊断仪、子宫气囊导管、阴道窥器、宫颈钳、长弯钳、20ml 注射器。

**2. 造影剂**  目前国内外均使用碘造影剂，碘造影剂分油溶性与水溶性两种。油剂（40%碘化油）显影清晰，刺激性小，但检查时间长，残留油不易吸收，溢入静脉可引起油栓；水剂（76%泛影葡胺液）吸收快，检查时间短，但子宫输卵管边缘部分显影欠佳，且对腹膜有刺激作用，可引起腹痛。

**3. 操作步骤**

（1）患者取膀胱截石位，常规消毒外阴、阴道，铺无菌巾，内诊检查子宫位置及大小。

（2）以窥器扩张阴道，充分暴露子宫颈，再次消毒子宫颈及阴道穹，用宫颈钳钳夹子宫颈前唇，探查子宫腔。

（3）注入造影剂并摄片

1）应用 40%碘化油造影者：用 40%碘化油充满子宫气囊导管，排出空气后沿宫腔方向置入子宫气囊导管，使气囊下端超过宫颈内口水平，于气囊内注入生理盐水 2~3ml 并向外牵拉，堵塞整个宫颈管，防止造影剂外漏。向宫腔缓慢注入 40%碘化油，在 X 线透视下观察碘化油流经子宫腔及输卵管情况并摄片。取出造影器械，拭净阴道造影剂。24 小时后再摄片，观察腹腔内有无游离碘化油。

2）应用泛影葡胺液造影者：注射造影剂的方法同前，在注射完造影剂后立即摄片，10~20分钟后再次摄片，观察泛影葡胺液流入盆腔情况。

（4）若注入碘油后子宫角圆钝并伴子宫收缩时，输卵管不显影，可能为输卵管痉挛，立即肌内注射阿托品 0.5mg，20 分钟后再透视、摄片；或停止操作，下次造影前先使用解痉药物。

**【结果评定】**

**1. 正常子宫、输卵管**  正常的子宫腔呈倒三角形，边缘光滑，双侧输卵管显影良好，形态柔软，24 小时后摄片可见盆腔内有散在造影剂。

**2. 子宫颈管异常**  子宫颈内口较松、宽大，无子宫颈内口生理狭窄影像，提示子宫颈内口松弛；子宫颈管内口有造影剂进入的小囊状空腔影像，提示子宫颈管憩室。子宫颈管明显充盈缺损，提示子宫颈管息肉。

**3. 子宫腔异常**  子宫内膜呈锯齿状不平或子宫腔充盈缺损，多见于宫腔结核、子宫黏膜下肌瘤。

**4. 输卵管异常**  输卵管形态不规则、僵直或呈串珠状，或伴有钙化点，提示输卵管结核；输卵管远端呈气囊状扩张提示输卵管积水；24 小时后盆腔 X 线摄片未见盆腔内散在造影剂，提示双侧输卵管不通；输卵管发育异常可见过长或过短的输卵管、异常扩张的输卵管、输卵管憩室等。

**【注意事项】**

（1）碘化油充盈导管时，须排尽空气，以免空气进入子宫腔造成假性充盈缺损而误诊。

（2）导管与子宫内口必须紧贴，以防碘油流入阴道内。

（3）注射压力不可过大，速度不宜太快，透视下发现造影剂外溢伴患者频发呛咳，应警惕发生油栓，立即停止操作，拔出导管，患者取头低足高位，严密观察。

（4）造影后 2 周内禁止盆浴及性生活，输卵管伞端积水者可酌情给予抗生素预防感染。

（5）有时因输卵管痉挛而造成输卵管不通的假象，必要时可重复进行造影，再次造影时术前应肌内注射阿托品 0.5mg 预防输卵管痉挛。

## 三、妇科内镜输卵管通畅检查

近年来妇科内镜下通液试验的应用为输卵管性不孕症的诊治提供了新的可靠的方法，其中包括腹腔镜直视下输卵管通液检查、宫腔镜下经输卵管口插管通液试验和腹腔镜联合检查等方法，其中腹腔镜直视下输卵管通液检查准确率高，成为判断输卵管是否通畅的金标准。同时可了解输卵管周围有无粘连及盆腔有无其他异常，并有疏通输卵管及分解粘连等治疗作用。但由于腹腔镜仍是创伤性手术，且内镜手术对器械要求较高，故不作为常规检查方法，在对不孕、不育患者行内镜检查时例行输卵管通液（加用亚甲蓝染液）检查。

# 第五节　常用穿刺检查

妇产科常用穿刺检查手术有经腹壁腹腔穿刺、经阴道穹后部穿刺及经腹壁羊膜腔和脐静脉穿刺。近几年用于产前诊断和治疗的经腹壁胎儿脐静脉穿刺也较为常用。

## （一）经腹壁腹腔穿刺检查手术

妇科疾病的病变部位多位于盆腔及下腹部，故可以通过经腹壁腹腔穿刺来明确盆腔积液、腹水性质或查找肿瘤细胞。经腹壁腹腔穿刺检查手术既可用于诊断又可用于治疗。穿刺抽出的液体，除观察其颜色及黏稠度外还要根据病史决定检验内容，包括常规化验检查、细胞学检查、细菌培养和药物敏感试验等。

**1. 适应证**　①协助诊断腹水的性质；②鉴别贴近腹壁的肿物性质；③穿刺放出部分腹水，使患者呼吸困难等压迫症状得以暂时缓解。腹水多导致腹胀明显，检查不清楚的患者可放出腹水使腹壁松软易于作腹部及盆腔检查；④腹腔注入药物行卵巢癌化疗；⑤气腹造影，向腹腔注入二氧化碳形成气腹后拍摄 X 线片，使盆腔器官可清晰显影。

**2. 禁忌证**　①疑有腹腔内严重粘连者，特别是晚期卵巢癌广泛盆、腹腔转移致肠梗阻者。②疑为巨大卵巢囊肿者。

**3. 方法**

（1）经腹 B 超引导下穿刺，膀胱是否在充盈状态下进行手术，须视疾病的性质或病变部位决定。经阴道 B 超指引下的穿刺，术前应排空膀胱。

（2）腹水量较多及囊内穿刺时，患者取仰卧位；腹水量较少取半卧位或侧卧位。

（3）穿刺点一般选择在脐与左髂前上棘连线中外 1/3 交界处，囊内穿刺点宜在囊性感明显部位。

（4）常规腹部消毒，穿刺区皮肤铺无菌孔巾。手术者需戴无菌手套。

（5）穿刺一般不需麻醉，对于精神过于紧张者，穿刺前用 0.5%利多卡因行局部麻醉，深达腹膜。

（6）采用 7 号穿刺针从选定点垂直刺入腹腔。如腹水多，为防止手术结束腹水渗出，穿刺针的方向不宜垂直进入腹腔，应斜行或"之"字形进入腹腔。穿透腹膜时针头阻力消失，拔去针芯，见有液体流出，用注射器抽出适量液体送检。腹水细胞学检查需 100～200ml，其他检查仅需 10～20ml。若需放腹水则接导管，导管另一端连接器皿。放液量及导管放置时间可根据患者病情及诊治需要而定，一般情况下不主张留置导管。若为查明盆腔内有无肿瘤存在，可放至腹壁变松软易于检查时。

（7）操作结束，将针芯插回穿刺针内同时迅速拔针。局部再次消毒，覆盖无菌纱布，固定。若针眼有腹水溢出可稍加压迫。

**4. 穿刺液性质判断**

（1）血液

1）新鲜血液：若放置后血液迅速凝固，为刺伤血管，应改变穿刺针方向或重新穿刺。

2）陈旧性暗红色血液：若放置 10 分钟以上血液不凝固表明有腹腔内出血。多见于异位妊娠、卵巢黄体破裂或腹腔其他脏器破裂如脾破裂等。

3）小血块或不凝固陈旧性血液：此情况多见于陈旧性异位妊娠。

4）巧克力色黏稠液体：镜下见不成形碎片，多为卵巢子宫内膜异位囊肿破裂所致。

（2）脓液：多呈黄色、黄绿色、淡巧克力色，质稀薄或浓稠，有异味。这提示盆腔及腹腔内有化脓性病变或脓肿破裂。脓液应行细胞学涂片、细菌培养、药物敏感试验。必要时行切开引流术。

（3）炎性渗出物：渗出物为粉红色、淡黄色混浊液体，提示盆腔及腹腔内有炎症。应行细胞学涂片、细菌培养、药物敏感试验。

（4）腹水：有血性、浆液性、黏液性等。应送常规化验，包括比重、总细胞数、红细胞数、白细胞数、蛋白定量、浆膜黏蛋白试验及细胞学检查。必要时检查抗酸杆菌、结核杆菌培养及动物接种。若肉眼可见呈血性腹水，多疑为恶性肿瘤，应行细胞学检查。

**5. 注意事项**

（1）严格无菌操作，以免造成腹腔感染。

（2）控制针头进入深度，以免刺伤血管及肠管。

（3）大量放液时，针头必须固定好，以免针头移动损伤肠管；放液速度不宜过快，每小时放液量不应超过 1000ml，一次放液量不超过 4000ml，并严密观测患者血压、脉搏、呼吸等生命体征，随时控制放液量及放液速度，若患者出现休克征象，应立即停止放腹水。

（4）向腹腔内注入药物应慎重，很多药物不宜腹腔内注入。

（5）患者术后卧床休息 8～12 小时，给予抗生素预防感染。

## （二）经阴道穹后部穿刺检查手术

直肠子宫陷凹是腹腔最低部位，故腹腔内的积血、积液、积脓易积存于该处。阴道穹后部顶端与直肠子宫陷凹相邻，选择经阴道穹后部穿刺将抽出的液体进行肉眼观察、化验检查、病理学检查，是妇产科临床常用的辅助诊断方法。

**1. 适应证**

（1）疑有腹腔内出血：如异位妊娠、卵巢黄体破裂等。

（2）疑盆腔内有积液、积脓时：此情况可做穿刺抽液检查，以了解积液性质、盆腔脓肿的穿刺引流及局部注射药物。

（3）盆腔肿块位于直肠子宫陷凹内，经阴道穹后部穿刺直接抽吸肿块内容物做涂片，行细胞学检查以明确性质。若高度怀疑恶性肿瘤，应尽量避免行穿刺手术，一旦穿刺诊断为恶性肿瘤，应及早施行进一步手术。

（4）B 超引导下行卵巢子宫内膜异位囊肿或输卵管妊娠部位注药治疗。

（5）在 B 超引导下经阴道穹后部穿刺取卵，用于各种助孕技术。

**2. 禁忌证**

（1）盆腔严重粘连，直肠子宫陷凹被较大肿块完全占据，并已凸向直肠。

（2）疑有肠管与子宫后壁粘连。

（3）临床高度怀疑恶性肿瘤。

（4）异位妊娠准备采用非手术治疗时，应避免穿刺，以免引起感染。

**3. 方法** 患者排空膀胱，取膀胱截石位，外阴和阴道常规消毒，铺无菌巾。阴道检查以了解子宫、附件情况，注意阴道穹后部是否膨隆。阴道窥器充分暴露宫颈及阴道穹后部并再次消毒。宫颈钳夹持宫颈后唇中部，但避免钳入宫颈管内，向前提拉，充分暴露阴道穹后部，再一次消毒后穹隆。用 22 号长针头接 5～10ml 注射器，检查针头有无堵塞，在后穹隆中央或稍偏向患侧，距离阴道后壁与宫颈阴道部交界处稍下方平行宫颈管刺入，当针穿过阴道壁，有落空感（进针深约 2cm）后立即抽吸，必要时适当改变方向或深浅度，如无液体抽出，可边退边抽吸。针头拔出后，穿刺点如有活动性出血，可用棉球压迫片刻，血止后取出阴道窥器。

**4. 穿刺液性质判断** 基本同经腹壁腹腔穿刺检查手术。

**5. 注意事项**

（1）穿刺方向应是从阴道穹后部中点进针与宫颈管平面的方向，深入至直肠子宫陷凹，不可过分向前或向后，以免针头刺入宫体或进入直肠。

（2）一般情况下穿刺深度以进针 2～3cm 比较适当，过深可刺入盆腔器官或穿入血管。若积液量较少，过深的针头可超过液平面，抽不出液体而延误诊断。

（3）有条件或病情允许时，先行 B 超检查，以协助诊断直肠子宫陷凹有无液体及液体量。

（4）阴道穹后部穿刺未抽出血液，不能完全除外异位妊娠，因为内出血量少或周围组织粘连时，均可造成假阴性。

（5）抽出液体时均应涂片，行常规及细胞学检查。

### （三）经腹壁羊膜腔和脐静脉穿刺检查术

经腹壁羊膜腔穿刺检查术（amniocentesis）和脐静脉穿刺检查术（cordocentesis）是中、晚期妊娠常用的产前诊断技术和胎儿宫内治疗的途径。手术使用穿刺针经过腹壁和子宫壁刺入羊膜腔抽取羊水或刺入脐静脉抽取胎儿血供临床分析诊断，注入用于治疗的药物、液体或血液。

**1. 适应证**

（1）治疗

1）胎儿异常或死胎需做羊膜腔内注药（依沙吖啶等）引产以终止妊娠。

2）必须短期内终止妊娠，但胎儿肺未成熟需向羊膜腔内注入皮质激素以促胎儿肺成熟。

3）羊水过多，胎儿无畸形，妊娠未足月，孕妇压迫症状明显需放出适量羊水以改善症状及延长孕期，提高胎儿存活率。

4）羊水过少，胎儿无畸形，可间断向羊膜腔内注入适量生理盐水，以预防胎盘和脐带受压，减少胎儿肺发育不良或胎儿窘迫。

5）对胎儿溶血性贫血进行宫内输血治疗。

（2）产前诊断

1）需行胎儿染色体核型分析、明确胎儿性别，予以诊断或估计胎儿遗传病可能。适用于①孕妇曾生育遗传病患儿；②夫妻或其亲属中患遗传性疾病；③近亲配婚；④孕妇年龄＞35 岁；⑤孕早期接触大量放射线或应用有可能致畸药物；⑥性连锁遗传病基因携带者等。

2）需作羊水生化测定：怀疑胎儿神经管缺陷需检测甲胎蛋白指标；妊娠 37 周前因高危妊娠引产需了解胎儿成熟度；疑母儿血型不合需检测羊水中胎儿血型物质、胆红素以判定胎儿血型及预后。

3）羊膜腔造影可显示胎儿体表有无畸形及肠管是否通畅。

4）胎儿生长受限的监测和宫内状况评估。

**2. 禁忌证**

（1）用于产前诊断时：①孕妇曾有流产征兆；②术前 24 小时内两次体温在 37.5℃ 以上。

（2）用于羊膜腔内注射药物引产时：①心、肝、肺、肾疾病在活动期或功能严重异常；②各种疾病的急性阶段；③有急性生殖道炎症；④术前 24 小时内两次体温在 37.5℃ 以上。

**3. 术前准备**

（1）孕周选择：胎儿异常引产者，宜在妊娠 16～26 周进行，必要时也可用于晚期妊娠。产前诊断者，宜在妊娠 16～22 周抽取羊水，此时子宫轮廓清楚，羊水量相对较多，易于抽取，且不易伤及胎儿，且羊水细胞易存活，培养成功率高；抽取胎儿血作产前诊断的孕周可延长至晚期妊娠。

（2）穿刺部位的选择

1）徒手穿刺：此手法主要用于引产者。方法是助手固定子宫，于宫底下 2～3 横指正中线上或正中线两侧旁开 2～3cm 选择囊性感明显部位作穿刺点。徒手穿刺失败后应在 B 超实时引导下行第二次穿刺。一次手术穿刺不能超过 3 次。

2）B 超实时引导：此手法主要用于产前诊断和宫内治疗。穿刺前先观察胎盘的位置、了解羊水暗区及胎儿一般情况，然后在 B 超实时引导下穿刺。穿刺时尽量避开胎盘，在羊水量相对较多的暗区进行。脐静脉穿刺部位可选择在脐带的胎盘附着端或游离段。

3）中期妊娠引产术前准备：术前准备包括测血压、脉搏、体温，进行全身检查及妇科检查，

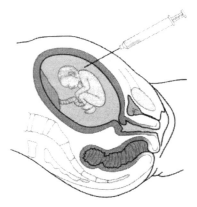

图 13-2　经腹壁羊膜腔穿刺检查术

注意有无盆腔肿瘤、子宫畸形及宫颈发育情况。引产前必需的辅助检查包括血常规、血型、尿常规、白带常规、凝血功能、肝肾功能、心电图、胸部 X 线检查等。

**4. 方法**　孕妇腹部阴阜备皮，排尿后取仰卧位，腹部皮肤常规消毒，铺无菌孔巾。穿刺点用 0.5%利多卡因行局部浸润麻醉。用 18～22 号穿刺针刺入腹壁，穿刺阻力第一次消失，表示进入腹腔。继续进针又有阻力表示进入宫壁，阻力再次消失表示已到达羊膜腔。拔出针芯即有羊水溢出（图 13-2）。抽取所需羊水量或直接注药。脐静脉穿刺必须在超声穿刺探头引导下进行穿刺，抽取胎儿血。穿刺结束后将针芯插回穿刺针内，迅速拔针，腹部穿刺点马上敷以无菌干纱布后胶布固定。

# 第六节　羊　水　检　查

羊水检查是经羊膜穿刺抽取羊水进行分析的一种出生前的诊断方法。早在 20 世纪 50 年代初已经用于检查母儿血型不合，其后开始应用羊水细胞的性染色体判断胎儿性别，进而开展羊水细胞培养行染色体核型分析。1970 年又开始用羊水细胞培养进行酶的分析。此外，还可用羊水做各项生化测定。

**1. 适应证**

（1）胎儿成熟度的判定：处理高危妊娠需引产，在引产前需了解胎儿成熟度，以选择分娩的有利时机。

（2）B 超检查疑有胎儿神经管缺陷及孕妇血中甲胎蛋白异常高值者。

（3）孕妇在妊娠早期感染某些病原体，如风疹病毒、巨细胞病毒或弓形虫感染。

（4）细胞遗传学检查（染色体核型分析）及先天性代谢病的产前诊断：适应于①曾分娩唐氏综合征儿的孕妇或有唐氏综合征儿家族史者；②35 岁以上的高龄孕妇易发生胎儿染色体异常；③夫妇一方是某种基因病患者或曾生育过基因病患儿的孕妇；④怀疑胎儿为先天性代谢病者。

（5）疑为母儿血型不合。

**2. 检查方法**　经腹壁羊膜腔穿刺术，见本章第五节"常用穿刺检查"。

**3. 临床应用**

（1）胎儿成熟度的检查：该检查目的是了解胎儿在宫内是否已具备出生后适应外界的生存能力，胎儿在宫内各脏器的功能已在运作，只要胎儿肺在宫内无正常呼吸运动，而娩出后呼吸功能的建立至关重要，因此监测胎儿成熟度的重点在胎儿肺是否成熟。

1）胎儿肺成熟度的检查

A.卵磷脂与鞘磷脂比值（L/S）测定：胎儿肺泡Ⅱ型上皮细胞分泌可使肺泡表面张力减低的表面活性物质，有助于稳定新生儿的肺泡功能，缺少时可发生新生儿呼吸窘迫综合征（RDS）。肺泡表面活性物质可通过胎儿肺泡、支气管、口腔直接进入羊水中，其主要成分是卵磷脂，因此羊水中 L/S 可作为判断胎儿能否离开母体独立生活的肺成熟度指标。妊娠 34 周前卵磷脂与鞘磷脂含量相似，自妊娠 35 周开始卵磷脂迅速合成，至 37 周达高峰，羊水中含量随之急剧增多，但鞘磷脂含量在整个孕期无明显变化，导致羊水中 L/S 不断增高，若羊水中 L/S≥2.0 时，提示胎儿肺已成熟；L/S＜1.5，提示胎儿肺尚未成熟，新生儿 RDS 的发生率约为 73%；L/S 在 1.5～1.9 为临界值，新生儿约 50%可能发生 RDS。糖尿病孕妇的羊水中 L/S 达 2.0 时仍有较多新生儿发生 RDS，而≥3.0 时表示胎儿肺成熟。高危妊娠需提前终止妊娠者，应测定羊水中 L/S。

B.磷脂酰甘油（PG）测定：PG 占肺泡表面活性物质中总磷脂的 10%。它的出现极具特异性，妊娠 35 周后会突然出现，代表胎儿肺已成熟，以后继续增长至分娩，羊水中只要测到 PG 就不会发生 RDS，PG 测定判断胎儿肺成熟度明显优于测定 L/S 法，糖尿病时，即使 L/S>2.0 但未出现 PG，则胎儿肺仍未成熟。

C. 泡沫试验或振荡试验：此试验是一种快速简便测定羊水中表面活性物质的方法。其原理为：胎儿肺表面活性物质既亲脂又亲水，加入 95%乙醇振荡后在接触空气的液体界面上形成泡沫，在室温下羊水中的磷脂可产生持久的泡沫，可几小时不变，便于观察结果。该方法可在病房由医生亲自操作，羊水中若混有血液或胎粪会不适应。1:3（生理盐水：羊水）羊水稀释液 1ml＋95%乙醇 1ml 在试管内混合后迅速用力振荡 15 秒后静止 15 分钟观察结果，如试管内液面上布满泡沫则为阳性，表示胎儿肺已成熟；如出现泡沫但未布满则为可疑；没有泡沫为阴性。

2）胎儿肾成熟度的检查：羊水中所含肌酐来自胎儿尿液，故测定羊水肌酐含量可了解胎儿肾成熟情况。取羊水上清液，利用肌酐能与苦味酸反应出现红色的原理，可用分光光度计比色，测得肌酐值，其准确率约为 90%。羊水中肌酐含量与孕龄关系密切，自妊娠中期羊水中肌酐值开始逐渐升高，于妊娠 34 周起迅速上升，妊娠 37 周以后≥176.8μmol/L（2.00mg/dl），故将羊水肌酐值≥176.8μmol/L 确定为胎儿肾成熟值；132.6～175.9μmol/L（1.50～1.99mg/dl）为临界值；<132.6μmol/L（<1.50mg/dl）为胎儿肾未成熟值。

3）胎儿肝成熟度的检查：该检查是通过测定羊水胆红素含量来了解胎儿肝成熟度。随着胎儿肝逐渐成熟，羊水中结合型胆红素逐渐增多，未结合型胆红素逐渐减少，至妊娠晚期羊水胆红素值为微量（近于 0），需用分光光度计在 450nm 处的吸光度差测定（以 $\Delta OD_{450}$ 表示），羊水胆红素值与孕龄关系密切，妊娠 36 周以前 $\Delta OD_{450}$>0.02 者居多，妊娠 37 周及以后多<0.02。故将羊水中胆红素 $\Delta OD_{450}$<0.02 确定为胎儿肝成熟值；0.02～0.04 为临界值；>0.04 为胎儿肝未成熟值。

4）胎儿皮肤成熟度的检查：随着妊娠周数增加，胎儿皮脂腺逐渐成熟，通过测算羊水中含脂肪细胞出现率来了解胎儿皮肤成熟程度。测定方法是取羊水沉渣混悬液滴在玻片上，加 0.1%硫酸尼罗蓝液 1 滴混匀，加盖玻片置 2～3 分钟后，在火焰上徐徐加热至 50～60℃，然后置光镜下观察，含脂肪细胞呈橘黄色，其他细胞呈蓝色。在镜下数 200 个细胞，计算其中含橘黄色细胞（脂肪细胞）的百分数。妊娠 37 周前含脂肪细胞常<20%，妊娠 38 周后含脂肪细胞常>20%，故以>20%为胎儿皮肤成熟值。10%～20%为临界值，<10%提示胎儿皮肤未成熟。

（2）细胞遗传学及先天性代谢病的检查多在妊娠中期进行。

1）染色体异常：通过羊水细胞培养作染色体核型分析，以诊断染色体（常染色体及性染色体）数目或结构异常。较常见的常染色体异常有唐氏综合征（21 三体综合征），性染色体异常有先天性特纳综合征等。

2）先天性代谢病：经羊水细胞培养作某些酶的测定，诊断某种酶的异常或缺陷。如测定氨基己糖酶 A 活力可诊断因类脂质蓄积引起的黑矇性家族痴呆病；测定半乳糖-1-磷酸盐尿苷酰转移酶可诊断半乳糖血症等。

3）基因病：从羊水细胞提取胎儿 DNA，针对某一基因作直接或间接分析或检测。近年已能应用合成 DNA 化学、重组 DNA 技术及分子克隆化等研究的相互结合作遗传病的基因诊断。1979年已成功地用于诊断血红蛋白结构基因缺失的疾病，如地中海贫血、血红蛋白 H 病。用限制性内切酶及 DNA 杂交的方法，成功地诊断核苷酸突变造成的遗传病，如镰形红细胞贫血、苯丙酮尿症。目前国内能进行产前诊断的遗传病有地中海贫血、苯丙酮尿症、血友病甲及乙型、假肥大型进行性肌营养不良症等。

（3）羊水上清液的生化测定

1）羊水甲胎蛋白的测定：目前可用羊水甲胎蛋白（AFP）含量测定以诊断胎儿开放性神经管缺陷，如无脑儿或脊柱裂。AFP 主要在胎儿卵黄囊、肝脏合成。开放性神经管畸形因脑组织或脊髓外露，羊水中 AFP 值常比正常值高 10 倍。此外，死胎、先天性食管闭锁、十二指肠闭锁、脐膨出、先天性肾病综合征、严重的母儿 Rh 血型不合中 AFP 也可升高。羊水中 AFP 值在妊娠 12～14 周达高峰，为 40μg/ml，以后逐渐下降，至足月时几乎测不出。通常正常妊娠 8～24 周时间羊水 AFP 值为 20～48μg/ml。

2）羊水雌三醇（$E_3$）的测定：羊水中的 $E_3$ 值与孕妇尿 $E_3$ 值呈正相关，能准确地反映胎儿胎盘单位的功能状态。正常妊娠羊水 $E_3$ 值随孕周增加而变化。羊水 $E_3$ 值于妊娠 24 周前很低，25 周起逐渐增多，33 周前约为 122μg/ml，33 周时约为 384μg/ml，37 周后增加迅速，至妊娠 40 周时约为 847μg/ml。羊水中 $E_3$ 值低于 100μg/ml 时，提示胎儿预后不良。

3）胎儿血型预测：此方法适用于可疑母儿 ABO 血型不合的孕妇。于晚期妊娠抽取羊水，检查其中血型物质，以预测胎儿血型。但约 20% 孕妇为非分泌型，羊水中无血型物质。当明确胎儿与母体血型相同或胎儿为 O 型时，不会发生新生儿溶血。若诊断为 ABO 血型不合，则应做好围生期监测与出生后新生儿的抢救准备。

4）检测宫内感染：孕妇有风疹病毒等感染时，可检测羊水中特异免疫球蛋白。如羊水中白细胞介素 6 升高，提示可能存在亚临床的宫内感染，这可导致流产或早产。

5）协助诊断胎膜早破：对可疑胎膜早破者，可用石蕊试纸测试阴道内排液的 pH，胎膜早破时因羊水偏碱性，pH 应＞7。也可取阴道穹后部一滴液体置于玻片上，烘干后在光镜下检查，胎膜早破时可见羊齿植物叶状结晶及少许毳毛。